全国医药高职高专规划教材

（供护理及相关医学专业用）

心理护理学

第2版

主编 徐传庚 宾映初

中国医药科技出版社

内容提要

本书是全国医药高职高专规划教材之一，依照教育部教育发展规划纲要等相关文件要求，结合卫生部相关执业考试特点，根据《心理护理学》教学大纲的基本要求和课程特点编写而成。

全书共分为三大模块，分别为心理学基础知识、心理健康与维护和心理护理技能。本书本着“理论适度够用，技术应用能力突显”的原则，注重培养医药卫生类高职学生的综合职业能力，适合医药卫生高职教育及专科、函授、自学高考等相同层次不同办学形式教学使用，也可作为医药行业培训和自学用书。

图书在版编目（CIP）数据

心理护理学/徐传庚，宾映初主编. —2版. —北京：中国医药科技出版社，2012.9
全国医药高职高专规划教材. 供护理及相关医学专业用
ISBN 978-7-5067-5556-6

Ⅰ.①心… Ⅱ.①徐… ②宾… Ⅲ.①护理学-医学心理学-高等职业教育-教材
Ⅳ.①R471

中国版本图书馆CIP数据核字（2012）第179548号

美术编辑 陈君杞
版式设计 郭小平

出版 中国医药科技出版社
地址 北京市海淀区文慧园北路甲22号
邮编 100082
电话 发行：010-62227427 邮购：010-62236938
网址 www.cmstp.com
规格 787×1092mm 1/16
印张 20
字数 389千字
初版 2009年7月第1版
版次 2012年9月第2版
印次 2021年7月第5次印刷
印刷 三河市万龙印装有限公司
经销 全国各地新华书店
书号 ISBN 978-7-5067-5556-6
定价 42.00元

第2版 编写说明

作为我国医药教育的一个重要组成部分，医药高职高专教育为我国医疗卫生战线输送了大批实用技能型人才。近年来，随着我国医药卫生体制改革的不断推进，医药高职高专所培养的实用技能型人才必将成为解决我国医药卫生事业问题，落实医药卫生体制改革措施的一支生力军。

《国家中长期教育改革和发展规划纲要（2010～2020年）》提出当前我国职业教育应把提高质量作为重点，到2020年，我国职业教育要形成适应经济发展方式转变和产业结构调整要求、体现终身教育理念、中等和高等职业教育协调发展的现代职业教育体系。作为重要的教学工具，教材建设应符合纲要提出的要求，符合行业对于医药职业教育发展的要求、符合医药职业教育教学实际的要求。

2008年，根据国发［2005］35号《国务院关于大力发展职业教育的决定〉文件和教育部［2006］16号文件精神，在教育部和国家食品药品监督管理局的指导之下、在与有关人员的沟通协调下，中国医药科技出版社与全国十余所相关院校组建成立了全国医药高职高专规划教材建设委员会，办公室设在中国医药科技出版社，并于同年开展了首轮护理类25种教材的规划和出版工作。

这批教材的出版受到了全国各相关院校广大师生的欢迎和认可，为我国医药职业教育技能型人才培养做出了重大贡献。

2010年，相关职业资格考试做出了修订调整，对医药职业教育提出了新的、更高的要求。本着对教育负责、对该套教材负责的态度，全国医药高职高专规划教材建设委员会经多方调研，于2011年底着手开展了本轮教材的再版修订工作。

在本轮教材修订再版工作中，我们共建设24个品种，涵盖了医药高职高专专业基础课程和护理专业的专业课程。

在修订过程中我们坚持以人才市场需求为导向，以技能培养为核心，以医药高素质实用技能型人才培养必需知识体系为要素，规范、科学并符合行业发展需要为该套教材的指导思想；坚持“技能素质需求求一课程体系一课程内容一知识模块构建”的知识点模块化立体构建体系；坚持以行业需求为导向，以国家相关执业资格考试为参考的编写原则；坚持尊重学生认知特点、理论知识适度、技术应用能力强、知识面宽、综合素质较高的编写特点。

该套教材适合医药卫生职业教育及专科、函授、自学高考等相同层次不同办学形式教学使用，也可作为医药行业培训和自学用书。

全国医药高职高专规划教材建设委员会

2012年6月

编写说明

全国医药高职高专规划教材建设委员会

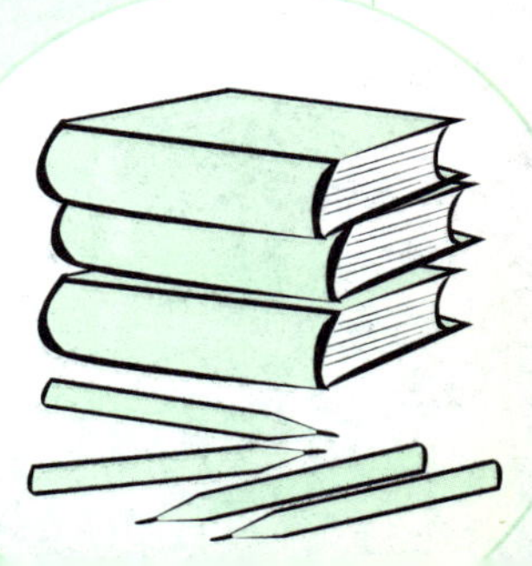

本书编委会

主　编　徐传庚　宾映初

副主编　董作华　黄学军　董淑敏
　　　　　贾丁鑫　林国君

编　者（按姓氏笔画排序）

邓湘穗（长沙卫生职业学院）
杜志红（淄博市中心医院）
李　朋（山东中医药高等专科学校）
宋彩玲（淄博职业学院）
张　毅（唐山职业技术学院）
张艺钟（烟台南山学院）
林国君（曲阜中医药学校）
贾丁鑫（中国医科大学）
徐传庚（山东中医药高等专科学校）
宾映初（长沙卫生职业学院）
黄学军（遵义医药高等专科学校）
阎雪燕（吉林职工医科大学）
董作华（唐山职业技术学院）
董淑敏（山东中医药高等专科学校）
焦迎娜（山东中医药高等专科学校）

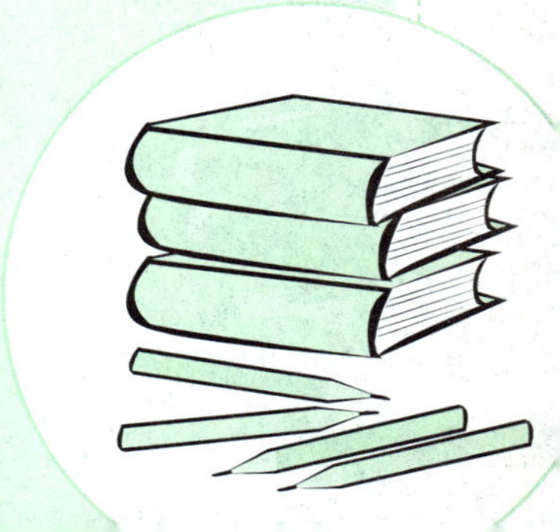

前言

PREFACE

本教材以全国高职高专护理专业教学计划和《心理护理学》教学大纲为依据，在2009年第1版的基础上修订而成，供全国高职高专护理及相关专业学生使用，亦可作为临床护理人员、心理咨询人员的培训和参考教材。

心理护理学是护理学与心理学相结合的一门学科，即将心理学的理论与技术运用到护理领域，研究心理因素在临床护理中所起作用的规律的科学。随着医学科学的发展、医学模式的转变和护理内涵的扩展，心理护理在护理临床中的位置越来越重要。

本次教材修订，遵循“护理专业技能素质需求→课程体系→课程内容→模块构建”的思路，结合课程内涵及特点，将全部内容整合为三大模块，分别为心理学基础知识、心理健康与维护和心理护理技能。考虑到目前我国高职高专学生心理学知识比较欠缺的实际情况，第一模块即介绍了心理学的基础知识，旨在为学生今后进一步学习打下基础；考虑到当代大学生心理现状及将来工作特点，在第二模块中，较系统地增加了挫折与心理防卫机制、异常心理与不良行为、心理应激与心身疾病等内容，以期进一步提高护理专业学员及服务对象的心理品质和综合素质；在第三模块中，重点介绍了心理评估、心理咨询、心理治疗、护患关系沟通和心理护理等内容，用较大篇幅突出了心理护理相关知识和技能，以提高临床实用性，强化学生的动手能力。

在编写过程中，本着“基础理论适度、够用，注重技术应用能力培养，提高学生综合素质”的编写原则，力求与专业培养目标相一致，注意与执业护士、心理咨询师等相关考试内容的吻合。

本教材采用集体讨论、分工合作的方式修订。其中，第一章由徐传庚、张艺钟修订；第二章、第三章由董作华、张毅修订；第四章由黄学军、李朋修订；第五章、第六章由宾映初、邓湘穗修订；第七章、第八章由董淑敏、阎雪雁修订；第九章由黄学军、林国军修订；第十章由贾丁鑫、宋彩玲修订；第十一章、第十二章由贾丁鑫、焦迎娜修订；第十三章由杜志红、董淑敏修订；附录由黄学军、阎雪雁修订。最后由徐传庚、宾映初统稿。

本教材在编写过程中，得到了各参编院校、单位的大力支持和帮助，中国医药科技出版社有关领导和编辑对此付出了很大努力，并给予了指导和关心。同时，参考了护理学、心理学、心理咨询、心理治疗、心理护理等方面的资料和最新研究成果，在此一并致谢。

由于我们编写水平有限，书中定存疏漏和错误之处，敬请大家在使用过程中指正，以便下次修订时改正。

编　者

2012 年 6 月

目录

CONTENTS

模块一　心理学基础知识

模块二　心理健康与维护

模块三 心理护理基本技能

模块一

心理学基础知识

“世界上最宽广的是海洋，比海洋更宽广的是天空，比天空更宽阔的是人的心灵”（雨果）。

俗话说“人心隔肚皮，做事两不知”，“画虎画皮难画骨，知人知面不知心”。生活中，我们常常这样想：“她到底是一个什么样的人?”、“他为什么会这么做?”、“他的病与他的性格有什么关系?”等等。人的心理不像人的外表那样直接展现于外，也不像体重、血压那样可以用仪器直接测量，这就给心理学蒙上了一层神秘的面纱。

也许，我们从网络、电视、报纸等媒体上看过、听过心理学专家的调查、建议，看过一些心理学的科普读物，并做过一些有关性格、爱情、事业的小测验，但是，人的心理究竟是什么？用什么样的方法才能去科学地研究人的心理?

作为护理人员，我们的心理有什么特点？作为护理人员，我们应该具备什么样的心理特征?

带着憧憬和期待，我们一起走进令人向往的、神秘的心理学世界。

第一章 绪　论

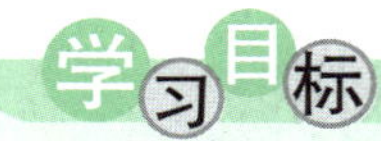

1. 了解心理护理学的研究对象、任务和研究方法。
2. 熟悉心理的实质、学习心理护理学的意义。
3. 掌握心理学、心理护理学的概念。

第一节　概　述

在我们的周围，有着各种各样的现象，如日月星辰、四季交替、飞禽走兽、植物枯荣、社会变革等等。其中，有些属于自然现象，有些属于社会现象。人的心理现象是自然界最复杂、最奇妙的一种现象。人可以看、听、说、闻，拥有“万物之灵的智慧”，还有七情六欲、坚强的意志……这些，都属于心理现象。

一、概念

心理学就是研究心理现象的本质、特点及发生、发展、变化规律的科学。

目前，心理学的研究主要分为理论研究和应用研究两个方面。

心理学理论研究的目的主要是探索人和动物的心理现象、行为表现以及人格心理特征发生与发展的原理和规律。它主要包括实验心理学、认知心理学、人格心理学、社会心理学、发展心理学、心理测量学、生理心理学等学科。

心理学应用研究的目的则是将理论研究的成果运用到不同的领域，以解决各种实际问题。它主要包括临床心理学、教育心理学、学校心理学、工业与组织心理学、广告心理学、消费心理学、法律与犯罪心理学、运动心理学等学科。

心理护理学是护理学与心理学相结合的一门学科，是将心理学的理论与技术运用到护理领域，研究心理因素在护理临床中所起作用的规律的科学。

二、心理护理学的研究对象和任务

心理护理学的研究对象是在护理领域中存在的各种心理现象。

个体的心理现象主要分为心理过程和人格两大部分（图1－1）。心理过程主要包括认知过程、情绪、情感过程和意志过程。认知过程，如感觉、知觉、记忆、思维等；情绪、情感过程，如喜、怒、忧、思等。人格主要包括：心理特征、心理倾向性和自我意识。

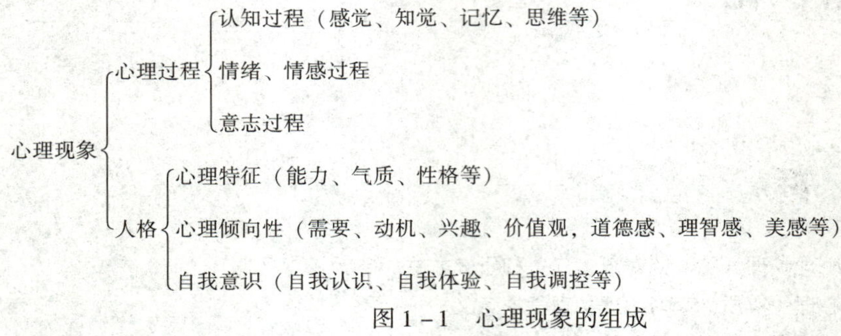

图 1－1　心理现象的组成

心理学的研究任务，主要表现在以下四个层面。

1. 描述　这是心理学的首要任务，即对个体的心理和行为进行精确的观察，并进行准确记录，最终用科学的语言描述出来。这种描述可以在不同水平上进行。

2. 解释　病人为什么突然焦虑不安？同事为什么总是不敢在大家面前发言？病人为什么企图自伤甚至自杀？为了对这些现象进行较为准确的解释，研究者必须依靠敏锐的洞察力和丰富的经验，仔细搜集各方面的资料，像福尔摩斯那样从零碎的证据中推出精确的结论。

3. 预测　如果能够找到潜在某一行为背后的原因，那么，就有可能对未来的行为进行精确的预测。同样的道理，知道我们的同事非常内向，就可以预测，她在与陌生人交谈时可能很不自在。

4. 控制　这是心理学最重要、最核心的任务。控制既意味着促使某些行为发生，也意味着制止另一些行为发生。如鼓励患者多与他人交流，控制患者的不良行为，引导人们合理宣泄自己的不良情绪等等。

科学的重要意义在于预测和控制。人们掌握了心理现象的规律，就能根据现实需要预测和控制心理现象。如根据亲子关系对儿童情绪发展的影响作用，制定促进婴儿情绪健康发展的亲子培训方案，根据理解水平与记忆的关系，通过增进对学习内容的理解以提高记忆的效果，等等。

心理学还有一个重要的任务，就是改善人们的心理健康状况，提高人们的生活质量。现代社会，物质条件极大丰富，温饱问题不再是主要问题，但工作竞争越来越激烈，生活节奏越来越快，随之而来的心理压力也越来越大，面对名与利的诱惑，很多人陷入其中，无法自拔。而心理学可以帮助人们分析自己的内心世界，在繁华之中找到心灵的一片净土。

心理护理学的主要任务，有以下几个方面。

1. 研究心理因素对健康的作用，探讨疾病对人的心理活动与行为的影响，以及生理与心理因素之间的相互作用　一般而言，病人患病后，其心理活动会发生一定的变化，特别是那些严重的疾病，如恶性肿瘤、心脑血管疾病等，常常会导致严重的心理问题。同时，某些心理因素也是许多心身疾病的致病因素。此外，心理因素对于病人疾病的预后，以及病人和亲属的生活质量，也会产生不同程度的影响。因此，如果护理工作者了解心理因素对疾病的不同影响及相互作用，在临床实践中就能更好地对病人进行整体护理，促使病人早日康复。

2. 研究不同病人的心理特点和心理护理方法　人们的身体健康状态、社会经历、社会角色不同，患病后的心理反应也会各有差异。所以，心理护理学需要研究不同年龄阶段病人的心理发展特点，以便有针对性地进行护理。治疗阶段不同，病人的心理特点也不同，如手术病人在术前、术中和术后的心理活动是不一样的；重病患者在知道自己病情的不同时间段内，心理反应也是有差异的。掌握各种特殊病人在不同时期的心理特征，采取相应的心理护理措施，能使我们的护理工作取得更好的效果。

3. 提高护理人员的综合素质，改善护患关系　现代整体护理观要求护理工作者有更多的时间接触病人，以便观察和诊断病人生理和心理方面的问题，并采取相应的干预措施。这些工作，一方面需要护理人员具备较好的观察力、记忆力、思维力、情绪调节能力、人际交往能力等，同时，还需要具备基本的心理咨询、心理测量、心理诊断和心理护理的能力。因此，学习和掌握心理护理学知识和技能，不仅对于护理人员及时、准确地评估和诊断护理问题十分重要，而且对提高护理质量、改善护患关系有着积极的作用。

4. 研究和应用心理评估、心理干预的理论和技术　随着现代科技的发展，心理评估技术取得了长足的进展，国内外已发展了关于智力、人格、神经心理和临床症状、治疗效果等方面的测验和量表。掌握这些技术能有效地帮助护理人员了解病人的人格与心理问题，评价干预效果，还可以为护理科研提供一些客观评价资料。心理护理中最重要的步骤是对病人所存在的心理问题进行干预并解决，或使之缓解。因此，护理工作者必须掌握正确有效的心理评估和干预技术。

5. 开展心理健康教育工作　现代护理学已将服务范围由医院扩展至社区，将服务对象由病人扩大至正常人，工作性质由对疾病的护理和治疗扩大到治疗与预防并举。因此，对病人及其亲属、以及其他具有潜在问题的健康人群进行必要的健康教育已成为整体护理工作的一项重要任务，这其中，自然也包括了心理健康教育。心理健康教育能帮助人们预防某些心理问题的出现，或一旦出现心理问题能及时寻求帮助，还能帮助人们对某些疾病形成正确的认知，消除由于错误认识带来的不良影响。

第二节　心理的实质

一、脑是心理活动的器官

在漫长的生物进化历程中，人类形成了高度发达的器官——脑，进而成为自然界万物的主宰。人脑是世界上最复杂的系统。

心理是人脑的功能，人脑是心理活动的器官。人脑发育不良，或受到伤害，人的心理也会出现问题。

通过动物进化可以看出，有了神经系统之后，才有了心理活动。脑越复杂，心理活动也就越复杂。在自然界，植物和无机物没有心理，没有神经系统的动物也没有心理。人的心理现象随着神经系统的产生而出现，同时随着神经系统的逐步发展而不断完善。人的大脑是神经系统发展的最高产物。

各种心理活动的产生以脑的生理活动为基础。心理生理学和医学临床研究表明，脑的不同部位与不同的心理活动有关。著名心理学家鲁利亚认为，人的心理的功能定位不局限于脑的皮质区域，还包括系列协同工作的脑区复杂系统，其中的每个区与心理活动又有不同的联系。鲁利亚设想人脑有三个功能系统或功能联合区，分别是：调节紧张度与觉醒状态的联合区，信息的接受、加工和储存联合区和制定活动程序、调节和控制行为联合区。这三个功能联合区，分别具有不同的功能，但它们并不是完全独立的进行活动，而是相互联系、相互协调地完成每一项复杂的心理活动。

二、客观现实是心理的源泉

脑是心理活动的器官，但只是为心理活动提供了物质基础，本身还不是心理活动。客观现实是心理活动产生的源泉。各种心理现象都是客观事物作用于人的感觉器官，通过大脑活动而产生的。离开客观现实来研究人的心理现象，心理就成了无本之木、无源之水。

客观现实包括自然环境和社会环境，还包括我们人类自己。人类的各种心理活动，无论是简单，还是复杂，都可在客观现实中找到它的源泉。看到的彩虹是光波作用于我们的视觉器官而引起的视觉，听到的音乐是声波作用于我们的听觉器官而引起的听觉，医生对病人的诊断依据是病人的症状、体征以及在疾病过程中的各种病理表现的相互关系。即使是科幻、神话中的虚构形象，其原始材料也同样来自客观现实。

三、社会实践是心理活动产生的基本形式

人脑对客观现实的反映，不是简单、机械的复制、摄影和翻版，而是一种主观能动的反映。人的心理是一种主观映象，这种主观映象可以是事物外部的形象，也可以是内在的体验，还可以是公式和概念等。

20 世纪 20 年代，在印度的森林里发现了两个“狼孩”。尽管“狼孩”有正常的人脑，周围有自然环境，但他脱离了人类社会，没有人类的社会实践，后来尽管经过教育、改造，但仍只具有狼的本性，而没有正常人的心理。由此可见，社会实践活动是人类心理活动产生的基本形式，在心理发展过程中起着积极、重要的作用，这种作用对人生早期的影响表现得更为明显和突出。

总之，人类的心理是人脑的功能，是客观现实在人脑中主观能动的反映。完整的、健康的心理现象，是人脑和社会相互作用的结果，是自然和社会相互结合的产物。心理学是介于自然科学与社会科学之间的交叉学科或边缘学科，因此，对心理的实质和规律的研究，就应该是自然科学和社会科学的共同任务。作为一个心理学家，就应该

既是一位自然科学家，又是一位社会科学家。

第三节 心理护理学的研究方法

一、观察法

观察法是指研究者通过对研究对象的科学观察和分析，揭示心理行为活动规律的方法。观察法是心理护理学比较常用的方法之一，在心理评估、心理咨询、心理治疗中被广泛应用。其优点是研究者可以获取被试不愿意或不能够报告的心理行为数据，其缺点是观察的结果不易比较，研究质量在一定程度上取决于研究者的水平。

观察法因其进行观察的环境条件不同，分为自然观察法和控制观察法。

自然观察法是在不加任何控制的条件下，对个体的心理行为表现进行直接或间接观察的研究方法。其优点是被试的心理行为表现比较自然、真实，不足之处是过程缓慢，所得到的结果很可能是一种表面现象，不易精确判断其影响因素及影响的程度。

控制观察法是指对被试做特定处理或让其处于预先设置好的情境中进行观察的方法。如为了研究儿童的攻击行为，将儿童带入特制的环境中，通过单向玻璃来观察儿童的行为。其优点是能够准确控制影响因素及影响的程度，研究过程也比自然观察法快；缺点是观察到的心理行为现象可能失真，观察结果的效度与研究者的水平及控制条件有关。

二、晤谈法

晤谈法是心理护理学最基本、最常用的方法之一。晤谈不同于一般的交谈，它具有很强的目的性，强调对谈话内容和谈话氛围的调节和控制，可以说晤谈也是一门专业技术。这是心理护理工作中比较重要的方法，在心理咨询、心理治疗、心理评估等工作中也经常用到。

使用晤谈法应注意的问题有：

1. 真诚、专注地倾听当事人的话语，真实、客观、全面地理解当事人的真实情感是晤谈法的基础和前提。

2. 工作人员应站在中性的立场上，尽量不要流露出明确的是非评价标准，更不能单纯用道德的准则与当事人交谈。

3. 晤谈中要注意使用适当的技巧，以使谈话达到预期目的。

4. 注意分析当事人反应的真实性，善于区分其情绪和行为的真伪，争取获得比较真实的信息。

三、测验法

测验法即在标准的条件下，按照规范的程序，给予被试统一的刺激，将被试的反应与常模比较，从而对被试的心理和行为做出量化结论的方法。测验法通常用来测量被试的各种能力、兴趣、态度或者成就等，是心理护理学研究中最常用的一种方法。

四、实验法

实验法是指系统地操作某一实验变量，使相应的心理行为现象产生或改变，进而分析研究的一种方法。实验法的优点是研究速度较快，并可根据要研究的心理行为现象，灵活调整、控制环境变量；其缺点是实验变量的控制要有相应的条件，如相应的仪器设备、标准的计算工具以及配套的控制软件等。

实验法根据研究目的和手段的不同，可分为实验室实验法和自然实验法两种。

1. 实验室实验法 实验室实验法是指在实验室条件下，通过人为的控制相应实验变量，借助相关的仪器设备，来研究心理行为变化规律的方法。实验室实验法的缺点是被试在实验室环境中容易引起心理紧张，相应的实验结果可能会产生偏差。

2. 自然实验法 自然实验法是指在医学临床或日常生活、工作环境中，对被试的部分变量进行操作，进而分析其心理行为反应的研究方法。其优点是研究工作与自然活动结合密切，实验结果与实际情况比较吻合。

实验法科研水平的高低主要取决于研究者实验设计水平的高低。现在，采用实验法对心理学进行研究，已形成一门独立的学科——实验心理学，使心理学成为一门有着自己特定的研究对象和研究方法的实验科学。

在现代研究中，心理护理学还有很多研究方法，如调查法、个案法等，在实际工作中，各种方法往往也是配合使用，并在实践中逐渐改进，不断创新。

第四节 心理护理学的学习意义与策略

一、学习心理护理学的意义

1. 护理学科发展的需要，有助于护理人员更全面的执行护理计划 现代护理学按其特征不同，共经历了三个阶段。

（1）以疾病为中心的阶段：20 世纪 40 年代以前，护理工作主要关注疾病的病症和所导致的躯体障碍及其治疗措施和与之配套的治疗操作程序。

（2）以病人为中心的阶段：20 世纪 40～60 年代，G. L. Engel 提出的生物－心理－社会医学模式，促使护理学理论和实践进入以病人为中心的阶段。这一阶段的特征是强调对“人”的关注，护理工作不仅关心病人的病症和障碍，而且还注意到引起病症和障碍，以及由疾病所导致的心理、行为、家庭、社会角色、经济甚至伦理等方面的问题。

（3）以人的整体健康为中心的阶段：20 世纪 70 年代以来，世界卫生组织提出的“2000 年人人享有卫生保健”的战略目标，使护理学进入以人的整体健康为中心的第三个阶段，强调护理工作不仅关注患者目前病症和障碍，而且要注意影响健康的潜在因素，为所有的人（包括健康人和病人）提供预防疾病和健康教育方面的服务。

现代护理学已经由以疾病为中心发展到以人的整体健康为中心的护理阶段，与心理学的关系越来越密切。具体表现在以下几个方面：第一，二者的研究对象相同，现代护理学和心理学都是以人为自己研究对象，并直接服务于人；第二，二者的学科性质相似，现代护理学和心理学都属于自然科学与社会科学交叉的边缘学科；第三，现代护理理论不断吸收心理学的研究成果，并将其作为自己的理论基础，如需要与动机、应激与应对、人格的发展、心理障碍等等；第四，在临床护理实践中，护理人员运用心理学的咨询、治疗等干预措施对患者进行沟通、心理护理和教育，收到了良好的效果。为了适应第三阶段的护理工作要求，护理人员必须要学习心理护理学。

2. 适应日常护理工作的需要　患者在求诊、治疗的过程中，常有一些较为特殊的行为反应，如过于烦躁、不安，或者是疼痛、衰弱等，若是家属、护理人员照料不当，就会引起患者的过激反应，甚至使病情恶化。所以，护理人员只有对患者的心理反应有所了解，有针对性地进行护理，才能达到护理的效果，并取得患者及其家属的信任与合作。

学习心理护理学，还会增进护理人员的人际交往能力，使其与患者的沟通更加畅通、有效，从而促进良好护患关系的形成，减少护患纠纷，使护理工作顺利开展。

3. 全面了解自己的需要，有利于改善护理人员自身的心理健康状况　中国有句古话：知己知彼，百战不殆。人们还认为：知人者智，自知者明。能够了解他人的人是有智慧的人，而真正了解自己的人才是高明的人，层次要更高一些。要想很好的了解自己，就要借助于心理学的知识和工具，如用气质测验来测量你的气质，用人格测验来测量你的个性品质，用智力测验来测量你是否聪明，有没有过人的天赋等等。护理人员在全面了解自己之后，就可结合自身特点，恰如其分地安排工作，对生活的安排也会更加自如。

在所有行业中，助人行业（如医务工作者、警察、教师等等）的工作负荷最重，容易出现“职业倦怠”现象。职业倦怠也叫职业枯竭，是指在工作重压下的一种身心疲惫、厌倦工作、身心能量被工作耗尽的感受。职业枯竭可表现为身体疲劳、情绪低落、创造力衰竭、价值感降低，工作上的消极状态，进而影响整个生活状态。护理人员在长期的临床工作中，经常超负荷工作，往往是身心俱疲，很可能产生职业倦怠，在生活中容易与同事、患者发生冲突和矛盾。此时，只有对自己、他人的心理特点有全面客观的了解，才能避免或减少类似问题的发生。

二、学习心理护理学的策略

对于任何学科的学习，要想取得好的学习效果，就要针对这门学科的特点，采取不同的方法和策略。心理护理学除了介绍基本的心理学原理之外，还会结合临床实践进行分析、应用，是一门理论和实践结合紧密的学科。以下策略可帮助护理人员更好地学习心理护理学。

1. 留出足够的时间来阅读教材和复习课堂笔记　本教材包含许多心理学信息、原理及需要记忆的心理学术语。要想很好地学习这门课程，需要留出足够的时间来阅读教材和复习课堂笔记。

2. 成为心理学的爱好者和参与者 兴趣是最好的老师，带着浓厚的兴趣和疑问投入学习，才能出现最佳的学习效果。这就要求我们仔细地阅读，认真地听讲，把学到的知识重新组织和整理，并将有价值的内容和自己的思考、总结及时记录下来，写上自己的注释，既有助于保持注意力，也有助于以后的记忆和复习。

3. 讲究学习方法和记忆策略 心理学的研究告诉我们，人的记忆在刚开始时遗忘最快，随着时间的推移而逐渐放慢速度，所以，在学习新知识时，要及时复习，并且要有间隔地进行复习，这种经常性的学习要比考前突击更有效。在记忆时，要先理解再记忆，因为心理学研究的结果表明，意义识记的效果远远好于机械识记。

4. 以学习为中心，创造良好的学习氛围 在宿舍、班级内找一些喜欢学习的同学，并与他们交流学习的内容与方法。这样，在不知不觉中，就会发现自己知识的深度和广度都有了很大提高。

5. 注重理论与实践相结合 在生活、阅读或实习过程中，遇到的问题要善于运用学过的知识进行分析，并提出可行的解决方案，在实践中检验和巩固所学的知识。你会逐渐发现，理论在不用的时候是灰暗、死板的，但一旦运用到实践中，就会散发出鲜活的气息和无穷的活力。

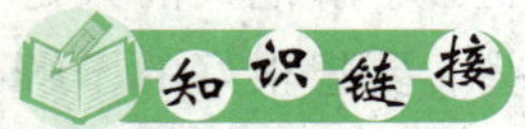

心理学与社会发展

心理学不仅对日常经历中的重要事件有着深远、重要的作用，而且对社会的发展有促进作用。

1954年，美国最高法院对布朗与托皮卡教育委员会的案件宣布了一项判决，判定将黑人和白人儿童分隔在不同的学校就读是非法的。这项判决在很大程度上受到了心理学家和其他社会科学家所提出证据的影响。研究者曾经就种族隔离对黑人学龄儿童的心理伤害进行了大量研究，心理学家肯尼斯·克拉克的证词是他对一群黑人幼儿的研究报告。在研究中，克拉克对某一小学6~9岁的儿童进行了一项测试。测试的工具是黑人和白人玩具娃娃及其图像——它们除了肤色以外在其他方面（包括衣服、配饰等等）都是一模一样的。研究者把画有这些娃娃图像的纸与娃娃一起呈现，并按顺序询问他们以下问题："哪个是你最喜欢的或者你最想玩的那个娃娃"；"哪个是'漂亮的'娃娃"；"哪个是看上去'不好'的娃娃"……结果发现，在测试的16个儿童中，有10个选择了白人娃娃作为他们偏爱的或最喜欢的，10个认为白人娃娃是"漂亮的"娃娃，11个选择了黑人娃娃作为看上去"不好"的娃娃。这个结果的解释就是：黑人儿童早在6~8岁时就已经接受了关于自己种族的负面刻板印象……克拉克做出的结论是，这些儿童在其人格发展过程中受到了伤害；他们个性中具有明显的不稳定性。

这份心理学研究报告使最高法院和国家更好地理解了种族隔离所带来的巨大心理代价，从而使最高法院最终做出了这项有利于社会发展的判决。

一、单项选择题

1. 现代整体护理观要求护理工作者有更多的时间接触病人，以便观察和诊断病人生理和心理方面的问题，并采取相应的
   A. 预防措施 B. 干预措施 C. 治疗措施 D. 心理咨询 E. 心理评估
2. 关于心理学的任务，下列说法不正确的是
   A. 描述 B. 管理 C. 解释 D. 预测 E. 控制
3. 心理现象的源泉是
   A. 感觉与知觉 B. 客观现实 C. 认识过程 D. 反映活动 E. 记忆内容
4. 个体的心理现象主要分为心理过程和（ ）两大部分
   A. 认识过程 B. 心理活动 C. 心理行为 D. 人格 E. 意志
5. 心理活动产生的基本形式是
   A. 主观映象 B. 内在体验 C. 社会实践 D. 客观事实 E. 人脑
6. 观察法的描述不正确的是
   A. 观察法是指研究者通过对研究对象的科学观察和分析，揭示心理行为活动规律的方法
   B. 研究质量在一定程度上取决于研究者的水平
   C. 观察法以其进行观察的环境条件不同，分为自然观察法和控制观察法
   D. 观察法不是心理护理学常用的方法
   E. 在心理评估、心理咨询、心理治疗中被广泛应用
7. 不是心理护理学的研究方法是
   A. 观察法 B. 晤谈法 C. 测验法 D. 行为疗法 E. 实验法
8. 心理护理学是将心理学的（ ）运用到护理领域。
   A. 理论 B. 技术 C. 经验 D. 研究成果 E. 理论与技术
9. 心理护理学的主要任务不包括
   A. 研究心理因素对健康的作用
   B. 研究各种类型病人的心理特点和心理护理方法
   C. 研究和应用心理评估、心理干预的理论和技术
   D. 提高患者的综合素质
   E. 积极开展心理健康教育工作

二、填空题

1. 心理护理学的研究对象是在________领域中存在的各种________现象。
2. 个体的心理现象主要分为________和________两大部分。

3. 人格主要包括________、________和________。
4. 心理学的任务，主要表现在以下四个层面：________、________、________和________。

三、名词解释

1. 心理学
2. 心理护理学

四、简答题

1. 心理的实质是什么？
2. 心理护理学的主要任务有哪些？

五、论述题

请阐述学习心理护理学的意义。

（徐传庚、张艺钟）

第二章 心理过程

1. 了解感觉、知觉、记忆、遗忘、思维、想象、注意的概念与分类；情绪、情感的概念。

2. 熟悉感觉、知觉理论在临床上的应用；记忆、思维、注意的品质及培养；良好情绪的培养；意志的概念、良好意志品质的培养。

3. 掌握感觉、知觉、思维的特征；记忆的过程；问题解决的思维过程；意志的特征以及护理人员应具有的意志品质。

第一节 认知过程

闪烁的火焰、噼里啪啦的声音和浓浓的硝烟味，我们将这些信息与童年过节时的景象联系起来，这一切是多么熟悉，却又有些不同。我们开始思考，是哪些因素导致我们的感受与以前不同……外界刺激每天都在冲击着我们的身体，同时，我们的大脑完全处于一个黑暗、寂静、柔和、封闭的世界中。那么，外部世界如何进入到我们的头脑里呢？其实，这些过程都属于心理过程中的认知过程。我们通过识别环境中的物理能量，将其编码为神经信号，这是感觉过程；将感觉信息进行选择、组织和解释，这是知觉过程；将以前经历过的事件重新提取出来，这是记忆过程；我们对这些事件的思考、重组、推断的过程则属于思维过程。

一、感觉

在我们的周围存在着各种各样的事物，而这些事物都是有多种属性的。人们想要认识客观世界，首先要从认知事物的个别属性开始。

（一）概述

1. 感觉的概念 感觉是人脑对直接作用于感觉器官的客观事物的个别属性的直接反映。例如，人们看到某种颜色、听到某种声音、闻到某种气味、感觉手脚冷等。感觉是大脑的功能，是客体作用于人的感觉器官，作用于神经系统而最终在大脑中产生的心理过程。感觉以客观事物为对象，没有客观对象，也就没有感觉可言。

2. 感觉的意义 感觉是一种最简单的心理活动，分别反映客观事物的形、色、声等，但它在人类正常生活中却必不可少。感觉向大脑提供内、外环境的信息，使我们了解外界事物的各种属性，保证机体与环境的信息平衡。感觉是一切心理活动的基础，是打开心理活动大门的钥匙，人们所有复杂的心理活动都源于感觉。

人们要想正常的生活，就需要不断接收外界环境中的适宜刺激以维持机体平衡。否则，无论刺激过强或是过弱，均会给个体带来不安和痛苦。例如，1945 年加拿大心理学家赫布和贝克斯顿等进行了“感觉剥夺”实验。实验中采用了各种方法剥夺人的感觉通道对外界信息的接收，结果发现，感觉信息的剥夺会严重损害人的各种心理功能。同样，刺激过强也不利于人的身体健康。现代媒介给人们提供了形色各异的刺激，如：广告、电话、短信、电子邮件、新闻网页、电视、广播等等，这些媒介不间断地向人们提供有关外部世界的信息，而长时间接受过量的信息刺激则会引起信息超载现象，容易导致头晕、失眠、情绪烦躁、态度冷漠等。这种现象在大城市比较普遍，已经受到心理学研究者的广泛关注。

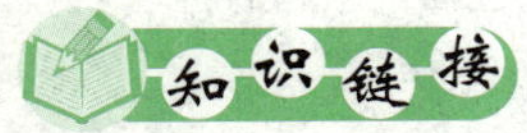

感觉剥夺实验

该实验是20 世纪50 年代初在加拿大的麦克吉尔大学首先进行的，后来迅速传到美国和欧洲的很多大学和研究所。

在此实验中，被试躺在一个非常柔软、尽可能减少身体感觉的床上；眼睛蒙着特制的、只能看到漫射光、但看不到任何形状或图形的眼罩；手和脚都戴上厚纸套，将触觉刺激减至最小；将室内的各种声音尽量减到最低或完全隔音。实验者观察被试的表现、坚持时间的长短，记录他们的心率、皮肤电阻、脑电、生物化学等指标（图 2 –1）。

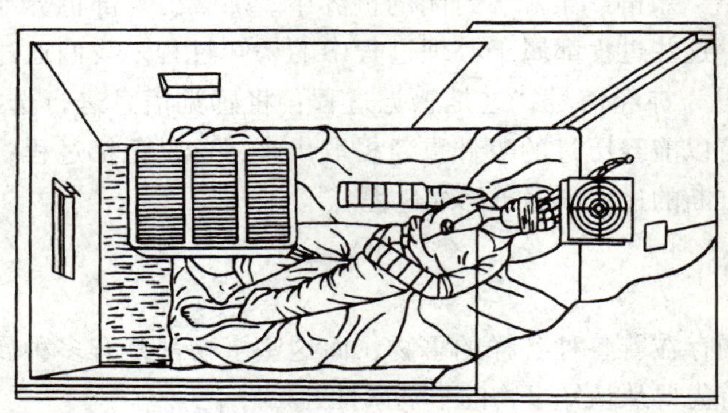

图 2 –1　感觉剥夺实验用的小屋

实验前，大多数被试以为能利用这个机会好好睡一觉，或者考虑论文、课程计划。但后来他们报告说，自己对任何事情都不能进行清晰的思考，哪怕是在很短的时间内。被试表现出失眠，不耐烦，急切地想寻找刺激。他们唱歌，吹口哨，自言自语，用两只手套互相敲打，或者用它去探索这间小屋。被试变得焦躁不安，总想活动，觉得很不舒服。他们不能集中注意力，思维活动似乎是“跳来跳去”的。接受感觉剥夺实验的被试中有50%报告有幻觉，其中大多数是视幻觉，也有被试报告有听幻觉或触幻觉。视幻觉大多在感觉剥夺的第三天出现，幻觉经验大多是简单的，如光的闪烁，没有形状，常常出现于视野的边缘。听幻觉包括狗的狂吠声、警钟声、打字声、警笛声、滴水声等。触幻觉的例子有：感到冰冷的钢块压在前额和面颊，感到有人从身体下面把床垫抽走。后来被试表现出焦虑、恐惧等症状。

实验中被试每天可以得到20美元的报酬（当时大学生打工一般每小时可挣50美分）。但是如此高额的报酬也难以让他们在实验室中坚持2～3天以上。实验结束后，跟踪调查发现，每个被试的生理、心理功能都有不同程度的损害。该实验说明了来自外界的刺激对维持人的正常生存是非常必要的。

这项研究对了解特殊情况下（如航海、航天、潜水、长途运输等）工作人员的心理状态有着重要的实践意义。

3. 感觉的分类　根据获取信息的不同，感觉可以分为两类。

（1）外部感觉：刺激物来自机体外部，反映外界客观事物属性的感觉，包括视觉、听觉、嗅觉、味觉、皮肤觉等。

（2）内部感觉：即人对机体内部信息的觉察，主要包括内脏觉、运动觉和平衡觉。内脏觉反映机体内部各器官所处的状态，运动觉感受身体运动与肌肉和关节的位置，平衡觉由位于内耳的感受器传递关于身体平衡和旋转的信息。

（二）感受性与感觉阈限

感觉的产生需要适宜的刺激，但感觉对刺激的强度有一定的要求，刺激太强，会使人的相应感觉出现偏差，感受器官受损；刺激太弱，则不能引起感觉。感觉器官对刺激的反应涉及到感受性和感觉阈限的问题。

感受性（也称感觉的灵敏程度）是感觉器官对适宜刺激的感觉能力。感受性的大小是以感觉阈限的大小来度量的。在我们的生活中，并不是任何刺激都可以引起感觉。例如：有时我们听不到远处墙上钟表的嘀嗒声，但是能听到耳边蚊子的嗡嗡声；我们感觉不到落在皮肤上的灰尘的重量，但是能觉察到手背上一根羽毛的存在。我们把刚刚引起感觉的最小刺激量称为绝对感觉阈限，对绝对感觉阈限的感受能力称为绝对感受性。二者呈反比关系，即绝对感觉阈限越小，绝对感受性越高；绝对感觉阈限越大，绝对感受性越低。

刺激物的强度发生微小变化时，一般不会引起感觉的变化，而刺激物发生明显变化时，就能够引起人们的感觉变化。如几百人的大合唱，如果增减一个人，观众听不出其中的差异；但是如果增加或者减少10个人，差别就明显了。刚刚能够引起差别感觉的最小刺激量叫差别感觉阈限，对差别感觉阈限的感觉能力叫差别感受性，二者也呈反比关系。例如：卖西瓜的商家为了增加销售量，就推出促销手段，西瓜不按重量卖，而是以个为单位销售。因此，顾客在买西瓜的时候就会将西瓜放在手里反复掂量，希望挑到最大的那个。当两个西瓜相差很少时，顾客无法比较其大小，当二者的差距达到一定重量时才能做出判断；卖鸡蛋的商家也采取同样的促销手段，顾客在挑选的时候，两个鸡蛋相差很少就非常明显了。德国生理学家韦伯曾对此做了系统研究，发现对刺激物的差别感觉不决定于刺激物增加的绝对重量，而取决于刺激物的增加量和原刺激量的比值。这种关系可以用公式表示为：$K = \Delta I / I$，K 是韦伯常数，ΔI 是引起差别感觉的刺激增量，也即差别阈限，I 是原刺激量，这就是韦伯定律。不同类型的感觉，K 的数值也不同。

（三）常见的感觉现象

1. 感觉适应 由于刺激物对感觉器官的持续作用而导致感受性发生变化的现象叫做感觉的适应。适应的结果可以是感受性的升高（仅见于视觉），但大多数是感受性的降低。

人的多种感觉都有适应现象，只是表现的明显程度不同。有些感觉的适应性不明显，如听觉与痛觉。但是有的感觉具有明显的适应性，古语云："入芝兰之室，久而不闻其香，入鲍鱼之肆，久而不闻其臭"，这是嗅觉的适应现象。明适应和暗适应是视觉的适应现象，由明处到暗处的适应称为暗适应，由暗处到明处的适应称为明适应。不同感觉的适应有不同的特点，这与人类的生存需要有密切关系。在众多的感觉中，噪音和痛觉较难适应。

2. 感觉对比 感觉对比是指同一感受器接受不同的刺激而使感受性发生变化的现象。例如：吃完药再吃糖，感觉糖非常甜；吃完香蕉再吃杨梅，则感觉杨梅更加的酸，这是味觉的对比现象。视觉也存在对比现象。图 2－2 中的中央部分是相同的灰色纸片，放在白色背景上时显得暗些，放在黑色背景上时则显得亮些。

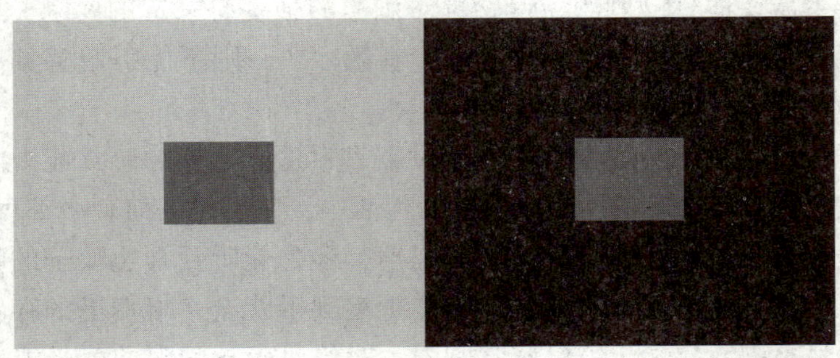

图 2－2 明暗对比

3. 感觉后象 在刺激物停止作用于感受器后，感觉并不立即消失，仍暂留一段时间，这种现象叫感觉后象。后象持续的时间与原刺激作用的时间有关，刺激作用的时间越长，后象持续的时间越长。注视图 2～3 中的灯泡至少 30 秒，然后将视线转移到空白区域，你就会看到一颗发亮的灯泡。

4. 联觉 联觉是由一种已经产生的感觉引起另一种感觉的心理现象，是感觉相互作用的特殊形式。如：红、橙、黄等属于暖色调，给人以温暖的感觉；而蓝、青、绿等属于冷色调，常给人以清凉的感觉，这是色温现象。不同的颜色可以引起不同的重量感，明度愈低的色彩，愈具有重感；明度愈高的色彩，愈具有轻感，这是色重现象。图2－4中颜色深的皮箱要显得重一些。

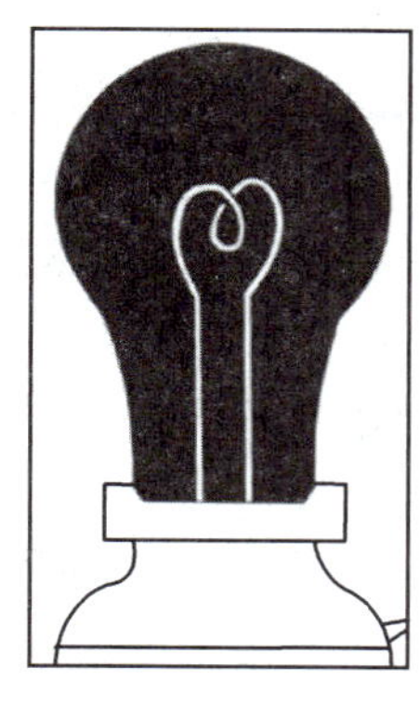

图2－3　视觉后像

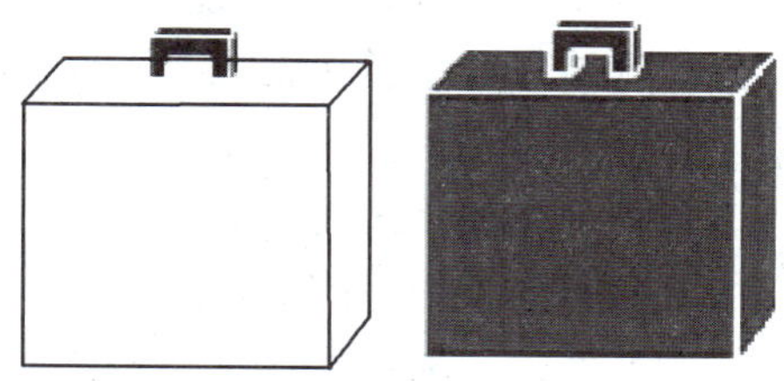

图2－4　色重现象

二、知觉

通过上面的学习，我们已经了解到我们所处的环境中充满了光波和声波，但是那并不是我们体验世界的方式。我们看到的是红富士苹果，而不是某个频段的光波；我们听到的是《二泉映月》，而不是一阵阵的声波。感觉只是心理活动的开始，我们需要借助于其他心理活动才能使外部世界变得有趣，并对其做出适宜的反应。知觉可以对实际生活中的事物进行进一步的加工，并提供合适的解释，使你的生活更加丰富多彩。

（一）概述

知觉是人脑对直接作用于感觉器官的客观事物的全部属性的整体反映。

知觉与感觉一样，是事物直接作用于感觉器官产生的，同属于对事物的感性认识形式。离开了事物对感官的直接作用，既没有感觉，也没有知觉。知觉以感觉为基础，按照一定方式来整合感觉信息，形成一定的结构，并根据个体的经验来解释感觉提供的信息。知觉不是个别感觉属性的简单总和，而用一定的方式整合个别的感觉信息，形成一定的结构，并根据个体的经验来解释由感觉提供的信息。

（二）知觉的分类

1. 根据知觉中何种感觉起主导作用，把知觉分为视知觉、听知觉、嗅知觉等。如：对物体的形状、大小、距离和运动的知觉属于视知觉；对声音的方向、节奏、韵律的知觉属于听知觉。在这些知觉中，除了起主导作用的感官之外，还有其他感觉成分参加，如：在视觉空间定向中，常常有听觉或触觉的成分参加。

2. 根据知觉对象的性质，把知觉分为空间知觉、时间知觉和运动知觉。

（1）空间知觉：空间知觉是事物空间特征在人脑中的反映，也就是人们对物体大小、形状、距离、方位等空间特性的知觉。如上下楼梯时，对高低的判断；开车外出时，对远近、高低、方向的判断，都属于空间知觉。

(2) 时间知觉：时间知觉是人脑对客观现象运动变化的延续性和顺序性的反映，是一种感知时间长短、快慢、节奏先后的复杂知觉。例如：看太阳升降知一天，月亮盈亏知一月，四季自然变化知亡年。另外，人的心跳、呼吸等可起自动计时器的作用，这是人体“生物钟”，是体内各种活动具有明显周期性的表现。

(3) 运动知觉：又称为移动知觉，是人脑对物体在空间位移的知觉。真动知觉是指观察者处于静止状态时，物体的实际运动连续刺激视网膜各点所产生的物体在运动的知觉。物体运动太慢和太快都不能形成运动知觉，例如：手表的时针由于运动太慢难以觉察，而运动太快的物体在视觉上是一种闪烁。似动知觉是指在一定时间和空间条件下，把静止的物体知觉为运动的现象。似动知觉包括动景运动、自主运动和诱导运动。动景运动是指当两个刺激物按照一定的空间间隔和时间间隔相继呈现时，人们看到原来两个静止的物体连续运动的现象。例如，霓虹灯的闪烁就属于动景运动。自主运动是指对于黑暗背景中静止的光点，人们在注视片刻后会感到光点来回游动的现象。例如：观察夜空中高楼大厦上的航空指示灯，人们会感到指示灯在晃动。诱导运动是指由于一个物体的运动使其相邻的静止物产生运动的现象。“小小竹排向东流，巍巍青山两岸走”这句歌词就描写了诱导运动这一现象。

（三）知觉的特征

1. 知觉的选择性 人在知觉客观世界时，总是有选择地把部分事物当成知觉的对象，而把其他事物当成知觉的背景，以便更清晰地感知一定的事物与对象，知觉的这种特性叫做知觉的选择性。例如，某人去火车站接朋友，当朋友出现在人流中时，他就成为此人的知觉对象，而其他人则成为背景。图 2－5，说明知觉对象与背景是可以相互转化的。

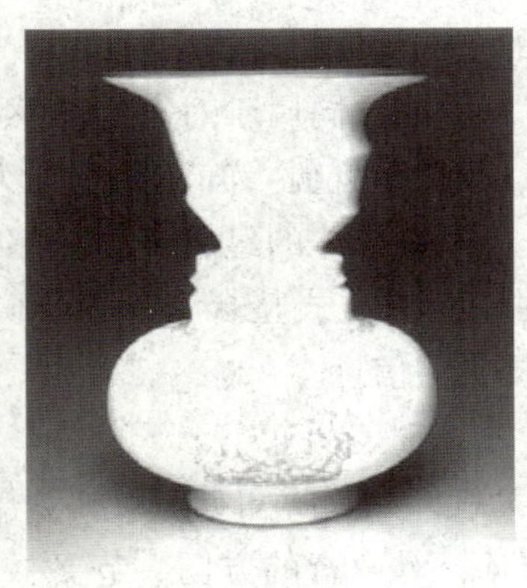

(a)花瓶与人像

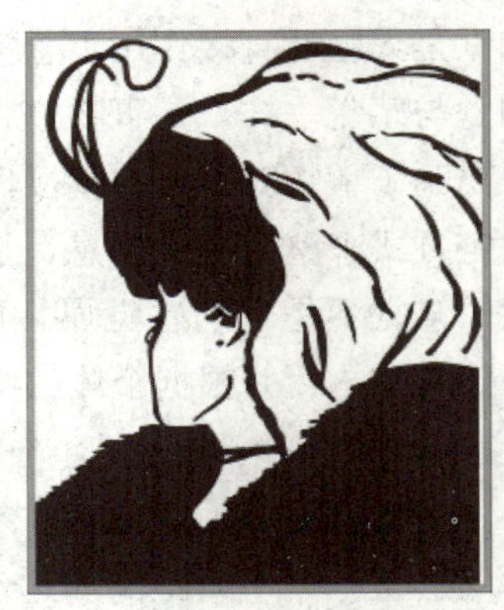

(b)少女与老太太

图 2－5 知觉的选择性

2. 知觉的整体性 在知觉过程中，人能够在过去经验的基础上把由多种属性构成的事物知觉为一个整体，知觉的这一特性叫做知觉的整体性。知觉的整体性与知觉对象本身的特性及其各个部分间的构成关系有关，如对象的接近性、相似性、连续性、封闭性和规则性等。图 2－6 中，尽管这些点没有用线段连接起来，但我们仍能看到一个三角形和一个正方形。

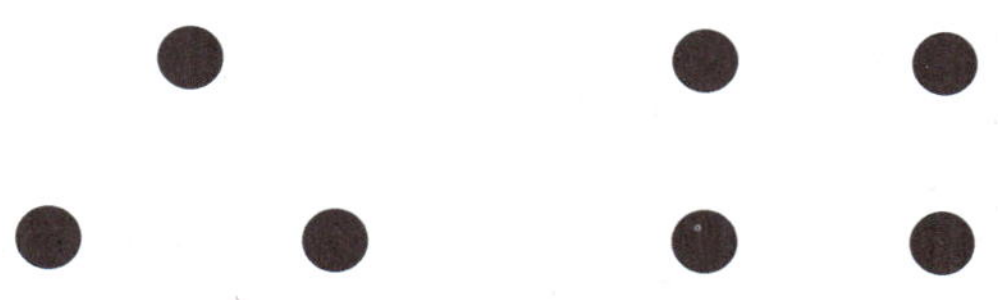

图 2－6　知觉的整体性

3. 知觉的理解性　人的知觉与思维、记忆等高级认知过程有着密切的联系。人脑对事物加工处理时，能结合自己的经验，并以概念的形式进行反映的特性叫做知觉的理解性。知识经验越丰富，知觉便越深刻、精确和迅速。如面对同一个病人，医生、护士比一般人的观察要细致、全面。图 2－7 是一个斑点图，从未见过狗的儿童只能感知到一些斑点，而训练警犬的战士则一眼就能辨认出是条狗。

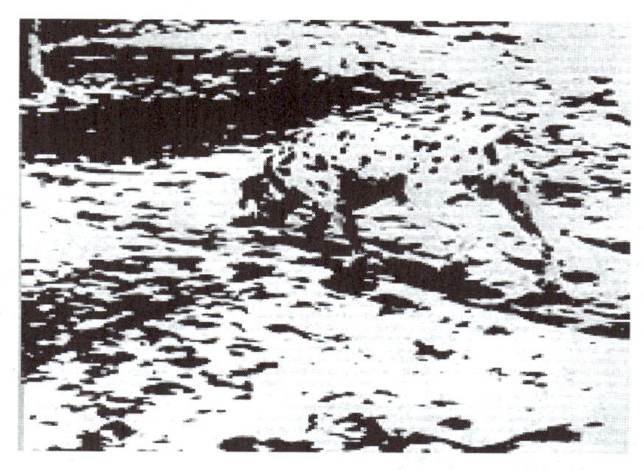

图 2－7　形成知觉的斑点

4. 知觉的恒常性　当知觉的客观事物在一定范围内发生改变时，知觉的映象在相当程度上却保持它的稳定性，这就是知觉的恒常性。

知觉的恒常性受各种因素的影响，其中视觉线索具有重要作用。人的眼睛根据凸透镜成像原理加工视觉信息，如果小孩在近处，大人走到远处，视网膜上的成像是大人成小像，小孩成大像，但是人们会认为大人高而小孩矮，而不会觉得大人矮而小孩高，这就是知觉的大小恒常性。另外，还有颜色恒常性和形状恒常性。图 2－8 是一扇从关闭到敞开的门，尽管这扇门在我们的视网膜上的投影形状各有不同，但我们看上去都是长方形。

（四）错觉

在绝大多数情况下，知觉反映的是客观事物的真实状态。但是，有时候人们也会产生各种错误的知觉。人的知觉对外界呈现的客观事物不能正确反映，而是某种歪曲的反映，我们称之为错觉。图 2－9 是常见的视错觉。

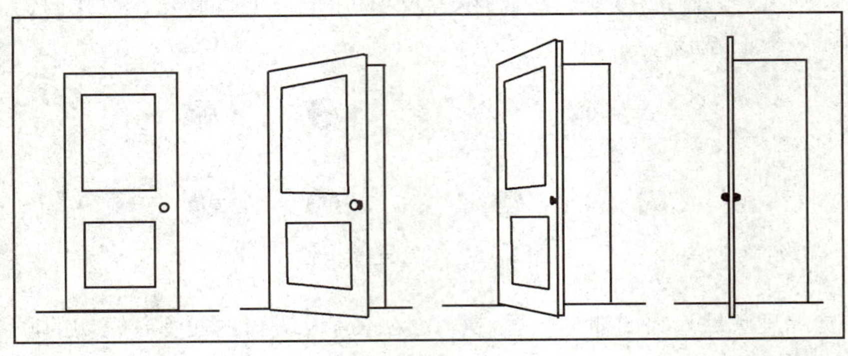

图 2－8　知觉的恒常性

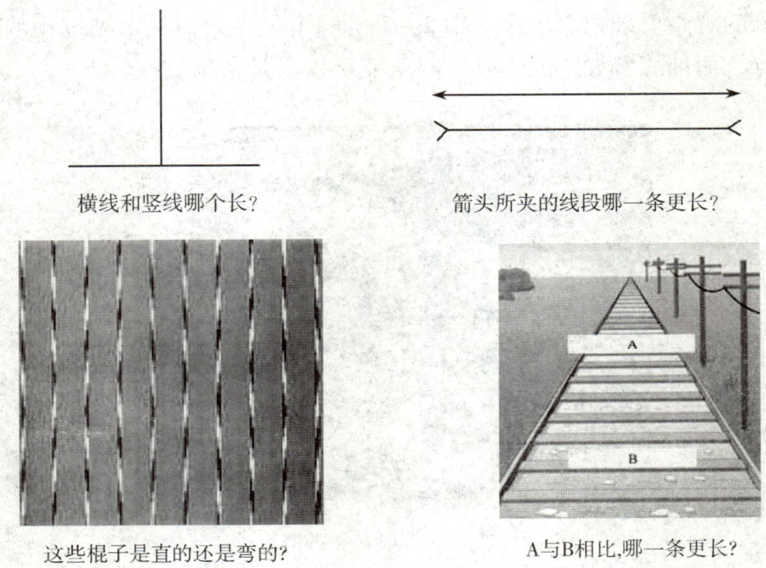

横线和竖线哪个长？　箭头所夹的线段哪一条更长？

这些棍子是直的还是弯的？　A与B相比，哪一条更长？

图 2－9　常见的视错觉

除了视错觉之外，常见的错觉现象还有形重错觉、方位错觉等。错觉有的时候会造成严重的后果。例如飞行员在海上飞行时，由于远处水天一色，失去了环境中的视觉线索，容易产生“倒飞”的错觉，从而引起飞行事故。

错觉与幻觉不同，两者的区别在于：①错觉往往由外界刺激形成，而幻觉不一定和外界刺激有关。②在相同的情景中人们会产生同样的错觉，而幻觉则因人而异。③正常人都会有错觉，而幻觉却不是人人都有的。如果一个人有不可纠正的错觉，并且伴有幻觉，就不排除有精神疾病的可能性，需要进一步确诊。

三、记忆

（一）概念

记忆是在头脑中积累和保存个体经验的心理过程。从信息加工的观点来看，记忆就是人脑对外界输入的信息进行编码、存储和提取的过程。人们感知过的事情，思考过的问题，体验过的情感或从事过的活动都会在人的头脑中留下不同程度的印象，其中一部分作为经验被永久保存起来，在一定条件下可以提取，这就是记忆。

记忆和其他心理活动密切相联。在对外界的感知过程中，过去的经验非常重要，没有记忆的参与，个体就不能把学到、掌握的东西串联起来，也无法分辨周围事物。记忆在个体的心理发展中也有重要作用。记忆连结着人们心理活动的过去、现在和将来，没有记忆，就没有经验的积累，也就没有心理的发展。

（二）记忆的分类

1. 根据记忆内容的不同，可分为形象记忆、逻辑记忆、情绪记忆和运动记忆

（1）形象记忆：形象记忆是以感知过的事物形象为内容的记忆。人在感知事物以后，会在大脑中留下这些事物的形象，这种保留在人脑中的感知过的事物的形象叫表象。形象记忆通常以表象形式存在，所以又称“表象记忆”。它是直接对客观事物的形状、大小、体积、颜色、声音、气味、滋味、软硬、温冷等具体形象和外貌的记忆，直观形象性是其显著的特点。如人们参观了美术展览会，能够记住自己最喜欢的作品。人的形象记忆发展的水平受社会实践活动制约，如音乐家擅长听觉形象记忆，画家擅长视觉形象记忆。大多数人的形象记忆属于混合型。

（2）逻辑记忆：逻辑记忆是以概念、命题或思维等逻辑结果为内容的记忆。如人们对概念、定理、推论或公式的记忆。

（3）情绪记忆：情绪记忆是以体验过的某种情绪情感为内容的记忆。如我们对某一次的表扬记忆犹新。

（4）运动记忆：运动记忆是以做过的动作为内容的记忆。如我们对注射、缝合、推拿等的记忆。

2. 根据记忆内容保持时间的不同，可分为瞬时记忆、短时记忆和长时记忆

（1）瞬时记忆：当刺激停止作用后，感觉记忆有一个非常短暂的停留，叫瞬时记忆。图像信息的储存时间大约为0.25～2秒，声像存储的时间为2～4秒。它是记忆系统的开始阶段。

（2）短时记忆：如果感觉信息被进一步注意，就进入短时记忆。它是瞬时记忆和长时记忆的中间环节，保持信息时间大约为5秒～1分钟。它的容量相当有限，一般人可能回忆出7个数字或字母，至少能回忆出5个，最多回忆出9个，即7±2个，这个有趣的现象就是神奇的7±2效应。外语口译主要就是依靠短时记忆进行翻译。短时记忆可以转为长时记忆，其关键在于复述。

（3）长时记忆：短时记忆的内容经过深加工后，在头脑中长时间保留下来，即为长时记忆。有时信息会因为印象深刻而一次性地进入长时记忆。这是一种永久性的记忆。它的保存时间很长，从1分钟以上乃至终身。

以上三种记忆类型之间是互相联系、互相影响、协同活动的。它们的关系是：外界刺激作用于感官，引起感觉，产生对信息的瞬时记忆；瞬时记忆中的信息如果受到注意就转人短时记忆；短时记忆的信息若得到及时加工或复述，就转入长时记忆（图2－10）。

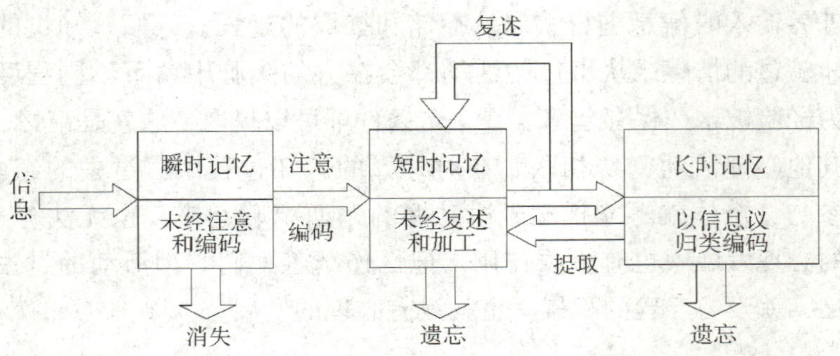

图 2-10　瞬时记忆、短时记忆和长时记忆关系图

（三）记忆的基本过程

记忆是一个过程，可以分为前后联系的几个阶段。大脑对外界信息的记忆都是通过识记、保持、再认和回忆这三个基本过程，使个体保持和利用经验。

1. 识记　识记是指识别和记住事物的信息，从而累积知识经验的过程，实质上就是人的学习过程，如背外语单词，记公式等。它是记忆过程的开始和前提，没有识记就不会有保持、再认和回忆。要提高记忆的效果，首先必须有良好的识记。识记可有不同的分类。

（1）按有无明确目的，识记可分为无意识记和有意识记。①无意识记：指没有明确目的，无需意志努力而进行的识记。如第一次上人体解剖课程看到尸体时的情景，很多年以后我们还能清晰地回忆起来，这就是一种无意识记。这种识记事先无预定目标，也没有识记的计划、步骤、方法，是一种被动地识记。人们的知识经验相当大的一部分是由无意识记获得的，它不需要意志努力，精力消耗少，但它缺乏目的性，因此并不是所有经历过的事物都能通过无意识记印留在记忆中。②有意识记：指事先有预定目的，并经过一定的意志努力，采取一定的计划和方法进行的识记。在现实生活中，有意识记比无意识记显得更为重要。无意识记具有偶然性、片面性的特征，因此人们掌握系统的科学文化知识、自觉地认识和变革客观世界，主要是依靠有意识记。这种识记方法使人的记忆内容和信息更全面、更系统、更实用。在条件相同的情况下，有意识记的效果远比无意识记的效果好。

（2）按记忆材料的性质和识记者是否理解材料，可将识记分为机械识记和意义识记。①机械识记：是指对没有意义的材料或识记者不能理解材料意义，只能依据事物的外部联系，采用重复方法而进行的识记。如识记人名、地名、历史年代等，即常说的死记硬背。一般记忆保持的时间不长久。②意义识记：是指在对材料理解的基础上，依据材料的内在联系进行的识记。意义识记是人们掌握学习材料的有效方法之一。机械识记和意义识记是人们识记的两种基本方法。从识记的效果来看，意义识记好于机械识记，但是机械识记和意义识记在实际应用中都是必要的，二者是互补的，在一定条件下二者还可以互相转化。如我们可以将一些没有意义的材料，人为地赋予一定的意义，从而识记它。

2. 保持　保持是识记过程中所获得的知识经验在头脑中的储存和巩固的过程。保持是记忆的中心环节，它在记忆中有着重要作用，没有保持也就没有记忆。借助于保持，识记的内容才得到进一步的巩固。保持也是实现再认和回忆的重要条件。

保持是一个动态的过程，识记的内容并不像保险柜里的文件一样原封不动地保存下来，随着时间的推移以及后来经验的影响，保持的内容会在数量和质量上发生明显的变化。在质的方面，记忆内容不甚重要的部分趋于消失，而较显著的特征却较好地保持，从而使记忆内容简略、概括、匀称和合理。同时，增添了原来没有的细节，内容更加详细、具体，使其更具特色。在量的方面，记忆的内容随时间的推移而日趋减少，其中有一部分会回忆不起来或发生回忆错误，此现象即遗忘。保持中发生变化的原因，主要是由于受个体原有的知识经验、兴趣爱好、情绪、动机和创造性等主观因素的影响。可见，记忆并不是一个被动的保存过程，而是一个积极的、主动的、创造性的过程。

巴特莱特采用图画复绘的方法测验记忆质变的情形（图 2－11），图中左边的为刺激图形，先给被试中的第一个人看，然后要他默画出来给第二个人看，再让第二个人默画出来给第三个人看……依次下去直至第 18 个人画出第 18 幅图为止，结果图形从一只枭鸟变成了一只猫。从这些所绘图形可以看到，从记忆内容的质上看，起了很大变化，变化的方向越来越显示出图形的意义。

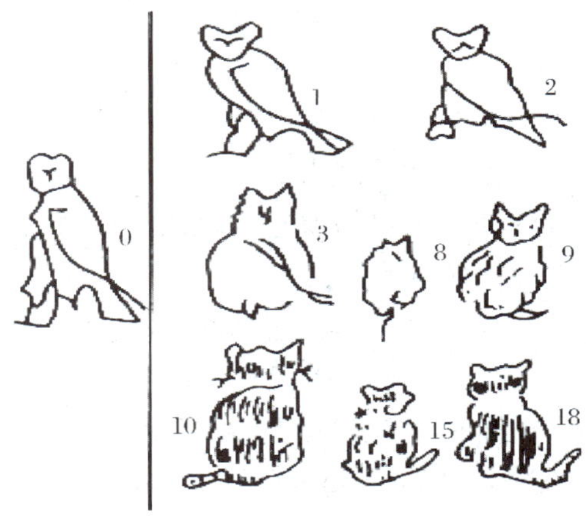

图 2－11　记忆过程中图形的变化

3. 再认和回忆　再认和回忆是记忆的两种表现形式，以识记为前提，也是检验保持效果的指标。

（1）再认　再认是指过去经历过的事物，当再度呈现时，仍能认识的心理过程。再认是记忆的初级表现。

（2）回忆　回忆是指人们过去经历过的事物在人们的头脑中重新出现的过程。根据有无明确目的，回忆可分为有意回忆和无意回忆。有意回忆是有目的、自觉的回忆。无意回忆是没有预定目的的回忆，浮想联翩或触景生情。

回忆是以联想为基础的。因一个事物而想到另一个事物的心理活动就是联想。联想具有接近律、相似律、对比律和因果律等规律。①接近律：在时间上和空间上相接近的事物容易形成联想，如由元旦想到春节，由北京想到天安门。②相似律：在外部特征上或性质上相类似的事物容易形成联想，如由韭菜想到麦子。③对比律：具有相反特点的事物容易形成联想，如由白色想到黑色。④因果律：具有因果关系的事物容易形成联想，如大风过后就是雨，风是雨的头。

再认与回忆没有本质的区别，再认过程比回忆简单、容易。一般说来，能再认的不一定能回忆，能回忆的一定能再认。

（四）遗忘

保持是一个动态变化的过程，这种变化使得记忆出现了奇特的现象，如我们很多千方百计想要保存的信息，有的与相似内容混淆，有的消失了，有的变得更加丰富了。信息量随着时间的推移而逐渐减少，这就是记忆系统中的最大变化——遗忘。

遗忘是指记忆的内容不能保持或提取失败。它是人们生活中的正常现象，具有积极意义，如可以让人忘记一些痛苦的经历，减轻人们的负担。但是，对那些需要保持的信息的遗忘，也给人们带来了很多的麻烦。遗忘可以分为两类，不重新学习永远无法再认和回忆，叫永久性遗忘；一时不能再认或回忆，但在适当条件下可以恢复，叫暂时性遗忘。

1. 遗忘的规律　德国心理学家艾宾浩斯曾对遗忘现象做了系统的研究，发现遗忘在学习之后立刻开始，而且最初遗忘得很快，以后逐渐缓慢下来，遗忘的进程是不均衡的，是先快后慢的。根据实验结果绘成的曲线被称为“艾宾浩斯遗忘曲线”（图 2－12）。

后来很多心理学家使用不同的识记材料重复艾宾浩斯的实验，所得结果和他的结论基本相同。遗忘的进程不仅受到时间因素的影响，还受到许多其他因素的影响，就识记材料的性质而言，熟练的动作不容易遗忘；就识记材料的数量而言，识记材料的数量越大，越容易遗忘；就识记材料的意义而言，不能引起被试兴趣，不符合被试需要的材料，以及对被试无重要意义的材料，遗忘的速度越快，而有意义的材料则遗忘得较慢。学习程度对遗忘也有很大影响，学习程度越高，则遗忘得越少。人们对所学习、记忆的内容达到了初步掌握的程度，学习程度是 100%；如果再用原来所花时间的一半去巩固强化，学习程度就是 150%，将会使记忆得到强化，保持效果最佳。

2. 遗忘的原因　关于遗忘的原因，主要有以下学说。

（1）记忆痕迹衰退说：这种学说主要强调生理活动过程对记忆痕迹的影响，认为遗忘是因为记忆痕迹得不到强化逐渐减弱而自发消退的现象。这种说法接近常识，容易被人们接受，因为某些物理的、化学的痕迹有随时间而衰退甚至消失的现象。

在感觉记忆和短时记忆的情况下，未经注意或者复述的学习材料可能由于痕迹消退而遗忘。但是衰退说很难用实验证实，因为在一段时间内保持量的下降，可能由于其他材料的干扰，而不是痕迹衰退的结果。有些实验已经证明，即使在短时记忆的情况下，干扰也是造成遗忘的重要原因。

（2）干扰抑制说：干扰抑制说认为，遗忘是因为在学习和回忆之间受到其他刺激的干扰。一旦排除了这些干扰，记忆就能够恢复。

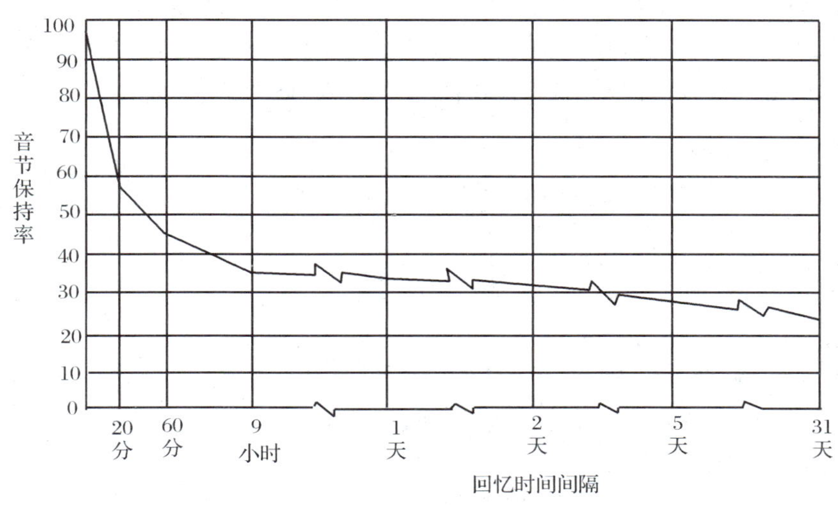

图 2－12　艾宾浩斯遗忘曲线

干扰抑制说的最初研究是睡眠对记忆的影响。詹金斯和达伦巴希在一项实验中，让两位被试识记无意义音节字表，要求达到一次能正确背诵的程度，然后让一位被试睡觉，另一位被试继续日常活动。然后，研究者分别在 1、2、4、8 小时后让被试回忆学习过的材料，结果显示，睡眠的被试比继续活动的被试回忆成绩要好，说明遗忘不是由于时间的流逝自然衰退的，而是在清醒状态下，大脑活动的继续活动，即日常活动干扰抑制了对原先学习材料的回忆。

干扰抑制说的最明显的证据是前摄抑制和倒摄抑制。前摄抑制是指先前的学习与记忆对后继的学习与记忆的干扰作用。为了检验前摄抑制的干扰影响，一般采用以下实验程序：实验组先学习 A 材料，再学习 B 材料；控制组先休息，再学习 B 材料。两个组最后都测试回忆 B 材料的成绩。结果发现，实验组的回忆成绩低于控制组的回忆成绩，说明先学习的 A 材料对后学习的 B 材料的识记或回忆产生了干扰作用。倒摄抑制是指后继的学习与记忆对先前学习材料的保持与回忆的干扰作用。为了检验倒摄抑制的干扰作用，一般采用以下实验程序：实验组先学习 B 材料，再学习 A 材料；控制组先学习 A 材料，再学习 B 材料。两个组最后都测试回忆 B 材料的成绩。结果发现实验组的回忆成绩低于控制组，说明了后学习材料对先学习材料的保持和回忆产生了干扰。许多实验表明，倒摄抑制干扰作用的强度受前后所学的两种材料的性质、难度、时间的安排和识记的巩固程度等条件的制约。如果前、后学习的材料完全不同，倒摄抑制的作用最小。当前后所学的材料相似但不相同时，则最容易发生混淆，其倒摄抑制作用最大。先前学习的材料的巩固程度越低，受倒摄抑制的干扰越大，反之，则越小。

前摄抑制和倒摄抑制一般是在学习两种不完全相同、又彼此相似的材料时产生的。但学习一种材料的过程中也会出现这两种抑制现象。如学习一个较长的字表或一篇文章，往往总是首尾部分记得好，不易遗忘，而中间部分识记较难，也容易遗忘，这是因为起首部分没有受到前摄抑制的影响，遗忘较少，叫做首因效应；末尾部分没有受到倒摄抑制的影响，遗忘最少，叫做近因效应。中间部分则受到了两种抑制的影响和干扰，遗忘较多。这种在回忆系列材料时发生的现象称作系列位置效应（图2－13）。

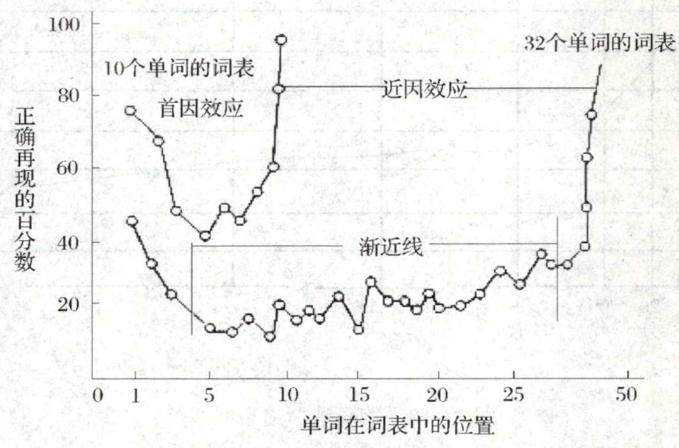

图2－13 系列位置效应

（3）压抑说：压抑说又称动机性遗忘说，这种学说源于弗洛伊德提出的压抑理论。该理论认为，遗忘是由于情绪或动机的压抑作用引起的，一些痛苦的经历被压抑到潜意识领域，导致了遗忘。如果这种压抑被解除，记忆就能恢复。弗洛伊德认为，人们常常压抑早年生活中痛苦的记忆，以免因为这种记忆而引起焦虑或不安。这种经验难以回忆，既不像记忆痕迹衰退说所述的记忆痕迹的自然消退，也不像记忆干扰说所说的由于学习材料之间的相互干扰所造成的结果。如果通过某种方式，如催眠或自由联想等能够恢复这种被压抑的记忆。如果能消除人们压抑回忆的原因，消除记忆材料与消极情绪之间的联系，遗忘现象就能克服。

（4）提取失败：又叫线索依赖性遗忘。持这种观点的研究者认为，存储在记忆中的信息是永远不会丢失的，遗忘是因为没有找到合适的提取线索，从而造成提取失败。图尔文将线索依赖性遗忘和痕迹消退说做了重要的区分。他认为遗忘的一种可能是信息从记忆系统中消失了，这就是痕迹消退说。另一种可能就是信息仍然存在于记忆系统，但却不能被提取出来，这就是线索依赖性遗忘。神经可塑性的研究和内隐记忆的研究等都为这种解释提供了证据，可见，这是长时记忆产生遗忘的一个原因。

任何一种单一的原因都不能完全解释复杂的遗忘问题，它与记忆痕迹的消退、后继经验的干扰、提取线索的淡化都有关系。同时，大脑的损伤也会导致遗忘。

3. 遗忘的对策 对所学东西，必须根据识记和遗忘过程的规律来改善记忆方法，才能达到好的记忆效果。

（1）及时复习：由于遗忘的规律是先快后慢，为了避免识记后的急速遗忘，就必须及时复习。及时复习无须花太多的时间就可奏效，并且所花的时间和精力少，效果好，有事半功倍之效。

（2）分散复习与集中学习：根据复习在时间上的分配不同，有两种复习方法，一是集中复习，即连续的、无时间间隔的进行各次复习；二是分散复习，即各次复习之间有一定的时间间隔。实验证明，在所用时间相同的情况下，分散复习的效果要好于集中复习。根据遗忘的规律，最初复习的时间间隔应该安排得短一点，以后间隔可逐渐加长。

（3）反复阅读和试图回忆相结合：学习者在材料还未完全记住前就积极地试图回忆，回忆不起来再阅读，这样就容易记，保持时间长，错误也少。实验证明，这种复习方式的效果要远远好于单纯反复阅读的效果。

（4）复习方法多样化：在复习过程中，应动员多种感官参与，使复习过程成为有看、听、说、做的活动。实验证明，多种感官协同复习的效果要好于单一感官复习的效果。多样化地进行复习，容易使学习者从不同的角度巩固旧有知识，维持对材料的兴趣，激发其积极性和主动性。

（5）过度学习：前文中提过，当过度学习达到150%时，能够提高记忆效果。

（6）明确学习目的，提高学习兴趣。

（7）劳逸结合，科学用脑。

（五）记忆的品质

记忆力的好坏很难一概而论，人与人之间的记忆力存在很大差异。个人记忆力的优劣，可以通过记忆的品质来衡量。

1. 记忆的敏捷性　这是指一个人在识记事物时的速度方面的特征。它以在规定时间内能记住或回忆多少事物为指标，是记忆的重要品质之一。识记得快、重现得快是记忆敏捷性良好的表现，但它不是衡量一个人记忆好坏的惟一标准。在评价记忆敏捷性时，应与其他品质结合起来才有意义。

2. 记忆的持久性　这是指记忆内容在记忆系统中保持时间长短方面的特征。能将识记过的材料长时间地保留在头脑中，甚至终身不忘，这就是记忆持久性良好的表现。记忆的持久性因人、因事而异。一般来讲，记忆的敏捷性与记忆的持久性之间有正相关，记得快的人，保持的时间较长。但也不尽然，有的人记得快，但保持的时间短。

3. 记忆的准确性　这是指对记忆内容的识记、保持和提取时是否精确的特征。它是良好记忆的最重要的特点。准确性是记忆的重要品质，如果离开了准确性，即便记得再快，保持得再久，也都是毫无意义的。

4. 记忆的准备性　这是指对保持内容在提取应用时所反映出来的特征。具有准备性的人，在实际需要时，能迅速、灵活地提取信息，回忆所需的内容加以应用。记忆的这一品质，反映了记忆的及时应用的价值，是上述三种品质的综合体现；而上述三种品质，只有与记忆的准备性结合起来，才有价值。

记忆的良好品质应该是敏捷性、持久性、准确性和准备性的协调统一，在临床工作中，护理人员对这四种记忆品质都应当加强培养，缺少了哪一个记忆的品质都会影响工作的效率和质量。

四、思维

（一）思维的概念

人类，作为万物的主宰，拥有至高无上的智慧，而人类智慧最集中的体现是人的思维。人类的思维曾被恩格斯赞誉为“地球上最美丽的花朵”，是认识过程的最高形式。思维是对客观事物共同的、本质的特征和内在联系的间接的、概括的反映。如：对于三角形，感觉只能反映各种三角形的形状和大小，而思维则能概括出任何三角形都具有三条边和三个角这一本质特征。因此，人的思维属于认知的理性阶段，是更高级、更复杂的认识过程。

人的思维具有间接性和概括性的特征。

1. 间接性 间接性是指人们借助一定的媒介和一定的知识经验来认识周围事物，即借助已有的知识经验理解或把握不能直接感知的事物，或预见和推知事物发展的进程。如：医生不能直接感知病人的心肌缺血，但可以借助心电图的 ST 段下移和 T 波倒置间接地诊断出心肌缺血；人不能预见明天的天气变化，但气象学家可以根据一系列的气象信息对未来的天气进行推测。

2. 概括性 概括性是把同一类事物的共同特征和本质属性抽取出来加以概括。通过感知我们可以认识部分事物，通过思维我们可以认识一类事物。如我们通过感知觉认识到各种各样的笔（铅笔、钢笔、圆珠笔、毛笔等），又通过思维把所有笔的本质属性概括出来，即都是书写工具。思维的概括性使人们的认识摆脱了具体事物的局限，扩大了人们认识的范围和深度。

（二）思维的种类

1. 根据思维的形态不同，可以分为动作思维、形象思维和抽象思维

（1）动作思维：动作思维是指在思维过程中以实际动作为支柱的思维，即依赖身体的具体动作进行的思维。3 岁前的儿童往往不能脱离具体的动作来思考，他们的思维常常伴随着动作进行。他们骑在小椅子上时，会说“开汽车”、“骑马”等。而当丢开小椅子玩其他玩具时，他们刚才的思维活动立即停止，而被眼前的新玩具所代替。成人有的时候也会运用动作思维来解决问题，如护理人员发现病人输液滴入不畅时，就会依次检查输液瓶是否悬挂太低，输液管是否扭曲、受压，输液管上的调节器位置是否合适，针头方向是否有误等等，通过一系列的动作来解决输液不畅问题。

（2）形象思维：形象思维是指用表象对客观事物进行分析、综合、抽象、概括的过程。形象思维的基本单位是表象。这种思维在幼儿期较多见，如幼儿园里小朋友进行计算时，算出 $3+4=7$，但实际上他们不是运用抽象的思维方式，而是凭借头脑中的 3 个苹果和 4 个苹果，3 颗糖和 4 颗糖的表象相加算出来的。画家、服装设计师、建筑设计师、导演等较多的依靠形象思维来进行工作。

（3）抽象思维：抽象思维是指以概念、判断、推理的形式进行的思维。个体只有成长到青少年后期才具有发达的抽象思维能力。它是人类所特有的、复杂而高级的思维形式。它摆脱了认识事物的感性阶段，能够揭示事物之间的内在联系和本质特征。

2. 根据思维的方向不同，可以分为聚合思维和发散思维

（1）聚合思维：聚合思维是指思考中思路朝向一个方向，从众多答案中形成惟一的、正确的答案，即利用已有的信息，达到某一正确结论，其主要特点是求同。我们在做单选题时，一般用聚合思维，将惟一正确的答案提炼出来。

（2）发散思维：发散思维是指思考问题朝向各种可能的方向，不拘泥于一种形式和方法，求得多种解决问题的答案，其主要特点是求异。如学生对数学题进行一题多解的尝试就是发散思维。

3. 根据创新的程度不同，可以分为常规思维和创造思维

（1）常规思维：常规思维是指人们运用已有的经验，用固有的方法和程序来解决问题。这种思维的创造性水平低，对解决经常出现的问题有重要作用，但在解决新问题时往往出现很多阻碍作用。

（2）创造思维：创造思维是指重新组织已有的知识经验，用新的方案和程序解决问题、创造出新形象的思维。创造思维在科学发明、社会改革中有重要作用。

（三）思维的过程

思维的过程包括分析与综合、比较、抽象与概括。

1. 分析与综合 分析是在头脑中把事物整体分解为各个部分、各个方面和各种属性的思维过程。综合是在人脑中把事物或对象的个别部分与属性联合为一个整体的过程。综合是通过对各部分特征的分析实现的，分析是综合的基础。

2. 比较 比较即把各种事物和现象加以对比，确定他们的异同点及关系。比较是以分析为前提的，只有把不同对象的各个部分或特征区分出来，才能进行比较。同时比较又是一个综合的过程。有比较才有鉴别，人们通过比较才能辨别货物的优劣、人心的善恶等等。

3. 抽象与概括 抽象是在头脑中把同类事物的本质特征抽取出来，舍弃非本质特征的思维过程。如从手表、怀表、座钟、挂钟中提取它们的共同特征和本质属性是“能计时的工具”。概括是在头脑中把抽象出来的本质特征综合起来，并推广到同类事物中去的思维过程。概括的作用在于把人的认识由感性上升到理性，由特殊上升到一般。概括是在抽象的基础上进行的，没有抽象就不可能进行概括。

（四）思维的品质

1. 思维的广阔性 思维的广阔性又称思维的广度，是指在思维的过程中，能全面认识问题，既看到整体，又看到局部；既看到正面，又看到反面。

2. 思维的深刻性 思维的深刻性又称思维的深度，是指在思维的过程中，能透过问题的现象深入到问题的本质，揭示现象产生的根本原因。思维的深刻性与广阔性是紧密联系的，建立在深刻性基础上的广阔性才能全面，建立在广阔性基础上的深刻性才能深入事物的本质。

3. 思维的敏捷性 思维的敏捷性又称思维的灵活性，是指在思维过程中能够迅速发现问题和及时解决问题。思维的敏捷性包括两个方面：一是指在短时间内获得正确的思维结果；二是指原有的思维方法不可行，能够立即寻求新的途径。思维的敏捷性在解决时间紧迫的问题时尤为重要。对于医护人员来说，时间就是生命，医护人员思维的敏捷性关系到病人的生存与否。

4. 思维的逻辑性 思维的逻辑性是指思维清楚、准确、严密，思考问题时合乎逻辑。护理人员工作的每一环节都要求步骤清晰，前后有序，思维的逻辑性是其重要的思维品质之一。在护理工作中，思维的逻辑性能帮助护士从纷繁的资料中理出头绪，做出正确的护理诊断。

5. 思维的独立性 思维的独立性是指能够按照自己的方式和思路进行思考，具有自己的特色。思维具有独立性的人，善于独立地发现问题，遇事总要问一个为什么，善于用自己的头脑去思考，决不盲从、人云亦云，更不迷信权威，独立地分析问题、解决问题，创造出新成果。思维缺乏独立性的人，思维时存在惰性、依赖性、因袭性和封闭性，不是盲从迷信，就是固步自封，往往与创造性无缘。

6. 思维的批判性 指在思维过程中不受别人暗示的影响，能严格而客观地评价、检查自己和别人的思想与成果。思维批判性较强的人，能辩证地分析一切，善于根据客观实际情况，做出是非判断，深刻地认识事物的本质，坚持真理，不受暗示的影响，不受权威的影响，敢于坚持原则，敢于正视自己，解剖自己，更敢于扬是弃非。

良好的思维品质不是一朝一夕形成的，而是在长期的学习、生活和工作过程中，通过实践的反复磨砺逐步形成的。要想培养良好的思维品质，首先要学习掌握思维的科学知识，认识自己的思维特点，提升有关思维品质的自我认识；其次，要在实践中不断地积累经验，主动地调整自己的思维方式，寻求思维品质的不断发展和完善。

（五）问题解决

问题解决是指由一定的情景引起的，按照一定的目标，应用各种认知活动、技能等，经过一系列的思维操作，使问题得以解决的过程。

1. 问题解决的思维过程 思维主要体现在问题解决的活动过程中，问题解决是思维活动的普遍形式。问题解决的思维过程可划分为四个阶段。

（1）发现问题：解决问题必须首先发现问题。发现问题就是认识到问题的存在，并产生解决问题的需要和动机。发现问题是问题解决的开端，也是问题解决的动力。只有发现问题，才能激励和推动人们投入问题解决的思维活动之中。发现问题依赖很多条件，如个人思维活动的积极性、个人对活动的态度、兴趣爱好和知识经验等。

（2）分析问题：就是抓住问题的核心与关键，找出主要矛盾的过程。只有全面系统地分析有关资料，才容易发现问题的关键所在。分析问题在很大程度上依赖于已有的知识经验，知识经验越丰富，越容易分析问题抓住主要矛盾。

（3）提出假设：就是提出解决问题的方案、策略或途径，这是解决问题的关键。而问题解决的方案常常是先以假设的方式出现，经过验证逐步完善的。假设的提出是从分析问题开始的，在分析问题的基础上，在头脑中进行推测、预想和推论，然后有指向、有选择地提出解决问题的建议和方案。方案是否符合实际，是否有利于问题的解决，还有待于验证。

（4）验证假设：是对假设进行验证的过程，它是问题解决的最后步骤。验证的方法可以是实践检验，也可以是通过智力活动来检验。在检验中获得了成功，问题得到了解决，就证明假设是正确的。

2. 影响问题解决的心理因素

（1）定势作用：又称心向，指主体对一定活动预选的特殊准备状态。定势表现为问题解决过程中的思维倾向性。具体地说，人们当前的活动常受前面曾从事活动的影响，倾向于带有前面活动的特点。定势在问题解决中有积极作用，也有消极影响。当问题情境不变时，定势对问题的解决有积极的作用，有利于问题的解决；当问题情境发生了变化，定势对问题的解决有消极影响，不利于问题的解决。

（2）功能固着：指人们把某种功能赋予某种物体的倾向。在解决问题过程中，个体往往只看到某种事物的常用功能，而看不到其他的功能。这是人们长期以来形成的对某些事物的功能或用途的固定看法。功能固着影响人的思维，不利于新假设的提出和问题的解决。因而，人们能否改变对事物固有的功能的认识以适应新问题情境的需要，常常是问题解决的关键。

（3）迁移作用：指在一种情境中获得的技能、知识或态度对另一种情境中技能、知识的获得或态度的形成的影响。迁移有正迁移和负迁移之分。正迁移是指一种学习对另一种学习产生积极的促进作用。如毛笔字写得好的学生，钢笔字往往也会写得不错。负迁移是指是指两种学习之间相互干扰、阻碍，如地方方言对学习普通话具有消极影响。一般来说，知识经验越丰富，概括水平越高，越易于产生正迁移，促使问题解决；相反，知识经验片面、概括水平低或使用不当，易于产生负迁移，从而妨碍问题的解决。

（4）动机与情绪状态：动机是促使解决问题的内部动力。心理学家的研究表明，动机强弱与问题解决的关系，可以描绘成一条“倒 U 形曲线”（图 2－14）。这一曲线表明：适中的动机强度最有利于问题的解决。动机超过适宜强度，反而不利于问题的解决。

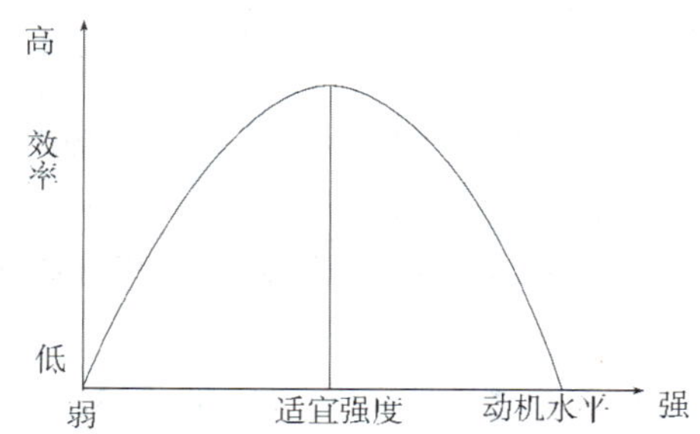

图 2－14　动机强度与问题解决的效率

情绪因素对问题解决也有明显的影响。一般说来，高度紧张和焦虑的情绪状态会干扰问题解决的进程；而愉快、兴奋的情绪状态则会使思维活跃，思路开阔，推动问题的解决。

（5）个性特征：人的个性特征对问题解决有着直接的影响。一个勤奋、乐观、自信、坚定、有献身精神、勇于探索的人，能克服困难去解决许多疑难问题。研究表明，绝大多数有重大贡献的科学家、发明家和艺术家，都有强烈的事业心和积极的进取心。他们善于独立思考，勤于钻研，富于自信，勇于创新，有胆有识，有坚持力等。此外，人的能力、气质类型对问题的解决也有一定影响作用。

五、想象

（一）概述

1. 概念 想象是人脑对已有的表象进行加工改造而形成新形象的心理过程，是思维活动的一种特殊形式，是一种高级的、复杂的认识活动。

想象虽然以表象为素材，但不是表象的简单再现，而是对头脑中已有的表象进行加工改造、重新组合创造出新形象的过程。因此，想象具有新颖性和形象性的特点。想象是新形象的创造，与思维活动密切相关。想象是人所特有的一种心理现象，是智力发展的重要方面。想象不仅在人的认识、情感、意志过程中十分重要，而且在科学研究、文学、艺术等创作活动中也是不可缺少的。

想象还具有心理治疗作用。想象与情绪情感有密切关系，患者在医生指导下产生积极的想象，可以改变其不良情绪，从而改善人体生理功能和心理状态。在国外，有人把想象作为癌症治疗的辅助手段，改变病人的不良心态，增强机体免疫功能，有助于病人康复。

2. 想象的功能

（1）预见功能：通过想象可以遇见未来，对自己的行为做出计划，从而使人的行为克服盲目性，增加自觉性。如治疗之初制定一个治疗计划，对治疗结果做出预测。

（2）补充功能：生活中有许多事情人们不能直接感知，但人们可以通过想象丰富人们的认知，扩大人们的视野，弥补一些经验的不足。如对于远古时代，我们不能亲身经历，但可以通过对化石的分析、研究，通过想象来丰富我们的认识。

（3）替代作用：当某些需要因条件限制不能满足时，人们可以通过想象的方式得到满足。如：幼儿园的小朋友们想当医生，目前却无法实现，于是就会将其他小朋友、洋娃娃、小熊想象成病人，将自己扮作医生，通过角色扮演游戏来满足自己的愿望。

（二）想象的分类

1. 按照想象活动是否具有明确的目的性和计划性，想象可分为无意想象和有意想象。

（1）无意想象：无意想象是一种没有预定目的、不自觉的想象。这往往是由于外界的刺激，不由自主地想象某种事情的过程。如天空中漂浮的白云，人们会不由自主的展开联想。梦和幻觉均属于特殊情况下产生的无意想象。

（2）有意想象：有意想象是有预定目的、自觉地进行的想象。如科学家提出各种假设、文学家构思的各种人物形象等，都是有意想象。

2. 根据想象的创新程度和形成过程的不同，可以分为再造想象、创造想象和幻想。

（1）再造想象：根据言语的描述或图形的描述，在头脑中形成与之相应的新形象的过程。如通过阅读《西游记》、《水浒传》等名著，人们在头脑中可以对孙悟空、猪八戒、林冲、武松等人物进行想象。大部分人的想象都属于再造想象，它是人们接受新知识的重要途径。

（2）创造想象：不依据现存的描述在头脑中独立创造出新形象的过程。如服装设计师创造的新款服装、文学家的新作品，都是创造想象的产物。创造想象对人类的实践活动具有重要意义，一切科学发明、文艺创造、高科技的发明都离不开创造想象。正是因为有了创造想象，人类才能不断进步。

（3）幻想：与个人愿望相联系的、指向未来的想象。幻想是创造想象的一种特殊形式，但和一般的创造想象不同。创造想象与创造活动相联系，而幻想并不一定付诸于实际行动。幻想可分为积极幻想和消极幻想。凡是符合事物发展规律，有可能实现的积极幻想，叫理想。它能够鼓舞人们的斗志，推动人们努力工作。凡是不符合事物发展规律，完全不可能实现的消极幻想，叫空想，寓言故事“守株待兔”就是空想的一个典型例子。空想是一种消极的想象，它会消磨人的意志，起到瓦解和腐蚀的作用。

六、注意

（一）概念

注意是人们的心理活动或意识对一定对象的指向和集中。指向性和集中性是注意的基本特征。注意的指向性是指心理活动有选择地反映一定的对象，而忽略其他对象。注意的集中性是指心理活动停留在被选择对象上的强度和紧张程度，它使心理活动离开一切无关的事物，抑制其他多余的行动。注意本身并不是一个独立的心理过程，它必须与其他心理活动伴随出现，总在感知、记忆、思维、想象、情绪、意志等心理过程中表现出来。注意与一个人的个性是分不开的，一个人的兴趣、能力、性格都刻画了这个人的注意特点。

（二）注意的分类

根据注意有无目的以及是否需要意志努力，可以将注意分为无意注意、有意注意和有意后注意三种。

1. 无意注意　无意注意也叫不随意注意，是指没有预定目的、也不需要意志努力的注意。如学生们正在教室上课，突然有人推门而入引起的注意。引起无意注意的原因很多，包括刺激物本身的特点及个体的状态。刺激物的强度越大、新异性越强、与周围的环境差别越大、越具有运动变化性，就越容易引起无意注意。

2. 有意注意　有意注意也叫随意注意，是指有预定目的、需要一定意志努力的注意。它是在无意注意的基础上发展起来的。影响有意注意的因素很多，如活动的目的与任务、对活动的兴趣与认识、个体的知识经验、活动的组织、个体的人格特征以及周围的干扰因素等。一般来说，活动的目的性越明确、越具体、活动越有趣，越容易引起有意注意。比较新奇、又和自己的知识经验有一定联系的事物，也较容易引起有意注意。

3. 有意后注意　有意后注意也叫随意后注意或继有意后注意，是指有预定目的、不需要意志努力的注意。如一个人刚开始学骑自行车时，对它不熟悉，需要有意注意。经过一段时间的努力，熟练掌握之后，在骑自行车时能够应付自如，从而使有意注意发展成为有意后注意。

（三）注意的品质

1. 注意的广度 又称注意的范围，是指同一时间内能清楚地把握对象的数量。通过速视器进行测量，成人在1/10秒内，一般能注意到8～9个黑色圆点或4～6个没有联系的外文字母，3～4个几何图形或没有内在联系的单字，或5～6个有内在联系的词。注意的广度与知觉对象的特点和个体的知识经验有关。刺激物越集中、排列越有规律、越能成为相互联系的整体，注意的广度就越大。另外，个体的知识经验越丰富，注意的广度也越大。在生活中，裁判员、打字员、汽车驾驶员等职业都需要有较大的注意广度，一个人注意广度越大就越好。

2. 注意的稳定性 也称为注意的持久性，是指注意在同一对象或活动上所持续的时间。实验证明，人的注意稳定性，成年人一般可维持30分钟左右，儿童10～15分钟左右。注意的稳定性取决于事物的性质和主体的状态。内容丰富、活动变化有意义的对象，有助于保持注意的稳定。个体对活动的目的、任务理解深刻、兴趣浓厚，注意就容易稳定。

与注意的稳定性相反的状态是注意的分散。注意的分散，又称分心，是指人的注意力离开当前注意任务而被无关刺激干扰。注意的分散可以是由无关刺激的干扰或单调刺激的作用引起；也可以是由于主体的疲劳和精神松懈所引起的。我们应与注意的分散作斗争，排除干扰刺激，保持注意的稳定性，不出差错。

3. 注意的分配 注意的分配是指在同一时间内把注意分配到两种或两种以上活动或对象上的能力。注意的分配在人的实践活动中有重要的现实意义。如一边唱歌，一边打架子鼓；护士在给病人进行疾病护理时，既要进行操作，又要观察病人的表现。注意的分配是有条件的：一是同时进行的几种活动至少有一种应是熟练的达到自动化或部分自动化程度。二是同时进行的几种活动必须有内在联系。注意的分配能力可以通过实践得到提高，知识经验越丰富，操作越熟练，分配能力也会越强。

4. 注意的转移 注意的转移是指根据活动任务的要求，主动地把注意从一个对象转移到另一个对象上。例如，正在配药的护士，听到病人的呼救，能马上投入抢救病人的活动，这就是注意的转移。注意的转移不同于注意的分散。前者是根据任务需要，有目的地、主动地转换注意对象，后者是在需要注意稳定时，受到外部刺激的干扰，注意中心离开了需要注意的对象。注意转移的快慢和难易，取决于原来注意的紧张程度，以及引起注意转移的新活动的性质。对原来注意对象的紧张度越高，对原来注意对象越感兴趣，注意的转移就越缓慢、越困难；新的注意对象的吸引力越强，越符合当前主体的需要，注意转移就越迅速越容易。注意的转移还与个人神经系统的灵活性有关。

在现实生活中，不同的工作性质对注意选择性、注意广度、注意稳定性、注意分配和注意转移的要求都是不同的。有些工作需要个体在短时间内迅速对新刺激做出反应，有些工作需要个体长时间保持注意的稳定性，有些工作则需要个体同时监视各种刺激。

第二节　情绪和情感

一、概述

月有阴晴圆缺，人有悲欢离合。人作为社会性和情感性的动物，有时欣喜若狂，有时悲痛欲绝，有时舒适愉快，有时孤独恐惧，有时神情激昂，有时焦躁不安。情绪、情感像是染色剂，使我们的生活染上各种各样的色彩，时而阳光灿烂，时而阴云密布，形成了一个五彩缤纷的心理世界。情绪、情感的多样性说明它是一个极其复杂的心理现象，有其独特的心理历程。当一个人实现了追求的目标时，会感到成功的喜悦；而当失去了既得的东西时，会体验到失败的痛苦。情绪、情感最能表达人的内心状态，是认识和洞察人们内心世界的有效手段，是人的心理需求满足与否的晴雨表。从心理学的角度看，情绪、情感是个体心理过程的重要组成部分。

（一）概念

情绪和情感是人对客观事物是否满足个人需要而产生的态度体验。一切心理活动都是人对生存环境中各种事物的反映。人在反映各种事物的同时，也会对主、客体之间的种种关系有所体验和反应，这些体验和反应就是人的情绪和情感，二者统称为感情。在人们的现实生活中，随时随地都会发生喜、怒、忧、思、悲、恐、惊等情绪和情感的起伏变化，人的许多种活动都需要情绪、情感的参与。情绪、情感是以个人的愿望和需要为中介的一种心理活动。当客观事物符合人的需要和愿望时，就能引起积极的、肯定的情绪情感反应。当客观事物不符合人的需要和愿望时，就会产生消极的、否定的情绪情感反应。

（二）情绪和情感的区别与联系

情绪和情感是两种既有区别又有联系的主观体验。情绪与情感有着紧密的联系，情绪是情感的表现形式，情感是情绪的本质内容。情绪与情感的区别表现如下。

1. 从需要的角度看，有生理性需要和社会性需要的差别　情绪更多地与人的物质或生理需要相联系，如当人们满足了饥渴需要时会感到高兴；当人们的生命安全受到威胁时会感到恐惧，这些都是人的情绪反应。情感更多地与人的精神或社会需要相联系。如友谊感的产生是由于我们的交往需要得到了满足，当人们获得成功时会产生成就感。友谊感和成就感都属于情感。

2. 从发展的角度来看，情绪发生早，情感产生晚　人出生时会有情绪反应，但没有情感。情绪是人与动物所共有的，而情感是人所特有的，它是随着人的年龄增长而逐渐发展起来的。如人刚生下来时，并没有道德感、理智感和美感等，这些情感是在儿童的社会化过程中逐渐形成的。

3. 从反映特点看，情绪与情感的反映特点不同　情绪具有情境性、激动性、暂时性、表浅性与外显性，如当我们遇到危险时会感到极度恐惧，并有一系列的外部表现，但危险过后，恐惧感及其表现会逐渐消失。情感具有稳定性、持久性、深刻性、内隐性，如父辈对下一代殷切的期望、深沉的爱都体现了情感的深刻性与内隐性。

（三）情绪、情感的意义

情绪、情感是人的精神活动的重要组成部分，对我们的生活、学习和工作意义重大。这种意义主要表现在对行为的调节、对效率的影响、对外界环境的适应和对健康的影响等方面。

1. 对工作效率的影响 情绪、情感既有积极的作用，又有消极的作用。一般来说，积极的情绪和情感，能提高人的活动效率，充实人的体力和精力，有助于工作效率的提高，消极的情绪则相反。

情绪和情感能影响和调节人的认识过程。研究发现，当情绪的唤醒水平达到中等水平时，操作效率最高；情绪唤醒水平最低时，人处于睡眠状态；而情绪唤醒水平过高时，则会干扰操作，降低工作效率（图2－15）。因此，情绪处于适当的紧张状态常常可以维持人们的兴趣和警觉，有利于工作效率的提高。

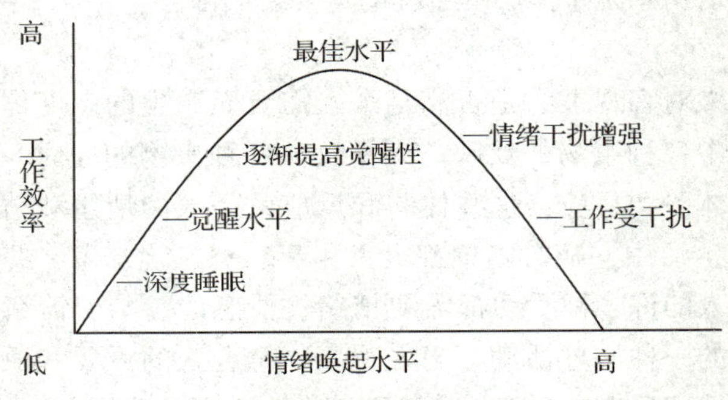

图2－15 情绪与工作效率关系示意图

2. 对人际关系的影响 情绪情感是在个体同周围客观世界相互作用的过程中发生的，这种相互作用包括人与人之间的相互交往和相互影响，并因此形成动态的人际关系。人际交往的影响因素很多，但最主要的是情感因素。在人际交往中，我们往往根据彼此心理的距离、情感的远近来确定人际关系的亲疏。较高的情绪智力有利于形成和谐的人际关系。

3. 对心身健康的影响 情绪可引发明显的生理反应，直接影响人们的健康。一般而言，开朗、乐观、舒畅等积极情绪能提高大脑及整个神经系统的活力，对人体的健康有益，有助于充分发挥整个机体的潜能；而焦虑、抑郁、愤怒等消极情绪，则会损害人正常的生理功能和心理反应，甚至导致心身疾病的发生。

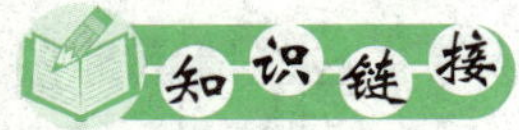

有关情绪的实验

心理学家曾做过一个有趣的实验：让被试坐在一张特制的椅子上，把医用血压计绷带缠在他的手臂上。实验开始后，在不知不觉中，椅子会按照预先的设定突然向后倒下。从血压计上测出，椅子突然倾倒造成的猝然惊吓，会使被试的血压每分钟升高20毫米汞柱（mmHg）。经多次重复后，被试已经知道椅子会突然倒下，当再坐那椅子时，即使不发生突然的惊吓，他的血压也依旧会上升。因此，有人把这椅子叫作“血压升高椅”。这个实验说明，情绪对血压有很大的影响。

还有人做过这样的实验：把两只健康的猴子关进不同的笼子里，都坐在一张特别设计的椅子上，既不能从椅子上爬下来，又不能逃出笼子，每隔20秒钟便给它们一次电击。但在每只猴子的身边都安装了一个它们的前肢可以操纵的开关，只是其中一个开关是真的，能够切断电源；另一个开关是假的，不能切断电源。经过一个月的实验，在装有真开关的笼子里的猴子很快便学会了扳动真开关以切断电源。但十分奇怪的是，一个月后，这只猴子却突然死掉了。而那只关在装有假开关笼子里的猴子，尽管也遭受电击，却安然无恙。为了弄清猴子的死因，实验者解剖了死猴的尸体，结果发现它患有严重的胃溃疡。据分析认为，那只会扳开关切断电源的猴子正是因为它会关电源，所以每隔20秒便情绪紧张，因而处于一种几乎随时都要准备关电源的紧张状态下，这种紧张的情绪导致胃酸不正常的过量分泌，终于造成胃壁溃烂，直至死亡。而另外那只猴子因为无法躲避电击，便处于一种听天由命的状态，习惯于挨电击，没有产生那种时时提防电击并随时准备关电源的紧张状态，故而安然无恙。这个实验说明，紧张的情绪会引发胃溃疡，对身体健康有很大的影响。

国外有位学者做过一个情绪与健康关系的模拟实验。他把同胎所生的两只羊羔放在两种不同的环境里：在一只羊羔旁边拴一只恶狼，而让另一只羊羔在正常的环境中生活。与狼相邻的这只羊羔一天到晚总感到自己周围有威胁，结果情绪处于极度恐惧的状态下，吃不下东西，日渐消瘦，不久就夭折了。另一只羊羔的周围没有狼的威胁，在前一只羊羔因为恐惧而死去时，它仍然很健康的生活，长得很肥壮。这两只羊羔的不同命运，很清楚地说明了恐惧对健康的影响。

以上这三个有趣的实验，明确显示了情绪对健康的重要影响，尤其是消极情绪会对健康产生不良影响，有时甚至会引发生理上的病变。

二、情绪、情感的分类

（一）情绪的分类

人类拥有数百种复杂的情绪体验，这些情绪体验有的相互交织，有的则彼此混杂。正是由于情绪的如此纷繁，古今中外的哲人、学者对如何划分情绪的种类提出了许多看法。

1. 原始情绪 中医学认为人的情绪有七种，喜、怒、忧、思、悲、恐、惊，即七情。现代心理学认为，人类最基本的情绪可以划分为4种：快乐、愤怒、忧伤和恐惧。快乐是需要得到满足、内心紧张状态得以解除时产生的愉悦、舒适的体验。愤怒往往是愿望或利益一再受到限制、阻碍、内心紧张度和痛苦逐渐积累而带来的敌意和反抗的情绪体验。恐惧是面临或预感到危险而又无力应对时所产生的带有受惊和危机的情绪体验。悲哀是失去了热爱或盼望的事物所带来的痛苦、失落和无助的情绪体验。

2. 情绪状态 根据情绪发生的强度、速度和持续性，可将情绪状态分为心境、激情和应激三种状态。

（1）心境：心境是一种比较平稳而持久的情绪状态。当人处于某种心境时，会以同样的情绪体验看待周围事物。如“人逢喜事精神爽”，“感时花溅泪，恨别鸟惊心”。心境体现了“忧者见之则忧，喜者见之则喜”的弥漫性的特点。心境产生的原因是多方面的。事业的成败、人际关系的亲疏、生活环境的优劣、自然景色与气候的变化、身体健康状况、带感情色彩的表象、人的生物节律等。但心境并不完全取决于外部因素，还同人的主观因素有联系。心境的持续时间可以是几个小时、几周或几个月，甚至一年以上。这取决于引起心境的环境、事件和个体的人格特点。如事件越大，引起的心境越持久；人格特点方面，性格开朗、灵活的人受不良心境影响的时间较短。

心境可以说是一种生活的常态，人们每天总是在一定的心境中学习、工作和交往，对人们的生活、工作和健康都有很大的影响。积极良好的心境有助于积极性的发挥，可以提高学习和工作的绩效，帮助人们克服困难，保持身心健康；消极不良的心境则会使人意志消沉，悲观绝望，无法正常工作和交往，甚至导致一些身心疾病。所以，保持一种积极健康、乐观向上的心境对每个人都有重要意义。

（2）激情：激情是一种爆发性的、强烈而短暂的情绪体验。如在突如其来的外在刺激作用下，人会产生勃然大怒、暴跳如雷、欣喜若狂等情绪反应。在这样的激情状态下，人的外部行为表现比较明显，生理的唤醒程度也较高，因而很容易失去理智，甚至做出不顾一切的鲁莽行为。

激情对人的影响有积极和消极之分。积极的激情可以激发内在的心理能量，成为行为的巨大动力，提高工作效率并有所创造。如战士在战场上冲锋陷阵，英勇杀敌，一往无前；运动员在报效祖国的激情感染下，敢于拼搏，勇夺金牌。消极激情不顾后果，损物、伤人等。激情有时还会引起强烈的生理变化，使人言语混乱、动作失调、甚至休克等。所以，在生活中应该适当地控制激情，多发挥其积极作用，注意调控自己的情绪，以避免冲动性行为的发生。

（3）应激：应激是指由于出乎意料的紧急情况引起的情绪状态，实际上是人对某种意外的环境刺激做出的适应性反应。当人面临危险或突发事件时，人的心身会处于高度紧张状态，并引发一系列生理反应，如肌肉紧张、心率加快、呼吸变快、血压升高、血糖增高等。

人在应激状态下，会有两个极端的表现：一是整个身体处于良好的机能状态，思维敏捷、动作加快，化险为夷；二是出现相反的表现，如思维混乱，分析、判断能力下降，注意的分配和转移困难，感知、记忆发生错误，行为紊乱等。但无论哪种表现，应激都会破坏机体的生化保护机制，使抵抗力下降而致病，内分泌亢奋而使内脏受损。

（二）情感的分类

情感是人类所特有的、与社会需要相联系的主观体验。人类的高级情感主要有道德感、理智感和美感等。

1. 道德感 道德感是人们根据一定的道德标准评价人的思想、意图和行为时所产生的情感体验。如果一个人的言行符合道德标准，就会产生幸福感、自豪感和成就感，否则就会产生自责、不安和内疚的情感体验。

2. 理智感　理智感是在认知活动中，人们认识、评价事物时所产生的情绪体验。如发现问题时的惊奇感，分析问题时的怀疑感，解决问题后的愉快感，对认识成果的坚信感等等。

3. 美感　美感是根据一定的审美标准评价事物时所产生的情感体验。它是人对自然和社会生活的一种美的体验。如对优美的自然风景的欣赏，对良好社会品行的赞美等。美感的产生受思想内容、时代、地域等因素的制约。此外，不同人的审美标准不同，也会使不同个体的美感产生差异。

MQ 和 IQ、EQ

过去，人们一直认为 IQ〔智力商数，简称智商〕是一个人成功的惟一因素，直到近年来 EQ〔情绪智商，简称情商，在本章后面有知识链接专门介绍〕的发现，大家才了解，情绪管理的重要性更重于人的聪明才智。现在，MQ（道德智商，简称德商）与 IQ、EQ 同样受到重视！

社会变迁和强调自我中心，带来了新的社会问题，传统道德被人们重新审视：社会人的规格究竟应是怎样？“道德教育”由此备受关注，这一话题也成为世界性的新课题。

在我国台湾，心理学界认为，MQ 的内容包括体贴、尊重、容忍、宽恕、诚实、合作、负责、勇敢、平和、忠心、礼貌、独立、幽默等各种美德，也称之为美德智商。

MQ 的重要性体现在：

（1）MQ 与个人成就：一个有高标准 MQ 的人，一定会受到信任和尊敬，自然会有更多成功的机会。台湾省白晓燕文教基金会在 1998 年 3 月所做的“台湾 1000 大企业用人调查”显示：企业主用人最先考虑的是属于 MQ 的“德性”〔占 54.9%〕，然后才是属于 IQ 的“能力”〔仅占 2%〕，属于 EQ 的“相处”〔占 13.2%〕。台湾《天下杂志》1998 年 4 月公布的“企业晋用员工的首要考量”调查，显示台湾企业取才的关键已经从“能力”转为“态度”，最重视的是属于 MQ 的“工作态度”、“敬业精神”、“团队合作”，相形之下，学习能力、专业能力、解决问题的能力反而是次要的。目前，美国很多名校招生时除了看成绩，也要看是否有做公益的经历。

（2）MQ 与社会安全：一个人人重视 MQ 的社会，才会是一个安居乐业的社会。从犯罪防治的观点来看，MQ 包括了抵抗诱惑的能力、适度的罪恶感、行使亲社会行为的能力，这些正是个体性格中抵抗犯罪最重要的成分。

（3）MQ 与理想公民：建构美好的社会，需要优良的公民，我们对下一代的教育，最重要的是培养优良的品格。

所以，MQ 带给我们一些新思维：

(1) 除了IQ和EQ之外，现代社会也应该重视MQ，因为在评价一个人时，IQ和EQ的概念已不足够。

(2) 一个人如果没有良好的MQ做基础，则IQ愈高对社会危害愈大。

(3) 一个人在遭遇事业或感情上的挫折时，即使EQ不好，但如果MQ够好，至少不会做出伤害他人的事。

教育专家们认为：较高的道德智商不是短期的教育可以达到的，而是要求孩子在自身成长的过程中，一点一滴地从成人那里学来。因此，给家长的关于道德智商培养建议是：作为教育者，家长首先要提高自己的道德智商，教育孩子快乐、自我保护并没有错，但不能教给孩子“自私”。家长要规范自己的言行，做孩子的表率。

三、情绪构成及其表达

（一）情绪的构成

情绪的构成包括3个层面，即主观体验、生理唤醒和外部行为。众多的情绪研究者们大都从三个方面来考察和定义情绪：在认知层面上的主观体验，在生理层面上的生理唤醒，在表达层面上的外部行为。当情绪产生时，这三个层面共同活动，构成一个完整的情绪体验过程。

1. 主观体验 情绪最主要的特点是它具有主观体验，主观体验是个体对不同情绪和情绪状态的自我感受。人的主观体验与外部表现存在着先天的一致性，即某种主观体验和相应的表情模式是共生的，这种关系是在种族进化过程中形成的固定模式，在任何时候都不会改变。如喜悦时放声大笑，悲哀时痛哭流涕，忧郁时眉头紧锁，恐惧时尖声惊叫，很少因情境的变化而改变。正是这种体验与表情的一致性，保证了表情能正确地反映主观体验的性质，并传递其适应意义。例如，婴儿在前言语阶段，通过欢快的面容或啼哭的信号表达他们的舒适或饥饿、困倦、病痛的感受，唤起大人的注意。

随着人的认知能力、言语能力的发展和社会化，主观体验和外部表现的固定关系变得复杂起来，情绪的外部表现开始带有很大的人为性质。表情可以被修饰、夸大、掩盖或伪装，从而与主观体验不一致。这种不一致是后天习得的，是感情和认知相互作用的结果。

2. 生理唤醒 人在情绪反应时，常常会伴随着一定的生理唤醒。如激动时血压升高，愤怒时浑身发抖，紧张时心跳加快，害羞时满脸通红。这些内部的生理反应过程，常常是伴随不同情绪产生的。器官活动的增强能保证机体活动时所需要的能量供应。例如：血管的收缩与舒张使血液更快地进入肌肉，使肌肉活动更有力、更迅速、更有效。

不同情绪的生理反应模式是不一样的，如满意、愉快时心跳节律正常；暴怒时，心跳加速，血压升高，呼吸频率增加，甚至出现间歇或停顿；突然的惊吓会出现呼吸暂时中断，外周血管收缩、脸色变白、出冷汗、口干；焦虑、抑郁可抑制胃肠道和消化液的分泌，导致食欲减退；恐惧时尿内肾上腺素和去甲肾上腺素排出量都有所增加；

痛苦时血管容积缩小等。

3. 外部行为　在情绪产生时，人们还会出现一些外部反应过程，这一过程也是情绪的表达过程。如人悲伤时会痛哭流涕，激动时会手舞足蹈，高兴时会开怀大笑等。这些伴随情绪出现的身体姿态和面部表情，就是情绪的外部行为。它经常成为人们判断和推测情绪的外部指标。但由于人类心理的复杂性，有时人们的外部行为会出现与主观体验不一致的现象。如护理人员在初次给病人护理时，心里明明非常紧张，还要做出镇定自若的样子。

主观体验、生理唤醒和外部行为作为情绪的三个组成部分，在评定情绪时缺一不可。只有三者同时活动、同时存在，才能构成一个完整的情绪体验过程。例如，当一个人佯装悲愤时，他只有悲愤的外在行为，却没有真正的内在主观体验和生理唤醒，因而也就称不上有真正的情绪过程。因此，情绪必须是上述三方面同时存在，并且有一一对应的关系，否则便很难确定真正的情绪是什么。这也正是情绪研究的复杂性所在。

（二）情绪的表达

所谓情绪表达，是指个体将其情绪体验经由外部行为活动表露于外。

表情是情绪表达的一种主要方式，也是人们交往的一种手段。在人类交往过程中，言语与表情经常是相互配合的。同是一句话，配以不同的表情，会使人产生完全不同的理解。表情比言语更能显示情绪的真实性。有时人们能够运用言语来掩饰和否定其情绪体验。但是，表情则往往掩饰不住内心的体验。情绪作为一种内心体验，一旦产生，通常会伴随相应的非言语行为，如面部表情和身体姿势等。

表情可以分为三类：面部表情、身段表情和语调表情。

1. 面部表情　面部表情是由面部肌肉和腺体变化来表现情绪的，由眉、眼、鼻、嘴的不同组合构成。如眉开眼笑、怒目而视、愁眉苦脸、面红耳赤、泪流满面等。面部表情是人类的基本沟通方式，也是情绪表达的基本方式。面部表情有跨文化性，同一种面部表情会被不同文化背景下的人们共同承认和使用，以表达相同的情绪体验。心理学家们研究发现，有七种基本表情是世界上各民族的人都能精确辨认认出的，它们是快乐、惊讶、生气、厌恶、害怕、悲伤和轻视。5 岁的孩子在辨认表情的精确度上便等同于成人了。面部表情识别的研究还发现，最容易辨认的表情是快乐、痛苦，较难辨认的是恐惧、悲哀，最难辨认的是怀疑、怜悯。一般来说，情绪成分越复杂，表情越难辨认。

2. 身段表情　身段表情是通过人的身体姿态、动作变化来表达情绪。如高兴时手舞足蹈，悲痛时捶胸顿足，成功时趾高气昂，失败时垂头丧气，紧张时坐立不安等。身段表情受到不同文化的影响，不具有跨文化性。如手势是一种重要的体态表情，在不同的文化中，同一手势所代表的含义可能截然不同。手势表情是通过学习获得的，由于社会文化、传统习俗的影响往往具有民族的差异。如竖起大拇指在许多文化中是表示夸奖的意思，但在希腊却有侮辱他人的意思。手势表情具有丰富的内涵，但其隐蔽性也最小。弗洛伊德曾描述过手势：“凡人皆无法隐瞒私情，尽管他的嘴可以保持缄默，但他的手指却会多嘴多舌”。

3. 语调表情 语调表情是指通过声调、节奏变化来表达情绪，是一种副语言现象。如言语中语音的高低、强弱、抑扬顿挫等。人们在惊恐时会尖叫；悲哀时会语调低沉、节奏缓慢；气愤时会声调变高、节奏变快；喜悦时会语调高昂、语速加快。可见言语不仅是交流思想的工具，也是表达情绪的重要手段。

总之，面部表情、身段姿态和语调变化共同组成情绪的有效表达方式，它们相互配合，更加准确或复杂地表达不同的情绪。

四、良好情绪的培养

情绪是心理活动的核心，对心身健康有着重大的影响。因此，掌握情绪调适的方法和要领，是心理保健的重要内容。情绪调适是指对有碍于心身健康的消极情绪进行有意识的合理调适，保持积极愉快的情绪和良好的心境，防止和减弱不良情绪对心身的危害。这里的调适并非是压抑各种情绪反应，如遇到悲伤的事竭力加以掩饰，并压抑到内心深处而不加以适度表达。对消极情绪的压抑，不仅不可能形成健康的情绪，相反，极有可能导致更严重的情绪障碍。要培养良好的情绪，可以从以下两方面做些努力：

（一）培养积极情绪

1. 树立正确的人生观 不管你从事何种职业，只有树立正确的人生观，把自己与为之奋斗的事业联系起来，并对此抱有希望与期待，才能经常保持乐观开朗，心情舒畅。无论遇到什么困难和挫折，都能以积极、乐观的心态勇敢面对，对生活和前途充满信心和希望。

2. 妥善处理人际关系 人际关系最容易引起人的情绪变化。良好的人际关系能满足人的安全感和归属感的需要，使人情绪稳定，精神愉快，有利于身心健康。一个人在良好的人际关系中获得的理解、尊重、同情和安慰等精神上的支持，可以减轻和消除心理应激带来的紧张、痛苦、焦虑和抑郁等消极情绪。因此，在日常生活中应多接触身边的人，广交良师益友，寻求安慰和支持；应关心自己的家人，保持一个健全的家庭以及和谐的家庭人际关系。

3. 培养多方面的兴趣 在业余时间里，我们应发展多方面的兴趣爱好，如听音乐、跑步、打球、爬山等。因为这些活动不仅可以释放我们身上多余的能量，还可以使我们经常看到自己的成果以及进步的象征，使我们的情绪稳定且具有较强的适应力，从而松弛精神，丰富生活情趣。

4. 增加愉快的生活体验 每个人的生活中都包含有各种情绪体验，如愉快、幸福、辛酸、悲痛等。对于个体心理健康来说，应该增加正面、愉快的体验。这并不是说要逃避那些辛酸的情境，因为在很多情况下那是不可避免的。但如果能设法增加生活的情趣和色彩，就可以使自己的生活充满积极而愉快的经验。这样，即使偶尔遇到挫折和困难，也不至于激起太强烈的情绪反应。

5. 积极锻炼身体 人的情绪与身体健康有密切关系。一个身体健康的人往往表现为精力充沛、心情开朗；而一个长期疾病缠身的人则容易抑郁、沮丧。因此，积极锻炼身体、合理安排作息时间、保持适当睡眠是情绪饱满与安定的基础。

（二）调适消极情绪

1. 理智调适法　消极情绪出现时，往往会伴随思维狭窄现象，而且消极情绪的强度愈大，思维就愈有可能被卷进情绪的旋涡，从而发生不合逻辑、失去理智的种种行为反应。理智调适法正是针对这种情况，用正常的思维消除消极情绪盲目增长的一种自我调适法。它一般有三个步骤：第一步，必须承认消极情绪的存在。第二步，要分析引起这种情绪的原因，弄清楚究竟为什么会有焦虑、忧怨、恐惧和愤怒的反应。第三步，寻求适当的途径和方法去克服那些危险的东西，或是设法避开它。

2. 语词暗示法　语词暗示是运用内部语言或书面语言的形式调适情绪的方法。语词具有巨大的能量和感染力。几句话可以把别人说恼，也可以把别人逗乐；可以把别人说得勇气倍增，也可以把别人说得垂头丧气。所以，言语也可以用来进行情绪的调适。

如早上起床时可以暗示自己："今天我心情很好"、"今天我办事一定很顺利"、"今天我一定有好运气"；有人对你发脾气时，就立即暗示自己："我不能发火"、"我的忍耐力很强"、"我的修养很好"；当你听到别人说你闲话时，就暗示自己："我不在意别人说什么"、"我有我的做人标准"、"别人说什么那是别人的事，我不会同他计较"。这样就可以促使自己保持心态平衡，维持情绪稳定。临床实践表明，在松弛平静、排除杂念、专心致志的情况下进行各种自我暗示，往往对情绪的好转有显著作用。值得注意的是，运用此法必须先相信自我暗示的奇妙作用，并在平时反复练习。

3. 注意转移法　注意转移法是把注意力从引起消极情绪反应的刺激情景转移到其他事物上去的一种情绪调适法。转移注意力，不仅能防止消极情绪的蔓延，而且能增进积极的情绪体验。根据巴甫洛夫的条件反射学说，人在发愁、愤怒时，会在大脑皮层上出现一个强烈的兴奋中心。这时，如果另找一些新颖的刺激，建立新的兴奋中心，便可抵消或冲淡原来的兴奋中心，消极情绪就可以逐渐平息。在转移情绪时，应该选择那些在时间、空间和性质上与原刺激情境差别较大的事物。例如，当你情绪不佳时，把注意力调整到你过去的辉煌之处，来一段美好的回忆；当你对某人有意见时，把你的注意力换一个角度，看看此人对你好的一面；当你对某事反感时，把你的注意力调整一百八十度，看看事物的另一面。这样，也许能改变你的情绪，使你的心情更加愉快，使你的生活、工作和学习更加顺利。

4. 活动释放法　活动释放法就是借其他活动把紧张情绪所积聚起的能量排遣出来，促使紧张情绪得以松弛、缓和的一种调适方法。在现代社会，人与人之间不应互相斥责和攻击。如果有了怒气便随意对人发作，会被看作是不礼貌、缺乏教养的行为。因此，心理学家提倡把人在过度紧张状态下积聚起来的能量，转移到其他无害的活动中。例如，遇到挫折和不顺心的事情时，可以到操场上猛打一场篮球；到田野里拼命干一阵子活；在空地上以高速度冲刺几百米等等。当累得满头大汗、气喘吁吁时，心态也就自然平静下来。也可以把内心的烦恼、痛苦找亲朋好友倾诉一番，或以日记的方式倾吐心中的不快，由此获得安慰和宣泄，恢复心理平衡。

5. 音乐调适法 音乐调适法是指借助于情绪色彩鲜明的音乐来调整情绪状态的方法。音乐调适法不同于一般的音乐欣赏，它是利用特定的环境气氛、特定的乐曲旋律和节奏，进行心理的自我调适，从而达到改善情绪的目的。我们都有过类似的体验：听着催眠曲，不知不觉就进入了梦乡；在紧张学习了一天之后，高歌一曲能缓解疲劳。现代医学证明，音乐能调整神经系统的功能，解除肌肉紧张，改善注意力，增强记忆力，消除抑郁、焦虑、紧张等消极情绪。不同的音调会使人产生不同的情绪体验。例如，C 调——纯洁、虔诚；D 调——热烈；E 调——安定；F 调——柔和、悲哀、神秘；G 调——真挚、平静；A 调——自信、伤感；B 调——勇敢、骄傲。国外的一项统计表明，从事古典音乐演奏的乐队成员大都心境和顺、心理平衡、不易患病；而演奏现代重金属摇滚乐的成员有 70% 以上出现烦躁易怒、消化不良、失眠健忘等症状，患病率较高。

6. 幽默调适法 幽默感实际是一种轻松愉快的生活态度，往往表现为开玩笑的方式，具有明显的降低愤怒和不安情绪的作用。当遇到某些无关大局的消极刺激时，要避免使自己陷入被动的局面或激怒状态，最好的办法是以超然洒脱的态度去应付。幽默是智慧和成熟的象征。学会幽默、乐观地面对生活，才能使自己快乐起来，成为真正的强者。但是，并非所有的玩笑都能取得积极的效果。那种不分场合，不顾对方的心情，以讥讽、取笑别人为目标的玩笑，不仅不会制造出轻松愉快的气氛，反而会引起对方的厌恶，把关系弄僵。因此，开玩笑应讲究文明，注意场合和分寸，内容不能粗俗下流。

情绪调适的方法多种多样，可以根据每个人情绪问题的类型、程度、原因以及个人特点采取适宜的方法。如果情绪困扰较严重，自己一时难以调适，就应立即寻求心理咨询或治疗机构的帮助。

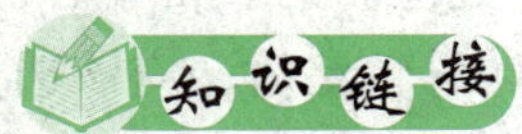

情商

近年来，心理学家们提出了与智力相对应的概念：情感智力，通常用情商（EQ）作为衡量的指标。以往人们认为，一个人能否取得成就，智力水平是第一重要的，即智商越高，取得成就的可能性就越大。当今心理学家们普遍认为，情绪智力水平的高低对一个人能否取得成功也有着重大的影响作用，有时其作用甚至要超过智力水平。在他们看来，智力水平的影响作用仅占 20%，而情绪智力的作用达到 80%。

情商主要反映一个人感受、理解、运用、表达、控制和调节自己情感的能力，以及处理自己与他人之间的情感关系的能力。美国哈佛大学心理学教授丹尼尔·戈尔曼在其所著的《情感智商》一书中指出："情商高者，能清醒地了解并把握自己的情感，敏锐感受并有效反馈他人情绪变化的人，在生活各个层面都占尽优势。情商决定了我们怎样才能充分而又完善地发挥我们拥有的各种能力，包括我们的天赋能力。"他认为情商体现了五个方面的能力：认识自身情绪的能力；妥善管理情绪的能力；自我激励的能力；认识他人情绪的能力；人际关系的管理能力。

情商水平高的人所具备的特点：社交能力强，外向而愉快，不易陷入恐惧或伤感，对事业较投入，为人正直，富于同情心，情感生活较丰富但不逾矩，无论是独处还是与许多人在一起时都能怡然自得。专家们还认为，一个人是否具有较高的情商，和童年时期的教育培养有着密切的关系。因此，培养情商应从小开始。

第三节　意志过程

一、概述

（一）概念

意志是自觉地确定目标，有意识地支配、调节行动，通过克服困难，以实现预定目的的心理过程。意志是人类所特有的心理现象，是人类意识能动性的集中表现。人不仅能够通过感知、记忆、思维等心理活动来了解认识客观世界，并且能制定计划，积极而有目的地控制自己的行动。

意志在人类生活中有重要意义。人们在改造主观世界和客观世界方面所取得的成就，常常是和意志努力分不开的。

（二）特征

1. 自觉的目的性　意志总是表现在各种各样的行动之中，但并非所有行动都是意志的表现。人在行动之前，就已经确立了行动的目的，并对行动的结果做了估计，这种行动才可能是意志行动。一个人的行动目的越明确，越符合客观规律，越有社会意义，这种行动的意志水平越高。

2. 与克服困难相联系　人的意志行动总是与调动人的积极性去克服困难、排除障碍分不开的。人在为实现目的而采取行动的过程往往不是一帆风顺的，会碰到这样那样的困难和障碍。而能否具有克服困难的勇气和信心，能否坚持行动，以达到目的，正是意志是否坚决的表现。意志行动中需要克服的困难，包括来自主体内部和外部的两种困难。内部的困难指主体在生理和心理方面的障碍；外部困难是指不以主体意志为转移的客观条件所造成的困难和干扰等因素。一个意志坚强的人就是能不断克服内部困难，又不断战胜各种外部障碍、坚持到底的人。

3. 以随意运动为基础　人的行为是由一系列动作构成的，动作是构成行为的基本单位。随意运动是意志行动的必要条件，如果不掌握必要的随意运动，意志行动就不能实现。人根据预定的目的，把一系列最基本的动作，组合成复杂的行为，从而实现预定的目的。

人类的动作可以分为随意运动和不随意运动。随意运动是指受意识支配和调节，具有一定目的指向性的运动，如写字、操作电脑、肌肉注射等等。不随意运动是指不受意识支配和调节的运动，如心跳、眨眼、瞳孔反射等运动。意志行动以随意运动为基础，通过随意运动来表现。人们掌握随意运动的程度越高，随意运动越熟练，意志行动就越自如。但并不是所有的随意运动都是意志行动，因为意志行动除了以随意运动为基础外，还与克服困难相联系。

意志行动的三个基本特征是相互联系的。目的性是意志行动的前提，克服困难是意志行动的核心，随意运动是意志行动的必要条件。

二、意志行动的基本阶段

一般把意志行动分为准备阶段和执行阶段。

（一）准备阶段

在意志行动的准备阶段里，需要在思想上确立行动的目的，选择行动的方案并做出决策。意志行动是一种有目标的活动，人们首先确定某种目标并以此来调节行为。确立了目标，接着要制定行动的计划，思考怎样一步步达到目标。行动的计划可以是切实可行的，也可能是不周全、不具体的，但是，决心要达到目的，还是想走捷径碰运气，这是最重要的。人在动机取舍的过程中，需要权衡各种动机的轻重缓急。

（二）执行决定阶段

执行所采取的决定的阶段是意志行动的第二阶段，即执行阶段。在这个阶段中，既要坚定地执行既定的计划，又要克制那些妨碍达到既定目标的动机和行动。在这一阶段还要不断审视自己的计划，以便及时修正计划，保证目标的实现。

意志行为的准备阶段和执行阶段是密切联系、相互制约的。如果在准备阶段动机冲突解决得好，目标明确，对行为的意义认识深刻，行动计划考虑周到，切合实际，执行阶段就会比较顺利，遇到困难和挫折也会更有决心和能力去克服。否则，就容易缺乏能力和信心，甚至出现半途而废的结果。在执行决定的过程中，有时会发现原来计划的不周，或者情况发生了变化，需要修改计划，否则也不会顺利达到目的。

三、意志品质

（一）自觉性

自觉性指对行动的目的和意义有深刻的认识，能自觉地支配自己的行动，使之服从于活动目的的品质。具有自觉性品质的人，在对行为的目的深刻认识的基础上采取决定，不随波逐流，不屈服于外界的压力，能独立地判断，独立地采取决定和执行决定。

与自觉性相反的是盲目性和独断性。盲目性是指遇事不独立思考，容易受别人的影响，随大流，易受暗示。有些人虽然自己拿主意，但对问题不做深入细致的分析，不听别人忠告，一意孤行，独断专行。这种人不能算是有自觉性的人，他们遇到问题时也容易动摇。

（二）果断性

果断性是指根据不断变化的情况迅速地、不失时机地采取决定的品质。也就是善于在复杂的环境中迅速而有效的采取决定，遇到机会能当机立断，不失时机。这并不是碰运气的巧合，而是有强烈的愿望、深入的思考，善于观察，所以对机会特别敏感，能够抓得住机会。

机遇常常可遇而不可求，只有果断的决定，才能抓住机遇。机遇是不会和无心人有缘的，即使有了机会他们也认识不到，或者在机会面前优柔寡断，让其轻易错过。有的人看起来也容易做决断，但他们抓的并不是机会。前者是优柔寡断，后者是鲁莽草率，他们都是和果断性意志品质背道而驰的。

（三）坚韧性

坚韧性是指在行动中，坚持不懈地克服困难，永不退缩的品质，这种品质又叫毅力或顽强性。目标越远大，需要付出的努力越多，需要花费的时间也越长。如果没有坚持不懈的意志品质很难达到远大的目标。毅力不仅表现为坚持到底的决心，而且包含顽强斗争的品质，即在长时间内，能克服外部和内部的困难，坚决完成任务。

有些人只有短暂的热情，遇到困难马上退缩、灰心丧气，不想坚持下去，最终半途而废。这些就是缺乏坚韧性的表现。有些人表面看起来有坚持性，但情况发生变化后还墨守陈规，不去适应改变了的环境，一味地钻牛角尖，这是执拗和固执，也是和坚韧性相违背的。

（四）自制性

自制性是指善于管理和控制自己情绪和行动的能力，又叫自制力或意志力。自制性反映着意志的控制作用。一个人的精力有限，要想达到一定的目的，就必须放弃一切妨碍这一目标的其他目标，或影响这一目标的其他活动，有所得就必有所失，有所为就必有所不为，否则所有的目标都会受影响，本该达到的目标也会力不从心、难以达到。

自制力薄弱的人，往往不能控制自己的情绪，行为冲动，对自己言行的约束力较差，容易受外界因素的影响，甚至做出违反法纪的行为。

四、良好意志品质的培养

（一）树立崇高的理想

理想是人们前进的动力，有了正确的理想、信念和人生观，人们才会为实现理想，不畏艰险，百折不挠，奋勇前进。如果人的行为只有短期的目的，缺乏长远的打算和计划，是不能形成坚强的意志品质的。

（二）积极参加实践活动

人们所从事的任何工作、劳动、学习以及科研、文体活动等，都需要坚韧、顽强的精神。“实践是检验真理的惟一标准”，理想的实现要靠脚踏实地工作来保证。因此，积极参与实践活动，在实际活动中与困难作斗争，是培养意志品质的重要手段。

（三）主动进行意志锻炼

主动地寻求机会来进行意志的自我锻炼，才能形成良好的意志品质。首先，要善于自我评价，在自觉性、果断性、坚韧性和自制力各个方面，每个人都存在个体差异，要善于发现自己的优点和不足，用优点来自我激励，用不足来自我鞭策，取长补短，不断进步。其次，在设立锻炼目标时，要注意循序渐进，目标设置太高，容易挫伤积极性，不仅不能锻炼意志，而且会丧失信心；目标设置太低，不经过意志努力就可以达成，起不到锻炼意志的作用。体育运动经常作为锻炼意志的良好手段。

（四）借助外部约束

在意志力的锻炼中，既要自我锻炼，也要利用外部资源。特定时空条件为意志力锻炼提供了良好的外部条件，如体育比赛、军事训练，都是锻炼意志力的良好机会。自我约束能力不强的人，可以借助特殊的时空条件，利用外部约束力对自己进行训练。

（五）向成功者学习

作为护理人员，在平时工作、学习和生活中，应主动学习成功者的经验，主动明确自己的工作目标，做好时间管理。通过长时间锻炼，在坚持中逐渐磨练自己的意志。

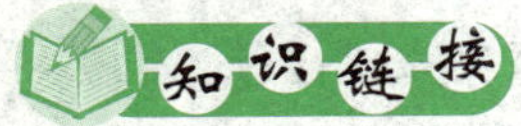

逆商（意志智力）

除了智商、情商外，近年来又流行一个新概念：逆商（AQ），与IQ、EQ并称为3Q。逆商来自英文Adversity Quotient，其全称为逆境商数，一般被译为挫折商或逆境商。它是指人们面对逆境时的反应方式，即面对挫折、摆脱困境和超越困难的能力。逆商现在已经引起学术界的广泛重视。

大量资料显示，在充满逆境的当今世界，事业的成就、人生的成败，不仅取决于人的智商、情商，也在一定程度上取决于人的逆商。逆商高的人在面对困难时，往往表现出非凡的勇气和毅力，锲而不舍地将自己塑造成一个立体的人；相反，那些逆商低的人则常常畏畏缩缩、半途而废，最终一败涂地。

一项科学研究发现，对逆境持乐观态度的人表现出更具攻击性，会冒更大的风险；而对逆境持悲观反应的人则会消极和谨慎。反映在自信心方面，自信的人的逆商较高，在逆境中往往更容易保持乐观，自然也就容易达到成功的目标。缺乏自信的人则表现不积极，容易对前途丧失信心，不去努力争取。自信心是希望和韧性的体现，在很大程度上决定个体如何对待生命中的挑战和挫折。

一个人的心理状态很重要，在潜意识里认为自己是什么样的人，那么他很快就会知道自己应该成为什么样的人，并且最终也会按照自己的想象去塑造自己。如果他从内心深处觉得社会很需要自己，并把这种感觉化做一种动力，就能很好地推动自己迈向成功。许多自以为是的人，会让人们感到不舒服，但这也是一种自信的表现，表示他们相信自己能够达到那样的水平。命运给每个人在人生道路上都安排了一个位置，为了不让自己在到达这个位置之前跌倒，需要我们对未来充满希望和信心。正是由于这个原因，那些雄心勃勃的人都会多少带有一些强烈的“自以为是”的色彩。

当今世界是一个尊崇勇气和胆量的世界，缺乏远大志向的人和畏惧困难的人会让人轻视的，自信心预示着一个人是否能够成为一个成功的立体人。

在人生的攀越过程中，智商、情商、逆商为不可缺少的三要素，它们相互联系、相互作用，共同影响着人的成功之旅。

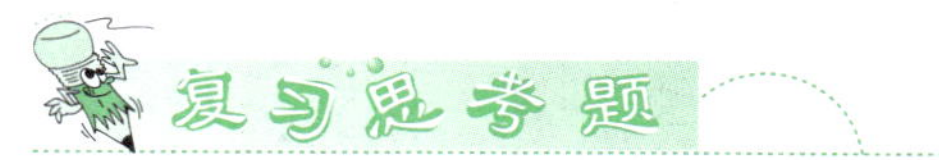

一、单项选择题

1. 能够说明感觉的重要意义的实验是
   A. 感觉剥夺实验　B. 霍桑实验　C. 小阿尔伯特实验
   D. 双生子爬楼梯实验　E. 血压升高椅实验
2. 霓虹灯的闪烁属于
   A. 空间知觉　B. 时间知觉　C. 真动知觉　D. 似动知觉　E. 联觉
3. 护士通过一系列动作来解决输液不畅的问题，这属于
   A. 动作思维　B. 形象思维　C. 抽象思维　D. 逻辑思维　E. 发散思维
4. 教室的门从敞开到关闭，这扇门在视网膜上的投影形状各有不同，但是我们看上去都是长方形，这体现了知觉的
   A. 选择性　B. 整体性　C. 理解性　D. 恒常性　E. 以上都不是
5. 《两小儿辩日》中，关于太阳的远近，一儿曰："日初出大如车盖，及日中则如盘盂，此不为远者小而近者大乎？"一儿曰："日初出沧沧凉凉，及其日中如探汤，此不为近者热而远者凉乎？"其实太阳与地球之间的距离未变，这种现象属于
   A. 感觉　B. 幻觉　C. 妄想　D. 错觉　E. 以上都不对
6. "最近几天特别烦，看啥都不顺眼"是一种
   A. 情操　B. 情感　C. 激情　D. 心境　E. 应激
7. 关于遗忘的原因，不正确的是
   A. 记忆痕迹衰退说　B. 干扰抑制说　C. 提取失败
   D. 压抑说　E. 以上学说都不对
8. 下列说法正确的是
   A. 感受性越强，绝对感觉阈限越大　B. 感受性越强，绝对感觉阈限越小　C. 感受性越弱，绝对感觉阈限越小　D. 感受性不能用绝对感觉阈限来衡量　E. 以上说法都不对
9. 以感知过的事物形象为内容的记忆是
   A. 形象记忆　B. 逻辑记忆　C. 情绪记忆　D. 运动记忆　E. 机械记忆
10. 意志行为的基本品质不包括
    A. 自觉性　B. 果断性　C. 自制性　D. 坚韧性　E. 灵活性
11. 蓝色的图案给人清凉的感觉，这种现象叫做
    A. 对比　B. 融合　C. 联觉　D. 补偿　E. 以上都不是
12. 在刺激物停止作用于感受器后，感觉并不立即消失，仍暂留一段时间，这种现象叫

A. 感觉对比　B. 感觉适应　C. 感觉后象　D. 联觉　E. 知觉

13. 短时记忆的保持时间是

A. 0. 25 ~0. 5 秒　　B. 1 秒钟左右　　C. 5 秒钟以内

D. 5 秒 ~1 分钟　　E. 2 分钟左右

14. 思维的过程中能透过问题的现象深入到问题本质，揭示现象产生的根本原因，体现的是思维的

A. 广阔性　B. 深刻性　C. 敏捷性　D. 逻辑性　E. 独立性

15. 人类最基本的情绪不包括

A. 快乐　B. 愤怒　C. 忧伤　D. 恐惧　E. 无助

16. 培养积极情绪的方法，不正确的是

A. 树立正确的人生观　　B. 妥善处理人际关系　　C. 培养多方面的兴趣

D. 回忆童年不愉快的往事　　E. 积极锻炼身体

二、填空题

1. 心理过程包括____、____和____三个基本过程，人格包括____、____和____三部分。
2. 知觉的特征有____、____、____、____。
3. 记忆的基本过程包括：____、____、____三个基本环节；按照记忆内容的不同，记忆分为：____、____、____和____。
4. 艾宾浩斯对遗忘现象进行了系统的研究，发现遗忘的进程是______的，是____的。
5. 注意是心理活动对一定对象的____和____。
6. 情绪的构成包括____、____、____。
7. 情绪的状态分为____、____、____。
8. 意志的特征有____、____、____。

三、名词解释

1. 感觉
2. 知觉
3. 记忆
4. 注意
5. 思维
6. 想象
7. 情绪情感
8. 意志

四、简答题

1. 常见的感觉现象有哪些？
2. 知觉的特征有哪些？
3. 关于遗忘的原因，有哪些学说？
4. 思维品质有哪些？
5. 意志品质有哪些？

五、论述题

1. 根据遗忘规律，结合个人特点，谈一谈怎样保持良好的记忆效果。
2. 联系实际，谈一谈怎样培养良好的情绪。
3. 联系实际，谈一谈怎样培养良好的意志品质。

（董作华、张毅）

第三章 人 格

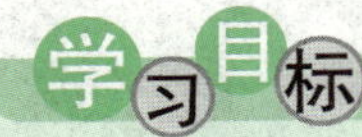

1. 了解影响人格的形成与发展的因素；需要、动机、兴趣的内涵。
2. 熟悉人格的一般特征。
3. 掌握人格、气质、能力、性格的概念，马斯洛的需要层次理论。

第一节 概 述

如果有机会去医院的妇产科，我们会很容易发现这样的情景：同样是新生儿，有的大哭大叫，有的东张西望，有的却已酣然入睡。如果留心观察周围的人，我们又很容易发现这样一些现象：有些人每天笑口常开，有些人却整天眉头紧锁；同样是面临一项任务，有人沉着冷静、自信坚定，有人却焦虑不安、退缩不前……人与人之间的差异如此之大，让人不由得发出“人心不同，各如其面”的感慨。尽管如此，人与人还是有许多相似之处。人的相似性和差异性在人格方面都有明显的体现。

一、人格的概念与结构

人格（Personality）一词，最初源于希腊文“Persona”，原意是指面具，就是演员在戏剧舞台上因剧情的需要所戴的面具，类似于京剧中的脸谱，它明确表现了剧中人物的角色和身份。心理学家把面具指义为人格，实际上包含两层含义：一是指在人生的舞台上表演的各种角色行为，也就是表现于外的、留给他人的印象或公开的自我；二是指个人蕴涵于内的、外部未露的特点，即面具后面真实的自我。我国古代汉语中没有“人格”一词，但有“人性、人品、品格”等词。我国最早提到“人性”的人是孔子，他曾说过：“性相近也，习相远也”（《论语·阳货》）。他认为人的先天素质是没什么差别的，个体的差异来自后天环境和教育。

人格是众多学科研究的课题，因着眼点和侧重点各有千秋，学者和世人对其理解、界定和使用可谓千差万别。人格作为哲学、美学、管理学、医学、文学、艺术、宗教、历史、法学、社会学、心理学、伦理学、生理学、教育学皆着力研讨的对象，其内涵非常宽泛而外延又极难把握。我国的《心理学大词典》对人格的定义是：人格是指一个人整体的精神面貌，即具有一定倾向性的各种心理特征的总和。古往今来，许多仁人贤哲或学者名流都曾从各自的视角来探索人格构成与表现、人格产生与发展、人格培养与提升、人格适应与矫正等方面的规律和机制。

人格结构包括人格倾向性、人格心理特征及自我意识三个方面。人格倾向性是决定个体对事物的态度和行为的内部动力系统，是人格结构中最活跃的因素，由需要、兴趣、动机、理想、信念、价值观等构成。人格心理特征是指个体身上经常表现出来的、稳定的心理特征，它影响一个人做事的效率，反映一个人的能力和风格，集中反映了一个人的心理面貌的稳定的类型差异，包括气质、性格、能力等。自我意识即自我调控系统，是指个人对自身以及对自身与客观世界之间的关系的意识，它使得每个人在与周围环境交往时对自己进行认识、体验和调控。

二、人格的一般特征

1. 整体性　人格虽然有多种成分，但对于现实中的人来说，它们不孤立地存在，而是密切联系组合成一个有机的整体，受自我意识的调控，具有内在的一致性。就像一个交响乐团，要进行一场高质量的演出，必须要由每一位乐手密切配合、团结协作才能顺利进行。

2. 稳定性　稳定性是指一个人的人格一旦形成，无论时间、地点和条件如何变化，都会表现出同样或近似的特征。人格是稳定的，我们可以通过不同的时间和不同的情境下的相似行为来证明。每个人对自我几乎都有这样的认识：今天的我，是昨天的我，也是明天的我；一个人可能改变自己的职业，可以变得贫穷或富有，愉快或悲伤，幸福或不幸，但我们认为自己是同一个人。我们可以预期，今天活泼开朗的人，明天同样活泼开朗。一个喜欢交往的人在工作单位与很多人交往密切，在业余学习班能很快认识很多人，在健身俱乐部也有许多朋友，甚至在完全由陌生人组成的旅行团里也能很快与大家混熟。当然，情境不同，人的行为也可能不同。一个爱说话的人面对自己不熟悉的话题而又有权威人士在场时，他可能很少讲话；但在平时或多数情境下，他通常比别人的话多。“江山易改，本性难移”，说的就是人格的稳定性。

3. 独特性　一个人的人格是在遗传、环境和教育等先天、后天因素相互作用下形成的。不同的遗传素质以及教育、生存环境，塑造了各自独特的心理特征。世界上没有两片完全相同的树叶，更没有两个完全相同的人。即使是同卵双生子，其遗传基因相同，但由于不同的人际关系、不同的经历，人格也会有所差异。

4. 社会性　人是生物实体，同时又是社会实体。社会化把人变成社会的一员，并使其人格不断完善和发展。所谓社会化，是指个人在与他人交往中掌握社会经验和行为规范，获得自我的过程。人类的婴儿不同于其他动物的幼崽，具有一种与生俱来的对社会生活的需要和适应此种社会生活的能力。如学会使用语言，用概念进行思维，将学得的经验加以抽象、沟通和传递的能力等。社会化与个人所处的文化传统、社会制度、种族、民族、阶级地位、家庭有密切的关系。通过社会化，个人获得了从妆饰、风俗到价值观和自我概念等人格特征。人格既是社会化的对象，也是社会化的结果。

三、人格的形成和发展

（一）影响人格形成和发展的因素

1. 生物遗传因素 生物遗传因素是人格形成和发展的物质基础，为人格的发展提供了前提条件。我们的性别、神经系统、内分泌系统和体型等因素是由遗传因素决定的。没有与生俱来的生物实体的存在，人格便无从产生。

双生子研究被许多心理学家认为是研究人格遗传因素的最好方法，并提出了双生子的研究原则：同卵双生子具有相同的基因形态，他们之间的不同都可归于环境因素差异；异卵双生子的基因虽然不同，但在生长环境上有许多相似性，如出生顺序、父母年龄等，因此为环境控制提供了可能性。完整研究这两种双生子，就可以看出不同环境对相同基因的影响，或者是相同环境下不同基因的表现。

一项有关高中生的双生子研究中，共有1700名学生施测了《加州心理调查表》，这一人格调查表包括18个分量表，其中有一些与社会相关较大的人格成分，如支配性、社会性、社交性、责任心等。结果表明同卵双生子比异卵双生子的相关性高。20世纪80年代，明尼苏达大学对成年双生子的人格进行了比较研究，有些双生子是一起长大的，有些双生子则是分开抚养的，平均分开的时间是30年。结果显示，同卵双生子的相关比异卵双生子高很多，分开抚养的与未分开的同卵双生子具有同样高的相关。

遗传对人格具有一定的影响。但是遗传作用有多大，目前尚无定论。根据当前研究的结果，心理学家认为遗传是人格不可缺少的影响因素，遗传因素对人格的作用程度因人格特征的不同而异，通常在智力、气质这些与生物因素相关较大的特质上，遗传因素较为重要；而在价值观、信念、性格等与社会因素关系紧密的特征上，后天环境因素更重要。

2. 社会文化因素 社会文化具有对人格的塑造功能，反映在不同文化的民族有其固有的民族性格，还表现在同一社会的人在人格上具有一定程度的相似性。

社会文化对人格的影响力因文化而异，社会对文化的要求越严格，其影响力就越大。影响力的强弱也要视其行为的社会意义的大小，对于不太具有社会意义的行为，社会容许较大的变异；对于在社会功能上十分重要的行为，就不容许有太大的变异，社会文化的制约作用也更大。但是，若个人极端偏离其社会文化所要求的人格基本特征，不能融入社会文化环境之中，可能会被视为行为偏差或心理障碍。

3. 家庭环境因素 家庭是社会文化的媒介，它对人格具有强大的塑造力。父母的教养方式在很大程度上决定了孩子的人格特征，父母在养育孩子过程中表现出的人格特点，会有意无意地影响和塑造着孩子，形成家庭中的“社会遗传性”。这种社会遗传因素主要表现为家庭对子女的教育作用，“有其父必有其子”的话不无道理。父母们按照自己的意愿和方式教育着孩子，使他们逐渐形成了某些人格特征。

一般研究者把家庭教养方式分成三类。第一类是权威型教养方式，这类父母在对子女的教育中表现为过分支配，孩子的一切活动均由父母来控制。成长在这种家庭环境下的孩子容易形成消极、被动、依赖、服从、懦弱，做事缺乏主动性，甚至会形成不诚实的人格特征。但是对于个性很强的儿童，也容易形成反叛、对抗等人格特征。第二类是放纵型教养方式，这类父母对孩子过于溺爱，让孩子随心所欲，父母对孩子的教育甚至达到失控状态。这种家庭里的孩子多表现为任性、幼稚、自私、野蛮、无礼、独立性差、惟我独尊、蛮横胡闹等特点。第三类是民主型教养方式，父母与孩子在家庭中处于一个平等和谐的氛围中，父母尊重孩子，给孩子一定的自主权，并给孩子以积极正确的指导。父母的这种教育方式多能使孩子形成一些积极的人格品质，如活泼、快乐、直爽、自立、彬彬有礼、善于交往、容易合作、思想活跃等。

另外，家长的价值观、人生观等人格特征，甚至对工作、学习和生活的态度，都会对子女产生潜移默化的影响。

4. 早期童年经验　人生早期所发生的事情对人格的影响，历来为人格心理学家所重视。人格心理学家们之所以如此看重早期经验对人格的影响，是因为西方一些国家的调查发现，“母爱丧失”的儿童（包括受父母虐待的儿童），在婴儿早期往往会出现神经性呕吐、厌食、慢性腹泻、阵发性绞痛、不明原因的消瘦和反复感染等问题。这些儿童还表现出胆小、呆板、迟钝、不愿与人交往、敌对情绪、攻击和破坏行为等人格特点，这些人格特点会影响他们一生的发展，或者出现情绪障碍、社会适应不良等问题。

研究表明，人格发展的确受到童年经验的影响，幸福的童年有利于儿童向健康人格发展，不幸的童年也会引发儿童不良人格的形成，但二者之间不存在一一对应的关系。早期经验不是单独对人格起决定作用，而是与其他因素共同影响人格，早期童年经验是否对人格造成永久性影响也因人而异。对于正常人来说，随年龄的增长、心理的成熟，童年的影响会逐渐缩小、减弱。

5. 自然地理因素　生态环境、气候条件、空间拥挤程度等物理因素都会影响人格。巴里（1966）关于阿拉斯加州的爱斯基摩人和非洲的特姆尼人的比较研究，说明了生态环境对人格的影响作用。爱斯基摩人以渔猎为生，夏天在水上打鱼，冬天在冰上打猎，主食肉，没有蔬菜，以帐篷遮风雨避严寒，过着流浪生活。这种生活环境使孩子逐渐形成了坚定、独立、冒险的人格特征。而特姆尼人生活在杂草灌木丛生地带，以农业为主，种田为生，居住环境固定。这种生活环境使孩子形成了依赖、服从、保守的人格特点。由此可见，不同的生存环境影响了人格的形成。

关于自然地理环境对人格的影响作用，心理学家认为自然环境对人格不起决定性影响作用，更多地表现为暂时性影响；自然地理环境对特定行为具有一定的解释作用，在不同的地理环境中，人可以表现出不同的行为特点。

综上所述，我们可以这样理解：人格是先天后天的“合金”，是遗传与环境交互作用的结果，遗传决定了人格发展的可能性，环境决定了人格发展的现实性。

（二）人格形成的标志

1. 自我意识的确立　自我意识是人的意识发展的高级阶段，即个体对自己以及自己与周围世界关系的认识。自我意识是人类意识与动物心理的最后分界。自我意识的真正确立是在青春期以后，青少年日益把注意力转向自身，并在心理上摆脱对监护人的依赖，进入“第二断乳期”。这在人格的发展阶段中具有重要意义，此时标志着自我的独立、完整和统一，人格开始具有相对的稳定性。自我意识形成后，还需要在社会实践中不断改造和完善。

2. 社会化 人与动物的根本区别在于人具有社会性。社会化是个体由自然人成长、发展为社会人的过程。人在社会化进程中同时发展了自身的心理能力、人格及行为方式。个体成为社会的一个成员，并按照社会的要求确定自己的角色行为，使自然的人成为社会的人。社会化是从儿童时期就开始的，社会化的形成常常以各种禁忌或赞许的态度出现。当一个人从小到大接受了父母的教育、家庭的熏陶、学校的教育，经历了各种直接或间接的奖惩，社会文化就已潜移默化地渗透到他的观念和行为中，其人格也就必然与社会需求紧密联系起来了。没有社会化这个阶段，不可能形成真正的人格。

（三）健全人格的培养

健全人格是心理健康的重要标志。培养稳定健全的人格，在后天的努力下既能培养良好的人格品质，也可以改变不良的人格品质。为此，可采取以下方法和途径培养健全的人格。

1. 树立积极向上的人生观 一个人有了正确的人生观、价值观和世界观，就能对社会、对人生抱有正确的认识和看法，就能投入到火热的现实生活中去。遇到困难或挫折时，能站得高，看得远，正确地分析事物，采取适当的态度和行为，稳妥地处理事情。

2. 丰富自身的科学文化知识 学习知识、增长智慧的过程也是塑造和优化人格的过程。在现实中，不少人格缺陷甚至障碍都来源于知识的贫乏。无知容易使人粗俗、自卑，而丰富的知识则使人明智、自信等。

3. 从小事做起，培养良好的个人习惯 人格优化要从每一件眼前的事情做起。小事对塑造人格具有丰富意义，无数良好的小事可“聚沙成塔”，最终形成优良的人格。

4. 融入集体，建立良好的人际关系 人格发展的过程也是个人社会化的过程。人格在集体中形成，也在集体中展现。集体是个人展现人格的平台。另外，与他人建立和谐的人际关系，真诚与他人交流，也是健全人格的一个重要途径。

5. 面向社会，勇于实践 社会是一个大舞台，每个人都必须接受社会生活的锻炼，才能把握自己的角色，形成自己独特的人格。因此可以说，社会实践活动是人格塑造的一个重要途径。

人格的健全是心理健康的根本标志，重视人格的培养，既是健康的需要，也是发展的需要；既是现实的需要，又是未来的需要。我们要充分认识到健康人格对自身发展的必要性，要充分发现自己的长处，但又要寻找和承认自己的不足，勇敢地面对挑战，不断地发展自己，促使自身人格的完善。

第二节 人格的心理倾向

一、需要

(一) 概念

需要是有机体内部的一种不平衡状态，它表现为有机体对内部环境或外部生活条件的一种稳定的要求，并成为有机体活动的源泉。这种不平衡状态是生理、社会需求在头脑中的反映。

需要是活动的原始动力，是个体活动积极性的源泉。需要一旦产生，就会形成一种强烈寻求满足的力量，驱使个体朝着一定对象不断活动，以满足这种需要。如渴了，找水喝就成了需要，会促使个体找水；个体孤独，交往就成了需要，会促使个体找他人交谈。

(二) 分类

1. 按起源可分为生理性需要和社会性需要

(1) 生理性需要：以生理变化为基础，是人类最原始的和最基本的需要，也被称为一级需要，是人与动物共有的。它包括身体代谢的补偿，如饿、渴、呼吸的需要；对不愉快及有害物体、时间的逃避，如排泄、逃跑或恐惧；还包括体力与脑力的恢复，如休息、睡眠与放松的需要。

(2) 社会性需要：社会性需要是人类特有的需要，是在后天生活中通过学习获得的，是在一级需要的基础上产生的，如劳动的需要、交往的需要、荣誉的需要、成就的需要、成功的需要、得到赞许的需要等。这些需要反映了人类社会的需要，对维系人类社会生活、推动社会进步具有突出作用。人类的行为和动物不同，人能够按照自己的意愿，通过创造性的劳动来满足各种需要；而动物只能依靠生存的自然环境来满足需要。此外，人的需要在满足方式上，受到社会性动机的控制。

2. 按需要的对象可分为物质需要和精神需要

(1) 物质需要：是对物质生活条件的需要，它指向社会的物质产品，并以占有这些产品而获得满足，如对劳动工具的需要、文化用品的需要、日常生活必需品的需要等。物质需要是人生存的基础性需要，它随着社会生产力的发展、社会的进步而不断发展。

(2) 精神需要：是指人对社会精神生活及其产品的需要，它指向社会的各种精神产品。如对文艺作品的需要、欣赏美的需要、休闲娱乐的需要、阅读报刊杂志的需要等。

物质需要与精神需要相互间密切联系，人们在追求美好的物质产品时，同时也会表现出对精神的需要，而满足精神需要的同时又离不开物质产品。

(三) 马斯洛的需要层次理论

马斯洛认为，人格发展的动力是有机体的内在需要，这些需要使人处于不满足状态，当一种需求满足之后，又会产生新的需求。马斯洛把人的需要分为 5 个层次，从下到上按照由低到高的秩序排列，犹如一座金字塔（图3－1）。一般情况下，人在满足高一层次的需要之前，应先满足较低一层次的需要。这五种需要如下。

1. 生理的需要 处于需要层次的最底层，与个体生存有关，包括食物、水分、空气、性、排泄、休息、睡眠等。

2. 安全的需要 个体对避免危险和生活保障的需求，包括职业稳定、有积蓄、社会安定、公平、生活有规律等。当生理需求相对满足后，就会产生安全需要。

3. 归属和爱的需要 个体渴望归属于某个团体，得到团体成员的认同，与他人建立和谐的人际关系，需要朋友，渴望拥有爱情和家庭。归属和爱的需要不仅指需要他人对自己的爱，也指自己对他人的爱也需要得到满足。如果这种需要得不到满足，个体就会产生孤独感、疏离感。

4. 尊重的需要 个体需要获得名誉、威信，拥有他人的关心、重视和积极评价，即被欣赏；渴望拥有社会地位，渴望自己有能力、有成就，有独立和自由，即有特权。这种需要得到满足，就拥有自信；一旦受挫，则产生自卑感、无力感。

5. 自我实现的需要 个体渴望自我发挥，达到完善，是促使有机体潜能得以实现的动力。它驱使个体努力成为自己所期望的人，完成自己可以完成的事。

马斯洛认为，人的这五种需要是人类最基本的需要，它们构成了不同的等级和水平，并成为激励和调控个体行为的力量（图3－1）。生理的需要和安全的需要是第一类需要，属于缺失性需要，为人和动物所共有，一旦得到满足，紧张消除，便失去动机；归属和爱的需要、自尊的需要和自我实现的需要是第二类需要，属于成长性需要，为人类所特有，满足了这种需要个体才能进入心理的自由状态，获得“高峰体验”。

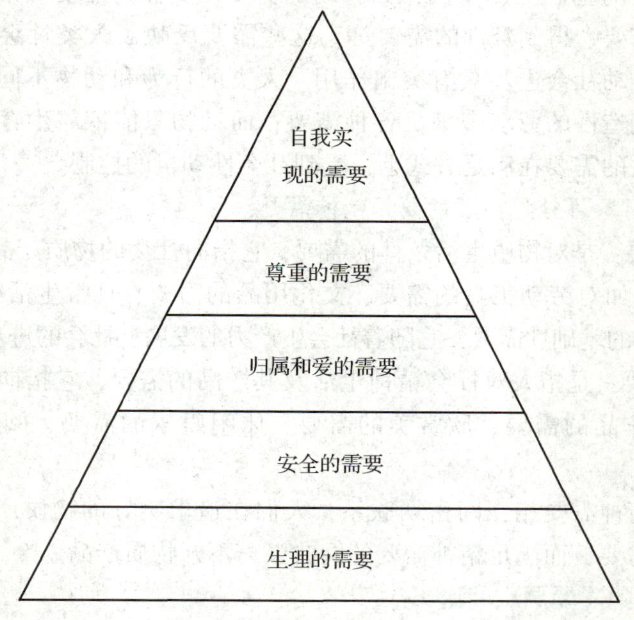

图3－1 马斯洛需要层次理论

马斯洛认为，人的需要发展演进过程呈波浪式前行，各种不同需要的优势由一级演进到一级，高层次需要的出现是建立在低层需要相对满足的基础上，但是并非等到低层次需要完全得到满足才会出现，较低一层的需要高峰过后，较高一层的需要就产生优势作用，它们之间的关系如图 3 －2 所示。各层次需要的产生于个体发育紧密相连。在婴儿期，主要是生理的需要在其行为活动中占优势而后这种需要逐渐减弱，安全的需要、归属和爱的需要依次递升，到了青少年和青年初期尊重的需要日渐强烈。到青年中、晚期之后，自我实现的需要开始占优势，并能够把个人的需要与社会需要相结合，使自己的行为活动内容更加丰富，更具有社会意义。

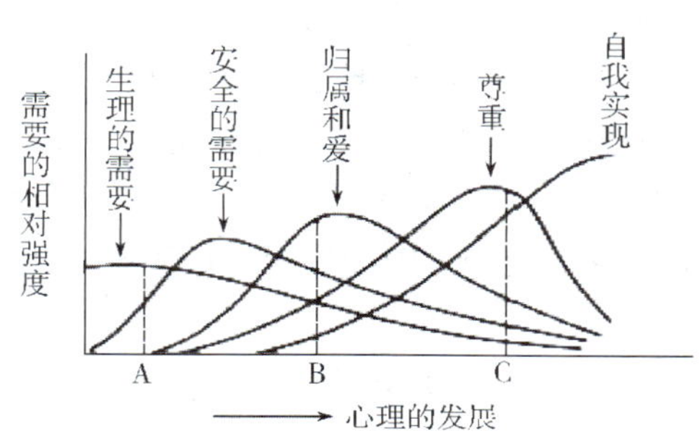

图 3 －2 马斯洛需要层次的演进

马斯洛认为，这五种基本需要之间的关系比较复杂。一般来说，在低层次需要得到满足后，高层次需要才会出现，但也有例外情况；同时，任何一种需要都不会由于高层次需要的产生而结束，只是对行为的影响力有所降低。各层次需要是相互依赖、彼此共存的。这五种基本需要在心理发展的不同阶段占有不同的地位。他还指出这 5 个层次的先后顺序并不是固定不变的，有些人为了追求理想或价值，能够不惜个人一切，而做出巨大的牺牲。

马斯洛的需要层次理论是一种比较完整的需要理论，它系统地探讨了需要的实质、结构、发生和发展以及需要在人类社会中的作用。马斯洛注重对健康的、功能完善的人进行研究，强调人性中积极的方面，注重人的价值和尊严，强调满足需要对动机的重要性，这些理论似乎更符合真实生活，因此，受到心理学、教育、医学和商业界的广泛重视。在护理学领域，马斯洛的需要层次理论仍可作为建立以人的整体健康为中心的护理模式的理论借鉴。

虽然马斯洛的需要层次理论在生活实践中有一定的启发和指导意义，但也存在一定的不足。首先，马斯洛过分地强调了遗传在人的发展中的作用，认为人的价值就是一种先天的潜能，而人的自我实现就是这种先天潜能的自然成熟过程，社会的影响反而束缚了一个人的自我实现。这种观点，过分强调了遗传的影响，忽视了社会生活条件对先天潜能的制约作用。其次，马斯洛的需要层次理论带有一定的机械主义色彩。一方面，他提出了人类需要发展的一般趋势。另一方面，他又在一定程度上，把这种需要层次看成是固定的程序，看成是一种机械的上升运动，忽视了人的主观能动性，忽视了通过思想教育可以改变需要层次的主次关系。最后，马斯洛的需要层次理论，只注意了一个人各种需要之间存在的纵向联系，忽视了一个人在同一时间内往往存在多种需要，而这些需要又会互相矛盾，进而导致动机的斗争。

二、动机

（一）动机的概念

动机是由目标或对象引导、激发和维持个体活动的一种内在心理过程或内部动力。动机是在需要的基础上产生的。当人有了某种愿望，但只是停留在大脑中而没有付诸于行动，那么这种需要就不能成为行为的动因，还不是动机。当某种需要激起或推动人们去寻找满足需要的对象时，就成为活动的动机。

动机不能进行直接的观察，但可以根据个体的外部行为表现加以推断。

动机的产生取决于两个条件：主体需要和客观诱因。主体需要是动机产生的内在条件（内驱力）。客观诱因是动机产生的外在条件。饥而求食属于内部的驱动力，但不饥饿而美食当前时，人们也食欲大增，因此美食就成了客观诱因。

（二）动机的功能

动机在人的行为活动中一般具有 4 大功能：激发功能、指向功能、维持功能和调节功能。

1. 激发功能 动机是个体能动性的一个主要方面，它能够发动、促进行为，推动个体产生某种活动。动机是引起行为的原动力。

2. 指向功能 动机不仅能激发行为，而且能将行为指向一定对象或目标，对行为起导向作用。

3. 维持功能 动机具有维持功能，它表现为行为的坚持性。当活动开始后，动机能使个体的行为坚持一段时间，保证行为能够持续连贯地进行。

4. 调节功能 如果活动指向个体所追求的目标时，活动得以维持；相反，当活动偏离了个体原有追求的目标时，活动的积极性就会下降，或完全停止下来。正是由于动机对个体活动的不断调节，才使得行为能够达到既定的目标。

（三）动机的冲突

在日常生活中，常会存在两个或两个以上的动机。但是我们不能同时满足所有的动机，特别是这些动机在性质上相互排斥时，个体只能选其一，这样便引起了动机的冲突。常见的动机冲突类型如下。

1. 双趋冲突 指一个人在两个有利的目标间进行选择时，只能选择其一而放弃另一个时，所产生的强烈冲突。正所谓“鱼与熊掌不能兼得”。双趋冲突对个体的困扰程度，取决于两个目标对个体吸引力的大小和做出选择所需要的时间。两个目标的吸引力越大、差别越小，选择所需要的时间就会越长，对个体的影响也就越深。

2. 双避冲突 同时有两个对象都对个体产生威胁，而个体只能躲避其一而接受另一种威胁时，个体进入进退两难的境地，此时所引起的冲突就是双避冲突。如“前有悬崖，后有追兵”。

3. 趋避冲突 趋避冲突是指一个人对同一目的同时产生两种对立的动机，一方面好而趋之，另一方面恶而避之的矛盾冲突。也就是说，人们对某事物既想图其利，又欲避其弊。如人们想享受美食，又怕发胖；病人总希望手术能够治好自己的病，但又害怕手术带来副作用。

动机冲突既有积极的意义，又有消极的作用。人经过对冲突的选择，最后做出符合现实和个体动机的决定来解决问题，使内心得到平衡和安慰，这是动机冲突产生的积极意义。另一方面，动机冲突又给人们带来了很多消极影响，若动机冲突持续时间过长，问题得不到解决，会影响人们的情绪，可以引起个体心理障碍，影响人的心身健康。

三、兴趣

（一）概念

兴趣是个体力求探索某些事物并伴有积极情绪色彩的心理倾向。例如，有人喜欢音乐，为了学好音乐不仅积极学习音乐知识，参加各种活动，而且了解相关的音乐家的成长背景及成才规律；最重要的是在学习和活动中感到愉快。

爱因斯坦有句名言：“兴趣是最好的老师”。古人亦云：“知之者不如好之者，好知者不如乐之者”。兴趣对学习有着神奇的内驱动作用，能变无效为有效，化低效为高效。兴趣是动机系统的重要因素，对人的行为具有巨大的促进作用。

（二）兴趣的分类

1. 直接兴趣 直接兴趣是由事物、活动本身所引起的兴趣。如旅游、运动等。

2. 间接兴趣 间接兴趣是指由事物未来的结果、意义所产生的兴趣。间接兴趣往往与个人的目标相联系，有较强的目的性。如护理人员对护理操作本身并不感兴趣，而对其结果，即病人能够顺利康复感兴趣。

（三）兴趣的品质

1. 广度 广度是指兴趣范围的大小。日常生活中，有的人兴趣广泛，多才多艺；而有的人兴趣单一，常常将自己禁锢在某一两个专业领域或小圈子里。一般来说，广泛的兴趣有利于人们获得较广博的知识。

2. 指向性 指向性是指兴趣指向于一定的对象或现象。它反映了人们对某个特定领域的事物产生了浓厚、强烈的兴趣，推动人们较深刻地认识客观世界。

3. 持久性 持久性是指在某一事物上或领域内所持续时间的长短。

4. 效能性 效能性是指某些兴趣对活动产生的效果。它能积极推动人的活动，提高活动的效能。

第三节 人格的心理特征

一、能力

在日常生活中，经常有这样的说法，有人聪慧，有人笨拙；有人具有艺术天赋，有人具有组织领导能力；有人学业有成，有人事业成功；有人成就非凡，有人碌碌无为等。我们每天都在谈论能力这个话题。

（一）概述

能力是个体在活动中表现出来的直接影响活动效率，使活动得以顺利进行的个性心理特征。它包括以下两层含义：一是指已经表现出来的实际能力；二是指潜在的、尚未表现出来的能力，它表现了个体潜在的可能性。

能力与活动联系紧密。能力表现在所从事的各种活动中，并在活动中得到发展。如一个人的管理才能，只有在领导一个团队从事某项活动时才能表现出来；一个人的艺术才能，只有在从事相关活动时才能得以施展。

人们要完成某种活动，往往不能只依靠一种能力，而要依靠多种能力的结合。这种结合在一起的能力叫才能。能力的高度发展称为天才。天才往往是各种高度发展的能力的结合，它使人能够顺利、独立、创造性地完成某些复杂的活动。

（二）能力的种类

1. 一般能力和特殊能力 一般能力指在不同活动中表现出来的能力，如观察力、记忆力、思维能力、动手能力、演讲能力、社交能力和组织能力等。人们在从事任何实际活动时，都和这些能力分不开。平时我们所说的智力，就是指一般能力。特殊能力又称专门能力，指在某种专业活动中表现出来的能力。它是顺利完成某种专业活动的心理条件。例如，画家的色彩鉴别力、形象记忆力；音乐家区别旋律的能力、感受音乐节奏的能力等，均属于特殊能力。

一般能力和特殊能力的关系十分密切。一方面，一般能力是特殊能力的基础，而特殊能力的形成和发展又有助于一般能力的完善。如听觉能力属于人的一般能力，这一能力会表现在音乐能力和言语能力中。音乐能力的发展又会提高听觉能力，并进而影响言语听觉能力的发展。

2. 模仿能力和创造能力 模仿能力指人们通过观察别人的行为、活动来学习各种知识，然后以相同的方式做出反应的能力。模仿是动物和人类最主要的学习方式。创造能力指人们产生新思想和新产品的能力。人的模仿能力和创造能力相互联系、密不可分。人们先有模仿行为，后有创造行为，模仿为创造提供了前提条件和基础。

3. 认知能力、操作能力和社交能力 认知能力是指人脑加工、储存、提取信息的能力。人们认识客观世界、获得各种知识，都是通过认知能力来实现的。操作能力是指人们以操作技能为基础，以自己的肢体来完成各项活动的能力。社交能力是人们在社交过程中所表现出来的各种能力。

（三）能力的发展

能力的发展遵循一定的规律，且存在明显的个体差异。

1. 能力发展的一般趋势 从幼儿期到少年期，能力的发展与年龄的增长呈同步状态；15 岁左右，能力发展落后于年龄的增长，发展速度趋于缓慢；18～25 岁，人的多种能力发展达到顶峰，然后约维持 10 年的时间；36 岁后，多种能力开始下降；60 岁后各种能力急速下降。

2. 能力的个体差异　能力差异主要表现在能力的类型、水平和表现早晚三个方面。

（1）能力的类型差异：人的能力可以在知觉、表象、记忆、言语、思维等方面表现出一定的差异，这是不同类型能力的差异，也称为能力的结构差异。例如，在智力上，有的人观察能力强，有的人记忆能力强，有的人想象能力强。正是在这些方面所表现出来的差异，使人们在能力方面表现得多才多艺、各有所长。

（2）能力的水平差异：心理学家通过大量的测验发现，能力的个别差异在一般人群中呈正态分布，表现为中间多，两端少，大部分人的能力处于中等水平，只有少数人的能力属于极高或极低的范围（图 3－3）。

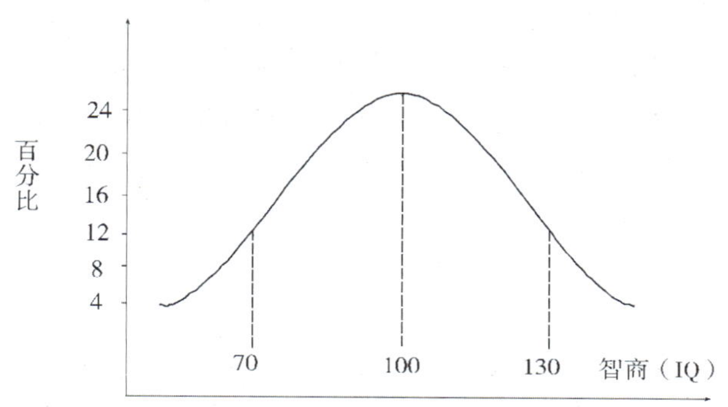

图 3－3　智商分布曲线

（3）表现早晚的差异：人的能力的充分发挥有早有晚。有些人的能力表现较早，年轻时就才华横溢，这叫"人才早熟"。如诗人白居易，1 岁开始识字，5、6 岁就会作诗，9 岁已精通声韵。唐代王勃 6 岁就善于文辞，13 岁时写了著名的《滕王阁序》。德国大数学家高斯 3 岁时就会心算，8、9 岁时就会解级数求和的问题，他的重大成就大部分是在 14～17 岁这个阶段完成的。德国大诗人歌德在 9 岁时就能用德文、拉丁文和希腊文写诗。

另一种情况是有些人的能力在较晚的年龄才得到充分发展，即"大器晚成"。这些人年轻时未显露出卓越的能力，到了中年甚至晚年才崭露头角，表现出惊人的才智。如达尔文年轻时被认为智力低下，以后成为进化论的创始人。画家齐白石在 40 岁时才显露出绘画才能，50 岁时成为著名画家。

（四）影响能力形成和发展的因素

1. 遗传因素　遗传因素为能力的形成和发展提供了生理基础，特别是脑、神经系统、感觉器官与运动器官的生理条件起着重要作用。离开了这些方面的发展，根本谈不上能力的发展。双目失明的儿童很难在绘画方面得到发展；生来就聋哑的人难以在音乐和语言方面得到发展。我们承认遗传素质在能力形成中的作用，但并不能由此而得出能力由遗传决定的结论。

2. 环境因素与早期教育　能力发展与后天环境、教育、实践活动关系密切。世界各地曾发现多例"野孩"，这些孩子从婴儿时期起就被野兽哺育。他们的先天遗传因素与一般的儿童没有什么差别，但由于后天环境的影响，他们没能发展正常的人类能力，却带有明显的兽性。这说明，人的能力不能离开社会环境而发展。

环境因素对能力发展的影响作用已经得到大家公认。越来越多的科学家认为，早期环境与教育对能力的形成和发展具有决定作用。早期教育还可以培养和发现超常儿童。

3. 实践活动 能力是人在改造客观世界的实践活动中形成和发展的。离开实践活动，即使有良好的素质、环境、教育，能力也难以形成和发展。实践活动对各种特殊能力的发展起着重要的作用，能力是在使用中积累的。由于实践的性质、广度和深度不同，人们形成了各种不同的能力。油漆工在长期的工作中，辨别漆色的能力得到充分的发展，他们可以分辨的颜色达四五百种；陶器和瓷器工人听觉很灵敏，他们可以根据轻敲陶瓷制品时发出声音的性质，来判断器皿质量的优劣。同样的道理，人的自学能力是在学习活动中形成与发展的；人的组织能力也是在长期的社会实践中逐渐形成的。脱离了具体的实践活动，人的各种能力是无从提高和发展的。

二、气质

（一）概述

1. 概念 气质是表现在心理活动的强度、速度和灵活性方面的典型的、稳定的心理特征。在日常生活中，我们经常会听到这样的评论，有的人性情暴躁，容易发火；有的人遇事沉着，不动声色；有的人活泼好动，能说会道；有的人沉默寡言，不善言辞；有的人多愁善感，胆小怕事等等，这些都是气质的不同表现。

2. 特点

（1）稳定性：在人格结构中，由于更多地受神经系统特征的影响，气质比能力、性格更具有稳定性。在一般情况下，人在一生中较难改变自己的气质类型。

人们在从事各种活动时，总会在其间显示出同样的动力特征。如容易激动的人，做起事来风风火火，说起话来爽快利索，争论起来伶牙俐齿，情绪反应比较激烈且不稳定。

（2）天赋性：气质在很大程度上是由遗传因素决定的。个体一出生，就具有某些气质特征。有的婴儿爱哭，有的婴儿爱笑，有的手脚动作多，这是气质最早、最真实的表现。儿童的遗传因素越接近，气质的表现也越接近。

（3）可塑性：气质虽然具有稳定性与天赋性，但在后天环境、教育、社会的影响下，也会发生一些变化。例如，情绪易激动的人在集体环境中生活时间长了，克制能力可能会增强；动作比较缓慢的人，在长期的特殊训练下，能使行动变得比较迅速，以适应工作要求。不过，与其他心理特征相比，气质的改变要困难得多、缓慢得多。

（二）气质类型及其特点

气质类型是指在某一类人身上共同具有的典型特征的有机结合。构成气质类型的特性有耐受性、敏捷性、可塑性以及感受性等。最早提出气质类型学说的是古希腊的医生希波克拉底，他认为人体内有 4 种体液：血液、黄胆汁、黑胆汁和黏液，这四种体液在身体中的混合比例不同，从而形成了不同类型的气质。这四种气质类型的心理特点大致如下。

1. 多血质　行动具有很高的反应性，会对一切有吸引力的东西兴致勃勃。行动敏捷，有高度的可塑性，容易适应环境，善于结交新朋友，言语具有渲染力和号召力。在活动中，往往能表现出很高的活力，有较强的坚定性和毅力。但在平凡而持久的活动中，热情容易消退，表现出萎靡不振。

2. 胆汁质　精力充沛，情绪发生快而强，言语动作急速而难以控制，热情，显得直爽或胆大，易怒，急躁。

3. 黏液质　安静，沉稳，情绪发生慢而弱，言语动作和思维比较迟缓，注意稳定，显得庄重、坚忍，但也往往表现出执拗、淡漠。

4. 抑郁质　柔弱易倦，情绪发生慢而强，体验深沉，言行迟缓无力，胆小，忸怩，善于觉察到别人不易觉察到的细小事物，容易变得孤僻。

（三）高级神经活动类型与气质类型

巴甫洛夫通过动物研究发现，不同动物在形成条件反射时存在差异，其高级神经活动的兴奋和抑制特性有独特的、稳定的结合，构成动物神经系统类型，也叫做动物高级神经活动类型。

动物高级神经系统活动的兴奋和抑制具有强度、平衡性、灵活性三种特性，人的高级神经活动也具有相同的特性。根据这三种特性的结合，巴甫洛夫将人的高级神经活动分为四种类型，而高级神经活动类型是人的气质的生理基础。与这四种类型相对应，人的气质可分为 4 种类型（表 3－1），它们是高级神经活动类型的心理表现。

表 3－1　高级神经活动类型与气质类型对照表

神经类型（气质类型）	强度	平衡性	灵活性	行为特点
兴奋型（胆汁质）	强	不平衡		攻击性强，易兴奋，不易约束，不可抑制
活泼型（多血质）	强	平衡	灵活	活泼好动，反应灵活，好交际
安静型（黏液质）	强	平衡	不灵活	安静，坚定，迟缓，有节制，不好交际
抑制型（抑郁质）	弱			胆小退缩，消极防御反应

（四）气质的意义

1. 气质与成就　气质本身无优劣之分，任何一种气质都有其积极和消极的方面，它也不能决定一个人的社会价值和成就的高低。任何一种气质类型的人，都可能成为本专业的专家，也可能成为一事无成的人；既可能成为品德高尚的人，也可能成为有害于社会的人。

2. 气质与职业　不同专业、职业对气质特点有不同的要求，某些气质特征往往能为个人从事某种职业活动提供有利条件。胆汁质者可以成为出色的导游、推销员、节目主持人、演讲者、外事接待人员、演员、监督员等，他们适合于喧闹嘈杂的工作环境，而对于需要长期安坐、细心检查的工作则难以胜任。对于多血质者，适宜的工作有外交工作、管理工作、公关人员、驾驶员、医生、律师、运动员、新闻记者、演员、军人、警察等，但他们不适宜做过细的工作，单调机械的工作也难以胜任。外科医生、法官、管理人员、会计、保育员、话务员、播音员等是黏液质者比较合适的工作，充满变化、需要灵活处理的工作会使他们感到压力。对于抑郁质者来说，胆汁质无法胜任的工作他们倒能应付自如，如校对、打字、检查员、化验员、保管员、机要秘书等，都是他们理想的工作。

3. 气质与交际 了解自己和他人的气质在人际交往中具有重要意义。如向粘液质者提出要求，应让他有时间考虑，对抑郁质者应多给予关心和鼓励，与胆汁质者打交道应避免发生冲突等。当然，这都是从一般意义上来说的，现实中应当因人而异。

4. 气质与健康 不同的气质特点对人的心身健康有不同的影响。如孤僻、抑郁、情绪不稳定、易冲动等特征都不利于心身健康，而且是某些疾病的易感因素。在临床工作中，护理人员应根据不同气质类型的患者，采取不同的护理措施。

三、性格

（一）概念

性格一词源于古希腊语，其原意为经雕琢而刻意留下的痕迹或标记。后来，这个概念也用来表示经过环境“雕琢”后人们所具有的心理特点。性格是指一个人表现在对现实的态度和行为方式上的比较稳定的心理特征。

人在现实的生活中，受到客观事物的影响，然后通过认知、情绪、意志活动被个体反映并保存下来，而后形成对客观现实和周围世界的态度，并表现在个体的行为举止中。性格是一种与社会活动相关最为密切的人格特征，包含了许多社会道德含义。

（二）性格的特征

性格是一个复杂而完整的系统，它包含着各个侧面，具有各种不同的性格特征。这些特征大体可以概括为以下四个方面。

1. 态度特征 指人在处理各种社会关系方面的性格特征。主要有：对社会、集体、他人的态度，对劳动、工作和学习的态度，对自己的态度。如助人为乐还是损人利己，认真负责还是敷衍了事，严于律己还是放任自流等。

2. 理智特征 指人在感知、记忆和思维等认知活动过程中表现出来的性格特征，又称为性格的认知特征。例如，在感知方面表现为观察精细和观察疏略等；在记忆方面表现为主动记忆和被动记忆等；想象方面表现为狭窄想象和广阔想象等；在思维方面表现为守旧型和独创型、灵活型和呆板型等。

3. 情绪特征 指人在情绪过程方面的性格特征，主要体现在情绪的强度、情绪的稳定性、情绪的持久性及情绪的心境。情绪是热情的、稳定的、持久的、积极乐观的，还是冷漠的、波动的、短暂的、消极的、多愁善感的。

4. 意志特征 指人在意志过程方面的特征，主要体现在行动是否具有明确的目的、行为是否受社会规范的制约、对行为的自觉控制能力和在危机关头如何应对危机等方面。

（三）性格的类型

性格的类型是指一类人身上所共有的性格特征的独特结合。心理学家按一定原则和标准把性格加以分类，因此，形成了不同的性格类型理论。常见的分类有以下几种：

1. 以心理功能优势分类　这是英国的培因和法国的李波特提出的分类法。他们根据理智、情绪、意志三种心理功能在人的性格中所占地位不同，将人的性格分为理智型、情绪型和意志型。

理智型：用理智的来评价周围发生的一切，并以理智支配和控制自己的行动，处事冷静。

情绪型：用情绪来评估一切，言谈举止易受情绪左右。这类人最大的特点是行为冲动，不能三思而后行。

意志型：行动目标明确，主动、积极、果敢、坚定，有较强的自制力。

除了这三种典型的类型外，还有一些混合类型，如理智－意志型等等。现实生活中，大多数人属于混合型。

2. 以心理活动的倾向分类　瑞士心理学家荣格根据力比多的活动方向不同，将性格分为内倾型和外倾型。力比多指个人内在的、本能的力量。力比多活动的方向可以指向于内部世界，也可以指向于外部世界。

内倾型：心理活动倾向于内部，处世谨慎，深思熟虑，交际面窄，适应环境能力差。

外倾型：心理活动倾向于外部，活泼开朗，活动能力强，容易适应环境的变化。

3. 以个体独立性程度分类　美国心理学家威特金等人根据场的理论，将人的性格分成场依存型和场独立型。

场依存型：也称顺从型，倾向于以外在参照物作为信息加工的依据，他们易受环境或附加物的干扰，常不加批评地接受别人的意见，应激能力差。

场独立型：又称独立型，不易受外来事物的干扰，倾向于利用内在参照即自己的认识作为信息加工的依据，他们具有独立判断事物、发现问题、解决问题的能力，应激能力强。

4. 按对心身疾病的易罹患性分类

（1）A 型性格：A 型性格的人经常充满着成功的理想和进取心，整天闲不住，时间感特别强。急躁、易怒、怀有戒心，爱挑剔，富有敌意、容易激惹，对日常琐事毫无耐心。

（2）B 型性格：B 型性格的人是非竞争型的人。为人随和，生活较悠闲，工作要求较宽松，看成败得失较淡薄。

（3）C 型性格：C 型性格的人把愤怒藏在心里加以控制，压抑和否定自己的愤怒情绪。在行为上表现出与人过分合作，原谅一些不该原谅的行为，生活和工作中没有注意和目标，过分有耐心，回避冲突，委曲求全，控制负性情绪，特别是愤怒。

研究表明，A 型性格的人容易得冠心病，其发病率是 B 型性格的 2 倍，而心肌梗死的复发率是 B 型性格的 5 倍。C 型性格的人易患癌症。

(四) 性格与气质、能力的关系

1. 性格与气质 由于性格与气质相互制约、相互影响，人们在日常生活中经常会把二者混淆。其实性格和气质是两个不同的概念，二者既有区别，又有联系。

性格和气质的区别表现在以下几个方面。

(1) 基础方面：气质是由个体先天的遗传素质决定的，个体一出生就有不同的气质表现；性格不是生来就有的，而是在一定气质基础上，在人的活动与社会环境相互作用下形成的。

(2) 表现方面：气质是生物进化的结果，只表现中枢神经活动的生物特性；性格则多为社会环境的产物，更多的表现了人的社会特性。

(3) 主体方面：气质是人和动物所共有的，而性格是人所特有的。

(4) 评价方面：从社会评价的角度来看，气质没有好坏之分。因为，每一种气质都有其积极和消极的一面。而性格则有好坏之分，人们总是把正直、诚实、勤劳、勇敢、谦虚、认真等看成是良好的性格特征，而把阴险、狡诈、懒惰、怯懦、骄傲、马虎等看成是不良的性格特征。

性格与气质的关系密切，二者相互渗透、相互影响。相同气质类型的人可能性格特征不同；性格特征相似的人可能气质类型不同。气质可按自己的动力方式渲染性格，使性格具有独特的色彩；气质会影响性格形成与发展的速度；性格在一定程度上可掩盖和改造气质，使气质服从于社会实践的要求。如护理人员应具有冷静沉着、反应敏捷等性格特征，在严格、规范的培训中，这些性格的形成就会掩盖或改变胆汁质者易冲动、急躁的气质特征。

2. 性格与能力 性格与能力是个性心理特征中的两个不同侧面。能力是决定心理活动的基本因素，活动能否进行，这与能力有关；性格则表现为人的活动指向什么，采取什么态度，怎样进行。一个人的性格与能力是在实践过程中发展起来的，二者之间相互联系、相互影响。

性格制约着能力的形成与发展。一方面，性格影响能力的发展水平。人对工作的责任感、坚持性以及自信、自制等性格特征，都制约着能力的发展。研究表明，两个智力水平相当的学生，勤奋、自信心强、富于创新精神的那个学生，其能力发展较快；而懒惰、墨守成规的那个学生，其能力难以达到较高水平。另一方面，良好的性格特征往往能够补偿能力的某种缺陷，“笨鸟先飞”、“勤能补拙”体现了性格对能力的补偿作用。但是不良的性格特征会阻碍能力的发展，甚至使能力衰退。

能力的形成与发展也会促使相应性格特征的发展。例如，某学生在教师的培养和具体指导下，大量地阅读文学作品，注意观察周围环境和身边发生的事情，然后练习写作。经过长期的训练，不但发展了观察力、想象力和思维能力，还形成了主动观察、富于想象、独立思考等性格特征。

第四节 自我意识

一、概述

自我意识是指个体对自己作为客体存在的各方面的意识，包括对自己的存在以及自己对周围的人或物的关系的认识、感受、评价和调控。

自我意识具有以下涵义：

（1）自我意识是个体对自我（包括生理、心理及社会关系诸方面）的意识。

（2）自我意识是一种多维度、多层次的综合性的心理系统。它不仅体现在认知上（自我认识），而且体现在情感（自我体验）和意志（自我控制）上。

（3）自我意识不是与其他心理活动并行或独立的，而是统领人的整个心理和行为，并渗透其中，对人的心理和行为起调控作用。

二、特点

自我意识的特点主要表现在以下三个方面。

（一）社会性

从人类发展上看，自我意识是人类祖先在演化过程中，为了适应群体协作的生活方式而产生的，这既是人与动物心理的根本区别，又是人的心理发展成熟度的重要标志。

从个体发展上看，自我意识的发生和发展不是人自然成熟的结果，而是一个社会化的过程。自我意识的形成和发展是个体社会化的一项重要内容，它是在一定的社会文化背景下，通过一定的社会生活实践得以实现的。自我意识的内容、评价标准都受到当时社会的制约。所以，在不同时代、不同社会、不同民族、不同区域中，人们的自我意识是有差异的。

（二）能动性

自我意识的能动性是指自我意识对人的心理和行为的调控作用。人能自觉、主动地认识、调节和控制自己。自我意识不仅使人对自我有清晰的反映，而且能通过自我监督、自我批评、自我鼓励、自我教育等形式统领、调控自身的心理和行为。自我意识能动性的发展是自我意识成熟的重要标志。

（三）同一性

自我意识的同一性是指个体虽然处在变化发展之中，但是个体对自己的本质特点、信仰、行动及身心的其他重要方面的基本认识和基本态度始终保持一贯性。如果同一性差，则自我意识不稳定，是不成熟的表现；如果已建立起来的同一性发生混乱，则会出现人格障碍。

三、自我意识的层次结构

自我意识从内容和形式上都表现为多层次的结构（图 3－4）。

（一）自我意识的内容

从内容上看，自我意识可分为生理自我、社会自我和心理自我。自我意识中不同形式的自我和不同内容的自我的相互联系，构成了一个人个性的综合调控系统。

1. 生理自我 生理自我指个人对自己的生理属性的意识，包括对自己外部特征（即身体的高矮、体形的胖瘦、相貌的美丑等）、解剖结构（即各器官组织的正常与异常等）、生理功能（即各系统功能健全与疾患等）等的意识。如意识到自己的高矮、胖瘦、美丑、黑白、力量的大小、体质的强弱等。生理自我是自我意识中最基本的内容，是其他自我内容的基础，它也是在自我发展过程中最早形成的内容。新生儿不能把自己的躯体与外部世界区分开，随着与父母的交往，形成对自己躯体的认识时，即产生生理自我。生理自我使个体把自我和非我区别开来，意识到自己的生存是寄托在躯体之上的。包括占有感、支配感、爱护感和认同感等。

2. 社会自我 社会自我指个体对自身社会性要素的意识，即对个体在社会生活中所扮演的角色、名誉、地位、人际关系、处境、权利、义务等的意识。社会自我是在历史、文化、社会影响下形成的。例如，一位医护人员，在医院里，他要意识到自己是一位医护人员，有医护人员的责任与义务；在家里，他可能是丈夫（或妻子）和父亲（或母亲），他要意识到做丈夫（或妻子）和父亲（或母亲）的责任与义务。

3. 心理自我 心理自我是指一个人对自己的心理属性的意识，包括对自己的感知、记忆、思维、智力、性格、气质、动机、需要、价值观和行为等方面的意识。心理自我使人认识并体验到内心进行的心理活动，如意识到自己的观察力强不强，记忆力好不好，思维敏捷还是迟钝，情绪容易激动还是比较稳定，性格内向还是外向，意志力强还是弱，心理是否健康等。

（二）自我意识的形式

从形式上看，自我意识表现为认知的、情感的、意志的三种形式，分别称为自我认识、自我体验和自我调控。

1. 自我认识 自我认识是自我意识的认知成分，指个体对生理自我、心理自我和社会自我的认识。包括自我感觉、自我观察、自我观念、自我分析和自我评价等层次。其中，自我观念和自我评价是自我认识中最主要的方面，集中反映了个体自我认识乃至自我意识的发展水平，也是自我体验和自我调控的前提。自我观念又分现实自我、投射自我和理想自我三个维度。

如果一个人不能正确认识自我，只看到自己的不足，觉得处处不如别人，就会产生自卑心理，丧失自信心，做事畏缩不前；相反，如果一个人过高地估计自己，就会骄傲自大、盲目乐观，容易导致工作的失误。因此，恰当地认识自我，实事求是地评价自己，是人格完善的重要前提。

2. 自我体验 自我体验是自我意识的情感成分，在自我意识的基础上产生，反映了个体对自己所持的态度。它包括自我感受、自爱、自尊、自信、自卑、内疚、自豪感、成就感、自我效能感等层次。其中，自尊感与自卑感是自我体验中最主要的方面。当一个人对自己作出积极评价时，就会产生自尊感；作出消极评价时，则会产生自卑感。

自我体验可以促使自我认识转化为信念，进而指导一个人的言行；自我体验还能伴随着自我评价激励适当的行为，抑制不适当的行为。

3. 自我调控 自我调控是自我意识的意志成分，指个体对自己行为与心理活动的自我作用过程。它包括自立、自主、自律、自我监督、自我控制和自我教育等层次。其中，自我控制和自我教育是自我调控中最主要的方面。如一位医护人员意识到熟练掌握护理技术对于自己工作的重要意义，会激发起努力学习、勤于练习的动机，并在行动中表现出刻苦、勤奋的精神。

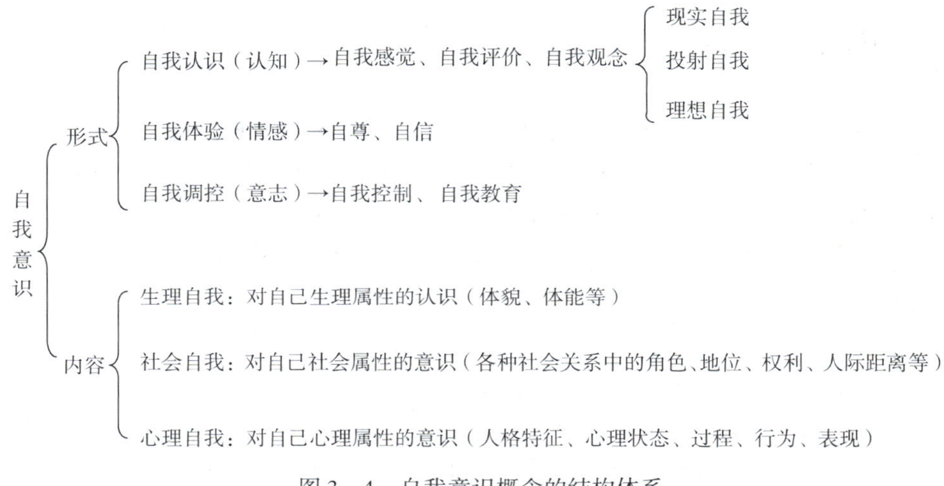

图 3－4 自我意识概念的结构体系

四、自我意识的形成与发展

（一）自我意识的形成

人的自我意识是在实践活动、社会交往中发展起来的。它从发生到相对稳定成熟，大约要经历 25 年左右。其间不同的发展特点构成不同质的阶段。

新生儿生来并无自我意识，只是到 1 周岁左右，才把自己的动作和动作对象区分开，把自己和自己的动作区分开，把自己作为活动的主体，意识到自我的存在和力量。2 周岁左右幼儿开始使用“我”这个词，把自己作为主体和客体分开，标志着自我意识的发生。

随着生活范围的扩大、语言的交往，幼儿的社会性、认知开始发展，自我评价、自我体验、自我调控开始发生，独立性、目的性、自觉性也得以发展，能运用行动规则来评价事物的好坏，在一定程度上调节、控制自己的行为。

小学儿童可从道德原则、主观动机上评价自己行为的好坏，特别是中年级儿童，自我评价的独立性、批判性得以发展，自尊心、荣誉感、责任感得以发展，并学会了有意识调节自己的行为，养成学习的习惯。

少年期，自我意识发生质变，初一学生的自我评价由具体性向抽象性转化，初三学生的自我评价由外部行为向内心品质转化，独立性迅速发展，能认识自己的外部特征，还能反观自己的内心世界，意识到自己的人格。他们开始关注自己是一个什么样的人，但自我评价仍具有片面性、主观性和被动性，往往过高或过低地评价自己，人格发展还未成熟。

青年期，自我意识急剧发展，趋向成熟。他们不仅关心自己是什么样的人，而且强烈关注自己将成为什么样的人和如何成为这样的人，认识到个体的自我只能存在于社会中，对自我意识有更本质的认识。他们能独立自主地按一定的目标和准则来评价自己的品质和能力，能较为全面地评价自我，辩证地看待自我。通过自我意识的矛盾运动，使现实自我和理想自我，主体自我和社会自我在新的水平上达到积极的统一，有目的地塑造自我、改造自我、实现自我完善。

（二）自我意识发展的途径

1. 通过认识别人，再与自己加以对照来认识自己 人最初是以别人来反映自己的。个体往往把对他人的认识迁移到自己身上，像认识他人那样来“客观”地认识自己。如，当看到别人对长者很有礼貌并受到大家称赞时，就来对照反思自己的言行，从而认识到自己平时对长者的态度。经过多次对比，就会促进个体对自我的认识，形成相应的自我概念。

2. 通过分析别人对自己的评价来认识自己 一个人对自己的认识，在很大程度受他人评价的影响。这如同人对着镜子来认识自己的模样一样，儿童认识自己是把别人对自己的评价当做一面镜子，来不断认识自我的，包括自己的优点和缺点。由于人的活动范围比较大，经常从属于不同的团体，接触不同的人，每个团体、每个人对你的评价就是一面镜子，这样就可以通过不同的镜子来照出多个自我，这样，个体就能较全面地认识自己，从而促使自我意识的不断发展。

3. 通过考察自己的言行和活动的成效来认识自己 自我意识是个体实践活动的反映。自己在实践活动中的表现和取得的成果也会成为一面镜子，通过这面镜子能反映出自己的体力、智能、情感、意志和品德等特性，从而使之成为自我认识、评价的对象。如一个学生，在学习上或一项竞赛中取得了好成绩，他会从中体验到一种自信，对自己和自己的能力就会有新的认识。

4. 通过自我监督与自我教育来完善自己 个体通过以上几方面的途径，在不断地反省自己中，发现现实自我与理想自我的差距，一方面通过自我监督，来克制、约束自我，服从既定目标；另一方面通过自我教育，按社会要求对客体自我自觉实施教育，以实现现实自我与理想自我的积极统一。总之，自我监督，着眼于“克制”，而自我教育，着眼于“发展”，二者共同承担自我意识的不断完善。

5. 追求自我理想 自我理想就是一个人对追求目标的向往。个体所追求的目标对他本人来说，总认为是最有意义的。想当医生的人，就认为医生的职业最高尚；想当企业家的人，就认为企业家的工作最有意义。同样，想当社会活动家的人，也就认为社会活动家的工作最光荣等等。一般来说，青年人在这个时期，由于精力充沛，大都具有自己追求的目标。目标在这个时期往往成为他们自我奋斗的一种象征，并由此产生巨大的吸引力。当自我意识的发展从成人的约束下独立出来，而强调自我价值和自我理想的时候，个体的自我意识也就确立了。因此，自我意识形成的过程，也就是个体不断成长的过程。

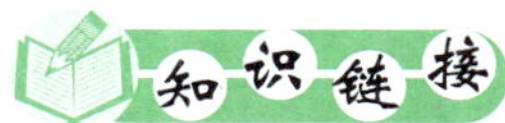

“积极人格”模式

“积极心理学是致力于研究人的发展潜力和美德等积极品质的一门科学。”Peterson和Seligman（2001）曾做过一个积极力量的行为分类评价系统，在这个系统里，良好品德（智慧、勇气等）是核心，而培养性格的积极力量则是确保个体能获得良好品德的重要途径，下面所列的24种性格积极力量就是积极心理学研究的24种主要积极人格特质，即积极人格具有的24个特征。

1. 对世界的好奇和兴趣。
2. 爱学习。
3. 创造性、创见性和创新性。
4. 判断力、批判性思维和开放性思想。
5. 个人、社会和情感性智力。
6. 大局观。
7. 英勇、勇敢。
8. 坚持性、勤奋。
9. 正直、诚恳、真实。
10. 慈祥、慷慨。
11. 爱和被爱的能力。
12. 公民的职责、权力和义务，忠诚、团队精神。
13. 公正、平等。
14. 领导的职责、权力和义务。
15. 自我控制和自我调节。
16. 审慎、小心、考虑周到。
17. 适度和谦虚。
18. 对优秀和美丽的敬畏和欣赏。
19. 感激。
20. 希望、乐观、为将来作好准备。
21. 精神追求、信念和信仰。
22. 宽恕、仁慈。
23. 风趣、幽默。
24. 热情、激情、热心和精力充沛。

复习思考题

一、单项选择题

1. 下列属于人格心理特征的成分有（　　）

A. 能力　B. 需要　C. 动机　D. 兴趣　E. 自我意识

2. 动机冲突中“鱼与熊掌不可兼得”属于（　　）

A. 双趋冲突　B. 趋避冲突　C. 双避冲突　D. 以上都不是　E. 以上都是

3. 能力可分为一般能力和特殊能力，属于特殊能力的是（　　）

A. 数学能力　B. 记忆能力　C. 学习能力　D. 想象能力　E. 言语能力

4. 某人聪明、好动、热情，反应敏捷，容易兴奋和激动，但缺乏耐心和毅力。这种气质类型属于（　　）

A. 黏液质　B. 多血质　C. 胆汁质　D. 抑郁质　E. 以上都不是

5. “人心不同，各如其面”体现了人格的

A. 独特性　B. 稳定性　C. 整体性　D. 复杂性　E. 多样性

6. 以下对需要论述错误的一项是（　　）

A. 需要是对有机体内部不平衡状态的反映

B. 需要表现为有机体对内外环境条件的欲求

C. 人的需要是不断发展的，人的需要永远不会停留在一个水平上

D. 需要是推动有机体活动的动力和源泉

E. 以上都不是

7. 一个人所表现出的同情心或自私、诚实或虚伪的性格特征属于性格的（　　）

A. 意志特征　B. 理智特征　C. 情绪特征　D. 态度特征　E. 以上都不是

8. 人格中不包括

A. 气质　B. 能力　C. 情绪　D. 性格　E. 需要

9. 人格形成的标志

A. 自我意识的确立和社会化

B. 个体心理面貌的稳定

C. 性格具有内在的一致性

D. 具有独特的心理特征

E. 以上都不是

10. 关于动机的描述不正确的是

A. 动机是在需要的基础上产生的

B. 动机不能进行直接的观察，但可以根据个体的外部行为表现加以推断

C. 动机的产生取决于两个条件：主体需要和客观诱因

D. 动机在人的行为活动中一般具有激发功能、指向功能、维持功能和调节

功能

E. 以上都不对

11. 人们通过观察别人的行为、活动来学习各种知识，然后以相同的方式做出反应的能力称为

A. 创造能力　B. 模仿能力　C. 社交能力　D. 认知能力　E. 特殊能力

12. 关于自我意识的描述，不正确的是

A. 自我意识是个体对自我的意识

B. 自我意识是指个体对自己作为客体存在的各方面的意识

C. 自我意识的特点主要表现在社会性、能动性和同一性三个方面

D. 自我意识表现为认知的、情感的、意志的三种形式

E. 自我意识最大的特点是与其他心理活动并行或独立

13. “笨鸟先飞”、“勤能补拙”体现了性格对（　　）的补偿作用

A. 兴趣　B. 能力　C. 需要　D. 动机　E. 意志

二、填空题

1. 人格的一般特征有________、________、________、________。
2. 动机的功能有________、________、________。
3. 兴趣的品质包括________、________、________、________。
4. 能力的个体差异有________、________、________。
5. 气质类型有________、________、________、________。
6. 从形式上看，自我意识表现为________、________、________三种形式，分别称为________、________和________。从内容上看，自我意识可分为________、________和________。

三、名词解释

1. 需要
2. 动机
3. 兴趣
4. 能力
5. 气质
6. 性格
7. 自我意识

四、简答题

1. 简述马斯洛需要层次理论。
2. 自我意识发展的途径有哪些？
3. 影响人格形成和发展的因素有哪些？

五、论述题

1. 根据自身气质类型，简述气质的意义。
2. 结合自身特点，分析影响能力的形成和发展的因素有哪些。

（董作华、张毅）

第四章 心理学基本理论

1. 了解后现代心理学思潮的主要思想。

2. 熟悉认知心理学、心理生理学派、完形主义学派中主要代表人物的主要理论。

3. 掌握精神分析学派、行为主义学派、人本主义学派的代表人物及其主要理论观点。

著名心理学家艾宾浩斯说过："心理学有着漫长的过去，却只有短暂的历史。"

在远古时代，人们还不清楚自己身体的构造，却开始注意各种心理现象。人怎么有知觉、记忆、想象、喜怒和欲望等活动？睡觉时为何有梦？人们相信人体内存在主宰自己活动的东西，称之为"灵魂"或者"灵气"。古希腊、古罗马以及西欧中世纪的哲学家对灵魂的见解不同，提出了形态各异的理论，其中许多论述都是关于心理现象的。可以说，他们的思想中闪烁着心理学的火花。由此可见，心理学确有一个长期的过去。

但是，心理学作为一门科学的历史却为时较短。通过几个世纪哲学心理学和心理生理学的研究，心理学逐渐形成了自己的体系、科学事实和研究方法。1879 年，冯特在德国莱比锡大学建立第一所心理学实验室。从此，心理学成为一门独立的科学。

心理学自从脱离哲学而成为一门独立学科之后，相继出现了许多理论学派。各学派在心理学的研究对象、性质和方法上持有不同的观点，研究的范围和内容也各不相同。各学派之间相互争论，长期对峙，学派内部也因见解不同而分出新的派别。冯特认为，心理学的任务是分析各种心理化合物的心理元素，探讨由心理元素构成各种心理化合物的方式和规律，人们称之为"元素主义心理学"；冯特的英国学生铁钦纳继承和发展了老师的学说，正式创立了"构造主义心理学"，认为心理学的研究对象是意识的构造；而以詹姆斯和安吉尔为代表的一些美国心理学家，提出心理学的任务不在于研究人的意识的构造，而在于研究它的机能，创建了"机能主义心理学"；安吉尔的学生华生认为，心理学之所以长期不能成为一门精确的科学，主要因为它所研究的是一种不可捉摸和不可接近的对象，他提出心理学应该把行为而不是把意识作为研究对象，其创建的学派称为"行为主义心理学派"；20 世纪初，奥地利的精神科医生弗洛伊德主张心理学要想了解人的心理的真实情况，了解人的精神表现的真实原因，就必须通过一定的技术，求助于人的“无意识”（潜意识），从而创建了“精神分析心理学派”。之后，心理学研究领域出现了“人本主义学派”、“认知心理学派”、“心理生理学派”等。精神分析学派、行为主义学派、人本主义学派并称为心理学的三大势力，积极推进了心理学的发展。

第一节　精神分析学派

精神分析学派又称心理分析学派、精神动力学派，由奥地利精神科医生西格蒙德·弗洛伊德（1956～1937）于19世纪末20世纪初创立。精神分析学派是现代西方心理学的一个重要流派，它起源于精神病的治疗实践，而不是像其他学派那样源于大学心理学实验室研究，是一个非学院心理学派。可以说，精神分析既是一种特殊的治疗精神病的方法，又是研究潜意识活动的理论派别。弗洛伊德在晚年将精神分析的理论和方法广泛应用到社会科学的各个领域（如文学、美学、电影学、哲学等等），成为一种无所不包的哲学观或者世界观，成为现代西方社会的一种主要思潮（图4－1）。

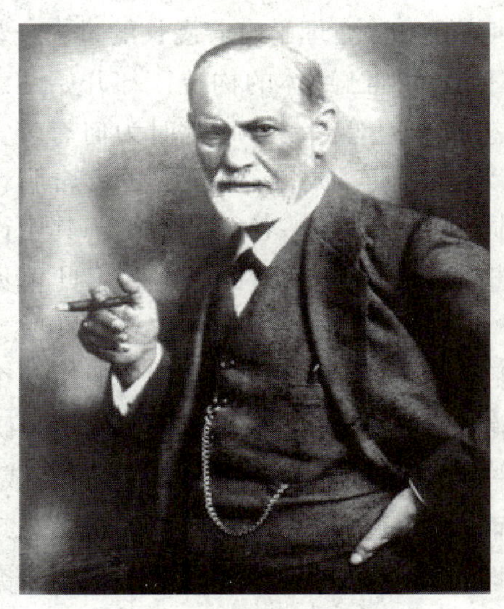

图4－1　西格蒙德·弗洛伊德

一、弗洛伊德的精神分析理论

（一）潜意识理论

弗洛伊德认为，人的精神活动，例如欲望、冲动、思维、情感等都在人的意识的不同层次发生和进行，这些层次可分为意识、前意识和潜意识三个层次。弗洛伊德用冰山来形容这三个层次（图4－2）。

意识是冰山浮出水面的部分，是个体能够觉察到的心理活动，比如一些观念、意象或者情感。

在弗洛伊德看来，意识只是前意识的一部分，从前意识到意识，或者从意识到前意识，二者虽有界限，却没有不可逾越的鸿沟。前意识就像是冰山的中间部分，随着水面的起伏或冰山的运动变化，偶尔会浮出水面，但大部分时间潜在水中。个体一些不愉快或痛苦的感觉、回忆被存储在前意识这个层次，一般情况下不会被个体察觉。但如果通过有意识的唤起，或者在个体的控制能力松懈的情况下，这些内容偶尔会暂时出现在意识层面，被个体察觉。

潜意识是冰山深潜在水中的巨大山体部分，是个体原始的本能冲动以及与本能冲动有关的欲望。由于这些冲动不符合社会风俗、道德习惯，无法进入意识，因而不能被个体觉察。但是，犹如冰山在海面下巨大的山体部分影响到冰山的活动一样，这些冲动在潜意识中积极地活动，追求满足。这种潜意识的心理过程，虽不为人所觉察，却在人的一生中占有重要的支配地位。

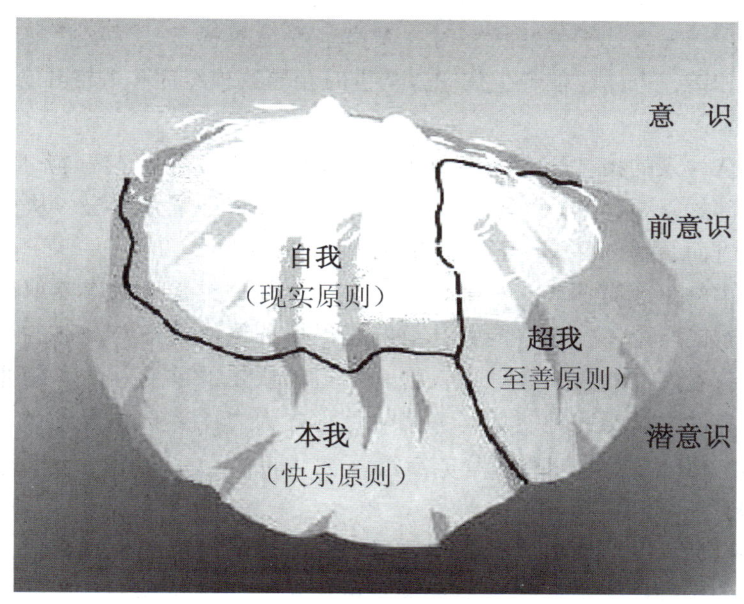

图 4－2　冰山图

（二）人格结构理论

弗洛伊德认为人格由本我、自我、超我三个部分构成，各自代表人格的某一个方面，遵循不同的规则，追求不同的目标。但是三者又相互作用、相互影响。

本我即原始的我，是人格中与生俱来的、最原始的潜意识结构部分，是人格形成的基础。本我由先天的本能、基本的欲望（如饥饿、口渴、性欲等生理需求）所组成。本我依照“快乐原则”，追求本能能量的释放和紧张的解除，追求个体的舒适、享受、生存、繁殖，处于无意识状态，不被个体所察觉。

自我是从本我中分化出来的，属于人格中比较理性、真实的部分，是自己可意识到的执行思考、感觉、判断或记忆的部分。自我的任务是调节本我和超我之间的矛盾。

自我遵循“现实原则”活动，它一方面寻求合理的方式尽可能使本我的欲望得到满足，另一方面使得个体行为符合超我的要求，使机体不受伤害。关于本我和自我之间的关系，弗洛伊德作了一个比喻：本我像匹马，自我犹如骑手，通常是骑手控制着马行进的方向。

仅有自我还不能完全控制本我的冲动，自我还需要超我的帮助。超我是从自我中分化出来的。自我分为两部分，一种是执行的自我，即自我本身，另一种是监督的自我，即超我。超我是人格结构中代表理想的部分。个体在成长过程中内化道德规范，内化社会及文化环境的价值观念，从而形成了超我。超我的功能是监督自我去限制本我的本能冲动，就像一个高高在上的法官，审视、检查、监督、批判及管束个体的行为。它与本我一样是非现实的，大部分处于潜意识状态。超我遵循“至善原则”，其特点是追求完美，要求自我按社会可接受的方式去满足本我。

在人格的三个系统中，本我、自我、超我三者相互联系、相互作用，以动态的形式相互结合着。当三者处于和谐状态时，人格呈现健康状态；当三者出现冲突时，人格则表现出不和谐，个体往往产生焦虑，严重时会导致神经症和人格异常。

（三）本能论

弗洛伊德认为人的精神活动的能量来源于本能。本能是个体基本的发展需求，其来源是个体内部的需要和冲动。本能引发个体产生兴奋和紧张状态，从而驱动个体完成某种行为，进而缓解、释放、消除个体的紧张和兴奋。

人类最基本的本能有两类：一类是生的本能。另一类是死亡本能或攻击本能，生的本能包括性本能与个体生存本能，其目的是保持种族的繁衍与个体的生存。弗洛伊德认为性本能有着广义的含义，是指人们一切追求快乐的欲望。性本能冲动是人一切心理活动的内在动力，当这种能量（弗洛伊德称之为力比多）积聚到一定程度就会造成机体的紧张，机体就要寻求途径释放能量。

（四）心理性欲发展理论

弗洛伊德认为，儿童从出生到成年要经历几个先后有序的发展阶段，每一个阶段都有一个特殊的区域成为力比多兴奋和满足的中心，此区域称为性感区。据此，弗洛伊德把心理性欲的发展过程划分为5个阶段。儿童在这些阶段中获得的各种经验决定了他们成年的人格特征。这5个阶段分别是：

1. 口欲期（0～1岁） 婴儿通过吸吮获得快感。

2. 肛门期（1～3岁） 婴儿通过排便获得快感。

3. 性器期（3～6岁） 性别认同的关键期，儿童对异性父母眷恋，对同性父母嫉恨，其间充满复杂的矛盾和冲突。儿童会体验到俄底普斯（Oedipus）情结和厄勒克特拉（Electra）情结，这种感情更具性的意义，但这是心理上的性爱而非生理上的性爱。

4. 潜伏期（6～12岁） 学习、游戏转移了儿童的注意力，带来超我的发展。

5. 生殖期（12～20岁） 只有经过潜伏期到达青春期性腺成熟才有成年的性欲，以生殖器性交为最高满足形式，以生育繁衍后代为目的。此时的个体已经从一个自私、追求快感的孩子转变为具有选择配偶、抚养子女权利的、现实的、社会化的成人。

弗洛伊德认为前三个发展阶段最为重要，儿童的早期经历对其成年后的人格形成起着重要的作用，许多成人的变态心理、心理冲突都可追溯到早年创伤性经历和被压抑的情结。

二、其他早期精神分析学家及其理论

弗洛伊德的泛性论受到大多数心理学家包括他的弟子的批判，其中有他最得意的两个学生：荣格、阿德勒。由于存在观点上的分歧，二人先后离开了弗洛伊德，各自创立了自己的学说。

（一）荣格的分析心理学

荣格的主要贡献在于提出了集体潜意识概念和一些重要的原型。

1. 集体潜意识 荣格将弗洛伊德提的潜意识分成集体潜意识和个体潜意识，集体潜意识包含的是那些难以带入意识层面的想法和形象。与弗洛伊德不同的是，他认为这些想法不是被压抑在意识之外，而是我们与生俱来的，而且几乎所有人都是一样的。荣格认为，个体潜意识的内容大部分是情结，集体潜意识的内容主要是原型。

2. 原型 集体潜意识是由原始意象组成的。荣格认为所有人使用的意象非常一致，例如我们几乎每个人都会梦到被追赶，他认为这是人类早期活动的集体无意识的反映。他将这些共同的意象称为原型。这些原型很多，其中最典型的是人格面具、阿尼玛、阿尼姆斯和阴影。人格面具是人格的最外层，是个体在环境的影响下造成的与别人接触时的假象。它掩饰着真正的我，其行为在于迎合别人对他的期望。阿尼玛是男性身上的女性成分或意象，阿尼姆斯是女性身上的男性成分或意象。这两个意象首要的功能是引导我们选择心中的另一半，并在后来的人际关系形成过程中起作用。荣格认为，我们每个人心中都有我们寻找的男性或者女性的无意识意象，因此，一个人越是符合我们心中的标准，我们就越想和那个人建立关系。阴影处于人格的最内层，是具有兽性的、低级的种族遗传，包含了我们心中消极的部分或者我们人格中黑暗的部分。荣格指出，那些能很好调整自我的人，可以将他们善良和邪恶的部分组合成完整的自我，否则，我们将产生邪恶的念头。自我是最重要的原型，包括了潜意识的一切方面，其作用是将整个人格结构加以整合并使之稳定。

（二）阿德勒的个体心理学

阿德勒的主要贡献在于提出了自卑及补偿、生活风格等理论。

1. 自卑及补偿 阿德勒认为每个人生下来就带有不同程度的自卑感。自卑感源于个人生活中所有不完善的感觉，比如因生理、心理和社会原因导致的障碍。个体通过补偿来超越自卑，完善自我，以生活风格为手段追求卓越。可以说，自卑感是推动个体去获得成就的主要动力。然而过多的自卑感会产生自卑情结，即觉得自己比其他所有人都差，使得个体无法产生创造卓越、积极向上的驱力，反而产生强烈的无助感。若是个体过度追求个人优越而忽视社会和他人的需要，就会产生“自尊情结”，使人变得缺乏社会兴趣、妄自尊大。

2. 生活风格理论 每个人追求的目标和环境条件各不相同，试图获得优越的方法也迥然不同。阿德勒把个人追求优越目标的方式称为“生活风格”。

生活风格在儿童四五岁时形成，以“原型”的方式无意识地表现出来。理解个体生活风格的途径主要有三种。

（1）出生顺序：阿德勒认为第一个出生的孩子会得到父母过多的关注，受到溺爱。但是随着第二个孩子的到来，第一个孩子得到的关注会减少，他将感到自卑并希望变得强大，成年后可能会出现相当多的问题；而第二个孩子在幼小的时候就学会了与兄弟姐妹分享父母，因此他们建立了强烈的追求卓越的欲望，喜欢竞争，具有强烈的反抗性，会获得很高的成就；最后出生的孩子在整个童年中都得到来自家庭各个成员的溺爱，具有很强的依赖性，缺乏主动性，但是可能发展起异乎寻常的性格。

（2）早期记忆：通过对童年生活的回忆，可以发现过去记忆与现在行为之间的关系。

（3）潜意识梦境：阿德勒认为意识和潜意识共同组成一个统一的整体，因此，潜意识梦境也是个体生活方式的表现。通过梦的分析，也能发现个体的生活风格。

总之，认识和理解了某个人的生活风格，就意味着把握了个体的本质，实现了理解人性的目的。

三、新精神分析学派

新精神分析学派的主要代表人物有霍妮、沙利文、艾里克森、弗洛姆等。他们反对经典精神分析的本能学说和泛性论观点，把文化、社会环境、人际关系（特别是儿童与父母的相互关系）等因素作为人格形成的主要因素。

霍妮认为，安全的需要是儿童人格发展的主要动力。一个人生来的主要动机是寻求安全和平安，避免威胁和恐惧。霍妮强调家庭环境对人的心理发展的影响，认为儿童的基本焦虑来源于家庭中父母对儿童的态度和行为。霍妮还列举了10种精神病需要，并把它们概括为三种指向性的活动。这些活动是个体为了获得安全感所使用的行为模型，它们出于不同的需要，形成不同的人格。第一种是趋向人们的活动，它出于爱的需要，形成依从性的人格；第二种是避开人们的活动，它出于独立的需要，形成分离性的人格；第三种是反对人们的活动，它出于权力的需要，形成攻击性的人格。这三种活动都不是对付焦虑的适宜方式。

沙利文强调人际互动对人格的影响。他认为人格“从来不能从一个人存在与生活的环境中的复杂人际关系中隔离出来”。对于我们而言，人际关系有着非常重要的意义，不成功的社交关系将导致不安全感和焦虑感的产生。人们在幼儿时代即学会用选择性忽视作为减少焦虑的手段，通过给予重要信息越来越少的注意，人们建立了对现实错误的印象。但是对于问题的解决来讲，这种手段是无效的。这样做的另外一个结果是，人们建立了一个对于自我的错误的感知，形成了自我是“坏我”、“非我”的人格意象，它们与焦虑密切相关。沙利文还提出了发展时期的概念。他将人从出生到成年分为7个时期，特别指出发展时期很大程度上决定于社会情境，他的发展结构概念强调了青春期的意义。

艾里克森提出了同一性危机和八阶段发展理论。艾里克森认为自我的首要功能是建立和维持一种自我同一感，即对自我个性和特点的感知，是一种对自我的整体感和连接过去未来的连续感。青少年时期可能是人生中最困难的时期，他们需要知道“我是谁?”，如果能找到这个问题的答案，他们就将建立认同感，知道自己是谁，能够接受并且欣赏自己。如果青少年在这个阶段没有建立自我同一感，则会陷入自我同一性混乱。艾里克森认为人格的发展贯穿人的一生，他将人的一生划分为8个阶段，每一个阶段人都会经历一个特别的危机或者发展任务，每一个危机的解决都将影响到下一个阶段危机的解决。

第二节　行为主义学派

行为主义学派形成于20世纪初，主要代表人物有华生、托尔曼、斯金纳等。

一、华生的行为主义理论

（一）关于心理学的基本看法

1913年，华生发表了题为《一个行为主义者眼中的心理学》的论文，提出了三个观点。

（1）心理学应该研究行为，而不是意识。

（2）心理学的研究方法也应该是客观的方法。比如观察法、条件反射法、口头报告法、测验法等等。

（3）心理学研究的目标是为了“预测人的行为，并控制人的行为”。

这三条表明了华生关于心理学的研究对象、研究方法、研究目的与任务的基本看法，被后人视为是“行为主义者宣言”。

（二）关于行为的看法

华生在巴甫洛夫条件反射学说的基础上创立了自己的学说。华生把人的行为作为研究对象，行为是有机体应付环境的一切活动的统称。之后，华生又把作为行为的最基本成分的肌肉收缩和腺体分泌称之为反应，而肌肉的收缩和腺体的分泌则归因于外在和内在的刺激。这样，他用“S－R”（刺激－反应）公式来解释人的一切行为，通过发现刺激与反应之间的规律性联系，从而根据刺激推知反应，或者根据反应推知刺激。

（三）关于环境的看法

关于遗传与环境的关系问题，华生否认了遗传的本能行为，认为人的行为类型完全是由于环境造成的。按照行为主义的理论，一切行为都是可以预测和控制的。华生提出了一个环境决定论的著名论断：“请给我十几个强健而没有缺陷的婴儿，让我放在自己的特殊世界中教养，那么，我可以担保，……无论他的能力、嗜好、趋向、才能及种族是怎样，我都能任意训练他成为一个医生，或一个律师，或一个艺术家，或一个商界首领，或可以训练他成为一个乞丐或窃贼”。

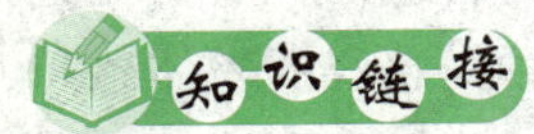

经典条件反射

俄国生理学家巴甫洛夫用实验对人和动物的高级神经活动做了研究。巴甫洛夫把狗固定在笼子里，狗的下巴下面放一个托盘，用于收集狗的唾液，托盘连接一个装置来测量唾液的总量，记录所分泌唾液的滴数。在喂狗食物时，同时呈现相应的铃声，观察狗分泌唾液的情况。一开始狗只在食物呈现时分泌唾液，逐渐地，当不出现食物而只出现铃声时，狗对铃声也会做出分泌唾液的反应。这说明狗把铃声这种不是食物的"信号刺激"与食物联系起来了（图4－3）。

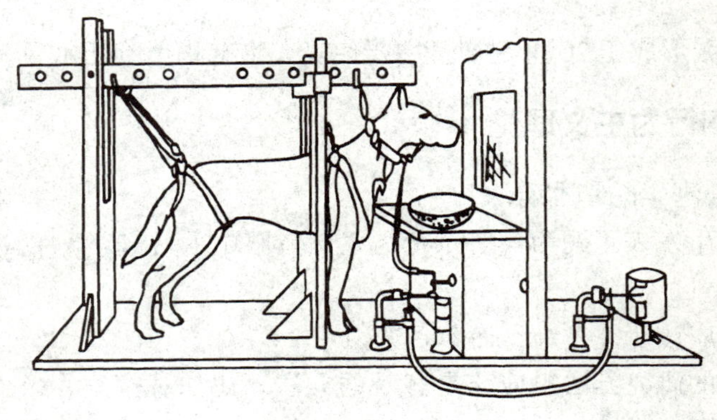

图4－3　巴甫洛夫研究经典条件反射的装置

狗的这种反应即为反射活动。反射分为两种类型：无条件反射和条件反射。无条件反射是指动物与生俱来的一种反射，具有生物保护的意义，例如婴儿的抓握反射，动物一出生即有的吸吮反射，对食物产生分泌唾液的生理反应等。这种反射是无需任何条件的，因此称为无条件反射。实验中食物即为无条件刺激物。条件反射是指有机体在无条件反射的基础上通过训练习得的对非条件刺激物（如实验中的铃声）产生的反射。也就是说，铃声本来不会引起狗分泌唾液，但是当它与食物同时出现，并重复多次以后，狗就会对铃声做出分泌唾液的反应，这种反应因为是在后天特定条件下形成的，所以称为条件反射。

条件刺激（铃声）和无条件刺激（食物）在呈现时间上几乎同步，形成了强化。强化次数越多，条件反射就越牢固。但是，当只呈现条件刺激而不同时出现无条件刺激，即条件刺激不被无条件刺激强化时，条件反射就会消退。按照固定的顺序连续给动物几个刺激，反应会形成固定的顺序，这种反应定型系统叫动力定型。它可以解释一个人习惯性的程序化动作，例如早上起床后洗漱的一系列程序化动作。

经典条件反射学说适用于解释各种物种（包括人）、各种类型的行为。

二、斯金纳的新行为主义理论

新行为主义的代表人物有古里斯、托尔曼、赫尔等人，最重要的代表人物是斯金纳。

斯金纳认为心理学应当是一门直接描述行为的科学。要研究行为，只需观察和研究行为本身。他提出了 R = f（S，A）的公式，R 代表行为反应，S 代表情境刺激，A 代表影响反应强度的条件。

20 世纪 30 年代，斯金纳在巴甫洛夫经典条件反射的基础上提出了操作性条件反射。他设计了斯金纳箱（图4－4），箱内设有特殊的装置，当按压杠杆的时候就会触发食物储存器，食物滚入食槽。把饥饿的小白鼠放进箱子，小白鼠在箱子中乱碰乱跳，偶然压到杠杆，就会得到食物。此后小白鼠会增加按压杠杆的次数，以得到更多的食物。这说明小白鼠学会了通过压杠杆得到食物的方法。这种通过不断强化所形成的条件反射就叫操作性条件反射。

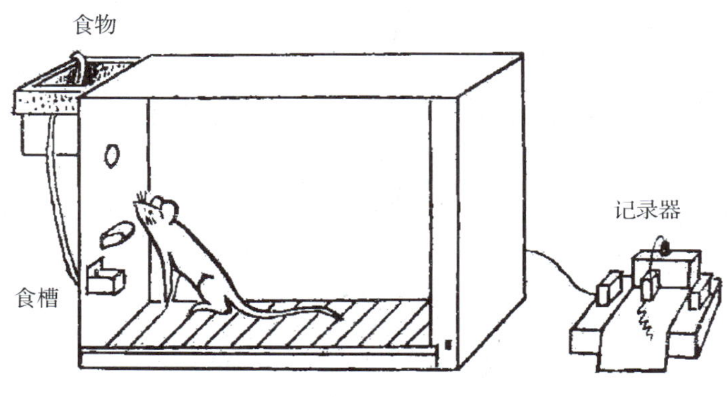

图4－4　斯金纳箱

斯金纳把条件反射分为两种。一种是应答性条件反射，即巴甫洛夫的经典条件反射；另一种是操作性条件发射，即在斯金纳箱实验中发现的条件反射。经典条件反射是由一种可以观察到的刺激引发的，而操作性条件发射则是在没有任何可以观察到的外来刺激的情景中发生的。小白鼠有了操作性行为才能获得刺激（食物）。老鼠按压杠杆便能获得食物，而在压杠杆之前则不能得到任何食物，也就是说有机体的反应强度变化受到结果控制。如果一个操作以后继之以呈现一个强化刺激，这一操作的强度就会增加。如一个孩子偶然离家出走使得父母倍加关注，并且从中获益，那么这个孩子就会不断地离家出走以获取更多的利益。

斯金纳从他的实验中总结出了习得律、条件强化与泛化、消退与遗忘的学习规律，其操作强化原理在教学上的应用非常广泛。在有机体的学习过程中，操作性条件发射比经典条件反射更为重要，人类的绝大多数行为都是通过操作性条件作用而形成的。

三、班杜拉的社会学习理论

班杜拉是新的新行为主义学派的代表人物，是社会学习理论的奠基人之一。社会学习理论是对传统行为主义的继承和发展。它坚持行为主义的客观化立场，认为心理学研究的最终目的仍然在于说明、预测和控制行为。但是，班杜拉又超越了传统行为主义的局限，他关注内隐的行为，从认知和行为联合起作用的角度认识问题，探索认知和思维等心理活动在行为调节中的作用，强调行为与认知的结合，突出主体的积极性和主动性，强调主体的自我调节作用。

班杜拉的社会学习理论主要有以下几个观点。

（一）三元交互决定论

班杜拉认为，人的内部因素、行为和环境三者之间相互影响，互为决定因素，构成一种三角互动关系。人的行为是个体的主观因素、生理因素和环境因素交互作用的结果。这三个因素密切联系、互为因果。班杜拉特别重视人的因素（如人格因素中的信念、选择、预言、预期和自我知觉等等），他把人的因素概括为自我系统，在三元交互系统中，自我系统是其核心。见图4－5。

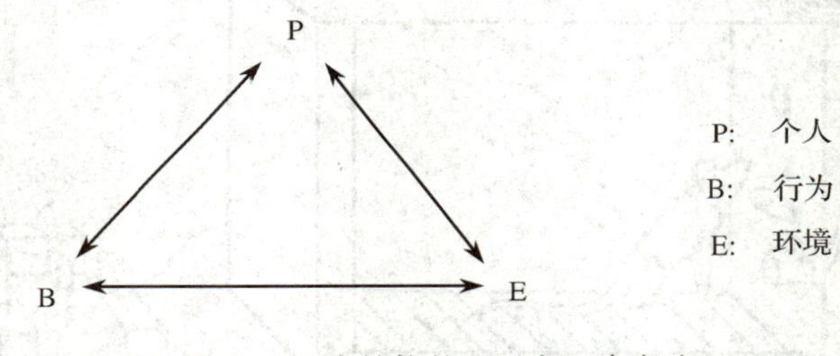

图4－5 班杜拉的三元交互决定论

（二）观察学习

班杜拉认为，观察学习是一种最主要的社会学习形式。观察学习是指个体通过观察他人（班杜拉称之为榜样）所表现的行为及其后果而进行的学习。通过观察学习，个人或者习得某些新的反应，或者矫正已有的某些行为特征。观察学习的特征是：观察者不一定具有外显的操作，也不依赖于直接强化，在学习过程中包含着重要的认知过程。这是一种以间接经验为基础的学习，可以使人们免受重复尝试错误而带来的危险，节省学习时间。观察学习可以通过家庭、地域影响而获得。现在方便的信息交流媒介也为观察者提供了便利的条件，从而使得观察学习也可以通过电视、报纸等媒体而获得。见图4－6。

观察学习包含4个子过程。

1. 注意过程 观察者注意榜样行为的明显特征。

2. 保持过程 观察者把榜样表现出的行为以符号的形式保持在长时记忆中。

3. 动作再现过程 观察者把保持在记忆中的符号变成适当的行为。

4. 动机过程 习得了的行为不一定都表现出来，只有具备了行为的动机后，习得的内隐行为才会表现出来。

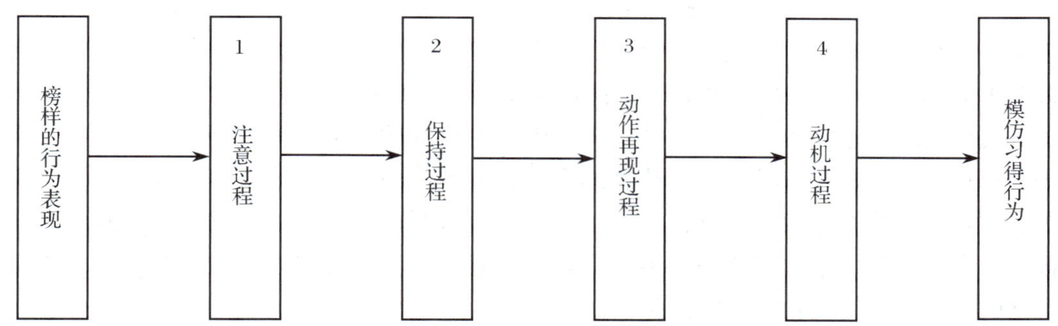

图 4－6　班杜拉观察学习的四个过程

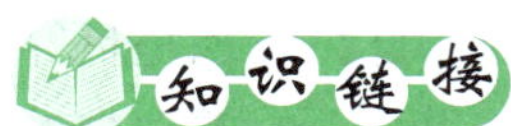

充气娃娃实验

在早期的一项研究中，班杜拉以学前儿童为对象进行了一个实验。研究者首先让儿童观看成人榜样对一个充气娃娃拳打脚踢，然后把儿童带到一个放有充气娃娃的实验室，让他们自由活动。结果发现，儿童也学着成人榜样的动作对充气娃娃拳打脚踢。这说明成人榜样对儿童行为有明显的影响，儿童可以通过观察成人榜样的行为而习得新行为。

在稍后的另一项实验中，研究者对上述研究作了进一步的延伸。他们把儿童分为3组，甲组观看的录像片是一个大孩子在打玩具娃娃，一个成人给他一些糖果作为奖励；乙组观看的录像片是一个大孩子打了玩具娃娃后，成人过来打了他一顿，以示惩罚；第三组儿童看到录像片上大孩子的攻击性行为，既不受奖也不受罚。后来，这些儿童一一被领进游戏室，里面有大孩子攻击过的玩具娃娃。结果发现：榜样受奖组儿童的攻击性行为最多，榜样受罚组儿童的攻击性行为最少，控制组居中。这说明，榜样攻击性行为所导致的后果是儿童是否自发模仿这些行为的决定因素。

（三）自我效能理论

班杜拉提出了自我效能的概念，即人们对自己是否有能力完成某种任务的认识和评价。自我效能水平高者，具有很好的完成任务能力、观察学习能力，并且充满自信。低自我效能者怀疑自己完成任务的能力，成功的机会少，自尊水平也比较低。

总之，班杜拉的社会学习理论揭示了观察学习的基本规律，强调了社会因素对个体行为形成的重要作用，重视认知因素在观察学习中的中介作用。

第三节　人本主义学派

人本主义学派兴起于20世纪50年代末60年代初的美国，代表人物是马斯洛和罗杰斯。人本主义学派从根本上反对精神分析学派将人作为动物的生物还原论，也反对行为主义学派将人的行为视为机械反应、用S－R的简单符号来解释复杂的人类现象。它主张研究人的本性，研究人的经验、价值、欲求、情感、生命意义等重要问题，强调个人的尊严，人格的完整和充分的自我发展。

马斯洛观察动物时发现，一些动物在饱食之后依然对环境充满好奇和探究，努力去解决问题，因此，马斯洛认为动物似乎都有一种倾向健康的内在基本驱力，人则有更多的求知向善的潜能。所以，人本主义心理学家对人性持乐观态度，认为人性是积极的，人的本质是追求完整和完善的，人类最基本的动机是追求自我实现，不断挖掘自己的潜能，超越现状，达到完善。

一、马斯洛的人本主义理论

马斯洛的自我实现理论认为，自我实现的需求是人类所独有的。自我实现是贯穿一生的，是按照需要的层次由低到高地渐次达到终极巅峰的动力过程。人的本性中的积极力量推动有机体自我成长，追求自我完善和独特性，充分发挥自己的能力，对自我产生积极的认同。如果自我实现受阻，个体成长就会出现障碍。

马斯洛对贝多芬、歌德、爱因斯坦、林肯等历史上的著名人物进行了研究，概括出了自我实现的人所共同具有的一些人格特征，如对现实更有效的洞察力，悦纳自己、他人和周围世界，具有哲理的、善意的幽默感，有创造力，具有高峰体验……

高峰体验是在自我实现过程中的心理体验。马斯洛说：“这种体验是瞬间产生的、压倒一切的敬畏情绪，也可能是转瞬即逝的极度强烈的幸福感，或是欣喜若狂、如痴如醉、欢乐至极的感觉”。许多人都声称自己在这种体验中仿佛看到了终极的真理、人生的意义和世界的奥秘。通过天伦之乐、爱情、创造、事业的成功、与大自然的交融……都可以获得高峰体验。

二、罗杰斯的人本主义理论

罗杰斯的人本主义心理学理论大多是在他的心理咨询实践中发展起来的。

（一）人格的“自我”理论

自我这一概念是罗杰斯的人格“自我理论”的结构基础。他认为自我是个体对自己的一种知觉，是关于自己的认知、态度和情感，由个体的自我经验转化而来。这种知觉经验有独特的组织结构，它的内容相互之间有着有机的联系，其中一部分的改变会引起整个结构的变化。总的来说，它是随着个体经验的丰富和分化不断发展变化的，但在一定时间内又呈现出稳定的状态。

罗杰斯认为，刚出生的婴儿是没有自我概念的，随着他（她）与父母、他人和周围环境的相互作用，婴儿逐渐把自己区别出来，自我的概念开始形成并不断发展。这时，儿童在环境中进行各种尝试，寻求成人的肯定和认可，寻求他人的关怀和尊重。但是儿童的这些自我经验只有一部分得到成人的积极关注，因为成人的关怀与尊重是有条件的，这时儿童获得的就是一种有条件的价值感，罗杰斯称之为价值的条件化。

价值的条件化是建立在他人评价的基础上的，比如父母根据孩子的言行是否符合自己的价值标准来决定能否给孩子以关爱。儿童则通过不断的行为体验，不自觉地将成人的价值观念内化，用这种内化了的成人价值观去有偏向性地处理、加工面对的事件。当他面对与自己的自我结构不一样的经验时，就会产生焦虑。比如一个小孩喜欢玩泥巴，可是妈妈却批评他弄脏了衣服，孩子为了讨好母亲不再玩泥巴，并把母亲的价值观念内化为自我概念。当他这样做时，自我概念（玩泥巴会弄脏衣服，妈妈不喜欢）和经验（玩泥巴是一件非常有趣的事情，我很快乐）之间就产生了矛盾冲突，于是孩子产生了焦虑。

如果儿童完全按照内化了的某一种价值观念行为，可能就会阻碍自己的成长。因此，罗杰斯认为，父母对儿童有条件的关注，儿童就不可能得到全部的自我实现。所以，父母应给予儿童无条件的积极关注，把儿童个人的价值和尊重放在首位。孩子知道无论做什么都会得到父母的爱，就不会隐藏可能引起价值条件的自我，会更充分地体验到全部的自我。

（二）患者中心疗法

罗杰斯创立了以患者为中心的治疗体系，目的是重塑人格、重塑自我。这种治疗体系强调为来访者创设真诚、无条件积极关注、共情等氛围，让个体尊重和正视自己，消除个体自我中那些价值条件，使自我结构与其经验协调起来，并且不断变化以追求达到一个理想状态。这种自我结构不断变化的过程就是自我实现的过程。这种治疗方法的基本做法是鼓励患者自己叙述问题，自己解决问题。

第四节　认知心理学

20世纪六七十年代，科学技术的发展对心理学的研究产生重大影响。控制论、系统论、信息论和计算机技术的出现，使心理学研究进入新的阶段：把外部刺激类比为信息输入，行为反应类比为成品输出，认识过程类比为操作运算，由此产生认知心理学的理论模式：刺激刺激<S>－认知<C>－反应<R>。认知心理学取代了行为主义心理学，成为心理学领域中不断兴起的新的势力。这样，心理学的研究由精神分析心理学的注重内部意识的研究，转变到行为主义心理学的倾向外部行为的研究，再次转向重视内部意识的研究。

认知即一个人对事物的看法、态度及其思维模式。认知心理学的假设是一个人的认知过程会影响到他的情绪和行为。该学派的主要代表人物有艾利斯和贝克。

一、艾利斯的合理情绪理论

艾利斯是一名临床心理学家，他因为对精神分析不满，在20世纪50年代创立了自己的合理情绪理论，其理论来源含有人本主义的成分。

艾利斯的理论基础是A－B－C模型，所以他的理论又被称为ABC理论。这个模型被用来理解人格和促成人格改变。A是引起情绪的事件，B是信念，即个体对该事件的看法、解释和评价，C是个体因为该事件而产生的情绪和行为的结果。艾利斯认为，导致个体产生某种情绪和行为的原因，不是这个事件本身，而是个体对事件的信念，或者说是个体对这一事件的特定解释和评价。比如，两个学生向迎面而来的老师问好，老师没有反应。其中一个学生很生气，因为他认为老师轻视自己；另一学生则表现出无所谓，因为他认为老师可能有事，不是故意的。同样的事件，两个学生做了不同的解释，导致了不同的情绪结果。因此艾利斯说："人不是为事情所困扰着，而是被对这件事的看法困扰着。"

人的信念有些是合理的，也有一些是不合理的，不合理的信念就会导致不合理的情绪和行为。如果激发事件A是愉悦的，结果C一般是无害的；如果激发事件A是不愉快的，不合理的信念系统B就会出现，它往往引起情绪困扰和不良行为后果C。

艾利斯认为，不合理的信念具有三个特征。

1. 绝对化要求 其典型特点是认为任何事都是"必须"、"一定"、"应该"的。比如"我一定要得到所有人的赞赏"、"我的病一定能够治好"等。

2. 过分概括化 其典型表现是以偏概全，把某一方面的不足扩大为对整体的否定。如"这次手术失败了，我的病是不可治愈的"等等。抱有过分概括化信念的人，往往容易对自己和他人求全责备，从而产生愤怒、自责等消极情绪。

3. 糟糕至极 其典型表现是把一件不太好的事情看成是非常可怕的事情。如："我脸上长了一个小痘痘，完了，我无法出门了"。一个人感冒了，抱有糟糕至极信念的人会产生这样的想法："我生病了，唉！生活太没有意思了，我怎么这样的不幸"。这种灾难化的信念带给个体焦虑、抑郁等情绪体验和悲观、无助的一系列行为。

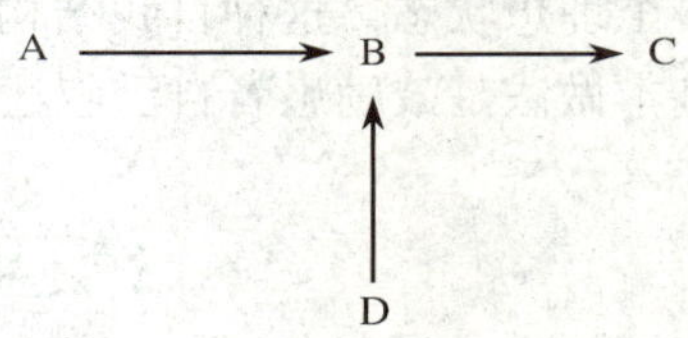

图4－7 艾利斯的ABC模型

艾利斯认为，只有改变不合理的信念，才能解决因此而带来的不良情绪和行为问题。他常常用辩论技术（D）来向不合理的信念挑战，改变不合理的信念。其观点可以用图4－7表达。

二、贝克的认知理论

贝克曾经是精神分析的实践者，在实践中他发现个体并不能感知自己的一些想法，这些想法是自动出现的。这些在个体内部自我交流的内容大多为自责和自我批评，导致个体消极地去解释生活事件，认为自我没有价值。贝克假设这些信念是个体在早期生活中形成的。他认为情绪和行为的发生不是通过环境刺激直接产生的，而是借助于认知的中介作用而产生的。正常的认知产生正常的情绪反应，异常的认知则产生异常的情绪反应，认知歪曲则会导致情绪障碍。

贝克认为，由于个体不现实的估计与认知，才会出现不合理、不恰当的反应，这种反应超过一定限度与频度，便可能出现疾病。贝克的认知心理学有几个关键概念。

1. 共同感受　共同感受是指个体知觉和思维的过程。如果不能对外界信息做出适当的解释和评价，就会产生认知歪曲，并引起不适当的行为。

2. 自动化思维　自动化思维是贝克认知理论的关键概念。知觉和思维过程中个体产生的错误观念却又未被本人所注意，这些错误观念逐步变成固定的思维习惯被保留下来。其发展模式见图4－8。

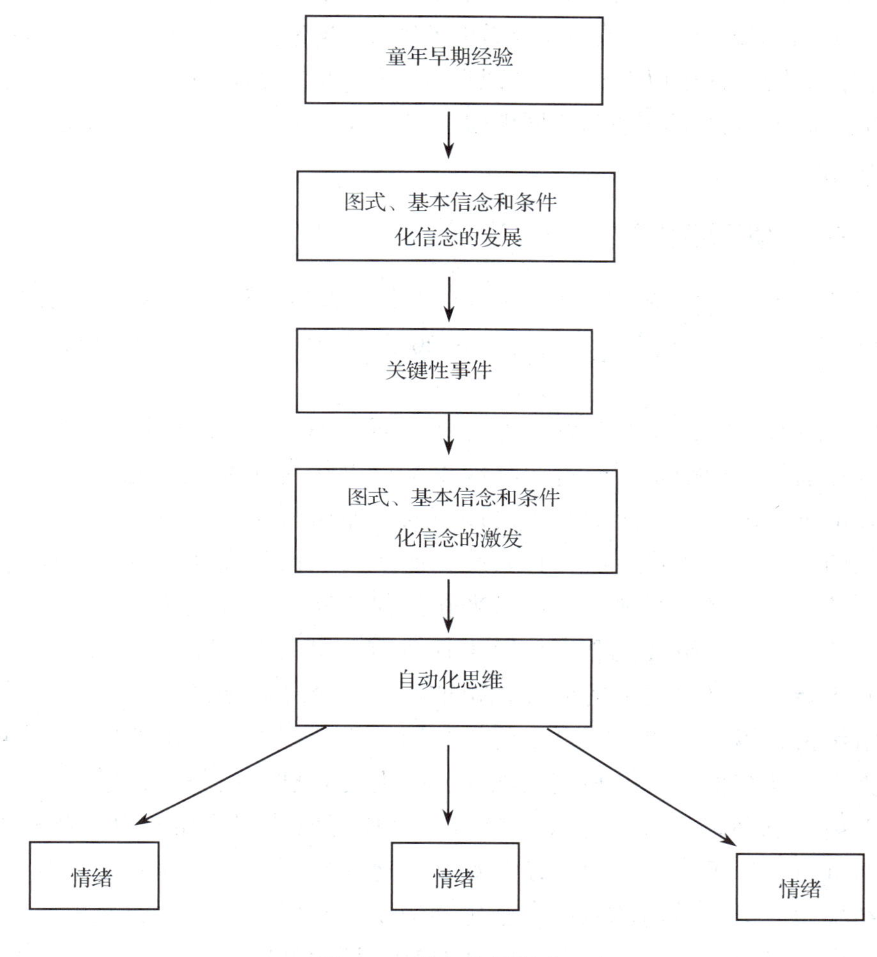

图4－8　认知发展模式

贝克总结出了人们常犯的一些认知错误。

1. 主观推断　主观推断是指在毫无根据或仅仅有似是而非的证据下得出结论，作为一个先入为主的观念来分析事物；或者没有事实根据，仅凭情绪或感觉下结论。

2. 选择性概括　选择性概括是指只看到对自己不利的一面，而忽视事物的正面和成功的经历。

3. 错贴标签　错贴标签是指在错误的基础上给自己贴上标签，从而产生对自己的消极、负性的评价。例如一个人离婚了，他总结说："我无法建立美好的婚姻，我是一个失败者”。

4. 极端思维 极端思维是指将问题极端化，如出了一点问题就认为到了“世界末日”，自己哪怕有一点点不适，便认为患了不治之症。

5. 个人化 个人化是指把一切错误、责任归咎于自己，即使是与自己无关的事也是如此。比如：“我每次乘车都会遇上塞车”。

6. 专断的推论 专断的推论的例子有：“我想他已经不喜欢我了，他昨天都没有陪我上街”，或者是当事情还没有发生就做出了失败的推论：“我这次面试肯定会失败的，他们一定不喜欢我这样的人”，等等，似乎当事人总是知道别人的想法。

另外，雷米、梅肯鲍姆也从不同侧面强调了错误的认知过程和观念是导致不良情绪和行为的原因。

三、韦纳的归因理论

归因指一个人对生活事件原因的信念，个体对归因的解释方式会影响到他（她）的情绪和行为。美国心理学家韦纳等人在20世纪70年代对人们的成败归因进行了研究。

根据韦纳的研究，人们常常将个体行为成功或失败的原因归为能力、努力、任务难度和运气四种因素，而这四种因素又可以从内外部、稳定性和可控性三个维度来理解。人们如果将成功归于内部因素，即认为成功是因为自己的能力和努力而达成的，那么个体就会产生自豪感；如果归于任务难度和运气这样的外部因素，个体就会产生侥幸心理，会对未来在类似活动上是否成功不敢肯定，产生担心的情绪情感体验；相反，把成功归于任务难度和运气这样的外部不稳定因素，把失败归于能力和努力这样的内部稳定的因素，个体就会产生羞耻感，引起无助忧郁的情绪情感体验。如果把自己的失败归因于外部的不稳定的因素，则会对未来从事类似活动获得成功有相当的期望，会促使自己继续努力，这将有助于保持乐观的情绪情感体验。如果把成功归因于可控制的原因，如努力，会充满自信；归因于不可控的原因，如能力、任务难度、运气等，则产生惊异的感觉。如果把失败的结果归因于可控制的原因，会感到内疚，归因于不可控的原因，则会感到无奈。将失败归因于内部、稳定、不可控时是最大的问题，往往会产生习得性无助感。见表4－1。

韦纳归因理论一个重要的特色在于他非常重视努力在成就中的积极作用，这个理论对教学具有非常重要的意义。

表4－1　成败的归因

	内部的	外部的
稳定	能力（不可控）	任务难度（不可控）
不稳定	努力（可控）	运气（不可控）

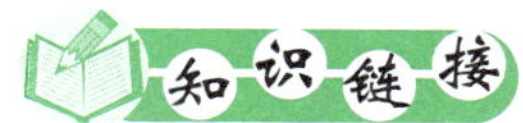

习得性无助

当人或动物接连不断地受到挫折后，便会感到自己对一切都无能为力，丧失信心，认为自己无论如何努力也注定要失败。这种心理状态就叫作习得性无助。

习得性无助的概念最初是由塞利格曼等人（1975）提出的。在实验中，他们先是将狗固定在架子上进行电击，狗既不能预料也不能控制这些电击。在此之后，他们把狗放在一个中间用矮板墙隔开的实验室里，让它们学习回避电击。电击前10秒室内亮灯，狗只要跳过板墙就可以回避电击，对于一般的狗来讲，这是非常容易学会的，可是实验中的狗绝大部分没有学会回避电击，它们先是乱抓乱叫，后来干脆趴在地板上甘心忍受电击，不进行任何反应。

这个实验的结果在心理学界引起了相当大的影响。这一实验结果表明，动物在有了“某些外部事件无法控制”的经验后会产生习得性无助，使动物表现出反应性降低等消极行为，并妨碍了新的学习。

当然，我们不能用人来做这种残酷的实验，因为它对人造成的心理创伤可能无法恢复，这不符合心理学研究的伦理准则。但是，如果我们用心观察现实生活中那些长期经历学业失败的儿童、久病缠身的患者、无依无靠的老人，会发现他们也会出现习得性无助的特征。事实上，当一个人发现无论他如何努力、无论他干什么，最后都以失败而告终时，他就会觉得他控制不了整个局面，于是，他的精神支柱就会瓦解，斗志也丧失了，并把这种控制缺失的知觉泛化到所有情景中，甚至泛化到实际上能够控制的情景下，最终放弃一切努力，陷入绝望之中。因为习得性无助的人以为自己的能力和控制力存在缺陷，并且这种缺陷是永久性的而不是暂时性的；他们会把失败归因为自己的内在本质因素，而不是情景因素；这种无助感还会渗透到学习、工作和生活的许多方面，而不是个别场合，给人一生的发展带来极为糟糕的负面影响。而产生的绝望、抑郁、意志消沉，正是许多心理和行为问题产生的根源。

人们发现，习得性无助感有三方面的表现。

1. 动机降低　积极反应的要求降低，消极被动，对什么都不感兴趣。

2. 认知出现障碍　形成外部事件无法控制的心理定势，在进行学习时表现出困难，本应学会的东西也难以学会。

3. 情绪失调　最初烦躁，后来变得冷淡、悲观、颓丧，陷入抑郁状态。

塞利格曼指出，人对失败的归因在无助感的形成过程中起着重要的作用。当人们在失败后把原因归于努力不够时，即使失败也不灰心，相信努力与结果之间具有依赖性，不产生无助感，而会表现出积极的行为；而当人们在失败后把原因归于能力不足时，容易灰心丧气，认为努力也不能带来相应的结果，容易产生无助感。

四、罗特的控制点理论

美国心理学家罗特于 1954 年提出了控制点理论，对个体的归因倾向、归因差异进行说明和测量。他认为在追求目标的过程中，人们根据自己独特的经验会对情境做出最佳预期或态度，这种预期或态度是一种内化的预期，指的是由一种情境产生的期待类推到另一种情境，罗特把这种预期叫做控制点。

与其他人格变量一样，控制点是一个连续体。它的一端是外控，另一端是内控，大多数人都是落在这个连续体的某一点上，同时体现出不同程度的内控与外控。罗特根据控制点把人划分为“内控型”和“外控型”。他发现，个体对自己生活中发生的事情及其结果的控制源有不同的解释。控制点在内部的个体，称为内控者，他们认为个人生活中多数事情的结果取决于个体的努力程度，相信自己能够对事情的发展与结果进行控制，相信自己能发挥作用，敢于面对失败，面对困难，愿意付出更大的努力。控制点在外部的个体，称为外控者，他们认为个体生活中多数事情的结果是个人不能控制的各种外部力量作用造成的，他们相信命运和机遇，认为个人的努力无济于事，不能面对困难和失败，容易推卸责任，应对的方式主要为无助和被动。

一般而言，具有内在控制点的个体优势显得多一些，但在一些情况下，具有外在控制点的个体有更多的适应性。控制点并非一成不变，这个理论常被运用在教学中，通过合理的引导，训练学生发展平衡的控制结构。

第五节 心理生理学派

心理生理学派主要研究心理现象的生理机制，特别是神经系统的结构和功能、内分泌系统的作用等等。当代生理心理学认为应该从脑的活动方面来探讨心身关系。该学派运用比较心理研究方法以及放射自显影、X 光层描术、正电子放射层描术和核磁共振术等电子学的新技术探索脑各部分结构的功能，观察从事某项活动时脑的各个部分物质代谢活动的变化，以及某种功能障碍与脑组织局部之间的关系。研究发现，许多人类行为是以生物性为基础的。随着科学技术的发展，研究领域涉及到行为的动机因素、情绪、精神障碍、语言意识活动等神经生理问题。心理生理学派的主要理论如下。

一、应激理论

（一）沃尔夫的心理应激理论

沃尔夫在观察胃瘘病人时发现：愉快情绪下黏膜血管充盈、分泌适量；愤怒、仇恨情绪下黏膜充血、分泌增加；抑郁、孤独、自责等情绪下黏膜苍白、血管收缩、分泌减少、运动抑制。他认为心理应激能激发全身性非特异性心理应激反应，并用实验证明了社会因素、心理因素和情绪对健康的影响。

（二）塞尔耶·汉斯的应激理论

加拿大心理学家塞尔耶·汉斯年轻时即探索“患病初期综合征”问题，并由此建立了应激理论，被誉为“应激理论之父”。

塞尔耶曾想用小白鼠来实验卵巢萃取物的作用。他把小白鼠分成两组，一组进行卵巢提取物的注射，一组注射生理盐水，结果是两组小白鼠都患上了胃溃疡、肾上腺肥大和免疫组织萎缩。为什么会出现这种情况呢？塞尔耶思考得出结论，是注射过程导致了这样的结果。塞尔耶注射时因不熟练，将小白鼠追来追去并经常掉到地上，导致了应激。后来他又通过实验来加以验证：对一组小白鼠强行扰乱、追捕、追逐、手术，结果这一组小白鼠全部患上了胃溃疡、肾上腺肥大和免疫组织萎缩，而对照组则没有这种情况。塞尔耶因此推论应激可以导致疾病。

塞尔耶认为，有机体在紧张和危险情况以及精神负担过重、需要迅速采取决策等情况下，就可能产生应激。在应激状况下，大脑将刺激信息传至下丘脑，分泌促肾上腺激素释放因子（CRF），同时激发脑垂体分泌促肾上腺因子皮质激素，机体的心率、血压、体温、肌肉紧张度、代谢水平等都发生显著变化。应激使得有机体的知觉范围、注意范围缩小，因肌肉收缩而导致言语不畅，行为、动作紊乱。长期的应激状态可以摧毁人的生物化学保护机制，导致免疫力下降，从而引起各种疾病。

塞尔耶的应激理论，使人们认识到神经系统、内分泌系统参与了许多退化性疾病的发展过程，诸如冠状动脉血栓、肾衰竭、胃溃疡、癌症等。塞尔耶还指导患者调节导致应激的人格特征、过去经验，调节和训练应对策略，对防止行为紊乱起到了积极作用。

二、情绪理论

（一）詹姆斯－兰格的外周情绪理论

心理学上最早对情绪提出系统理论解释的是19世纪末美国先驱心理学家詹姆斯和差不多同一时期的丹麦生理学家兰格，他们的理论后来合称为詹姆斯－兰格情绪理论。詹姆斯认为，情绪就是对外周机体变化的觉知。他说：“我们觉得难过是因为我们哭泣，发怒是因为我们打人，害怕是因为我们发抖，而并不是因为我们难过、发怒或害怕，所以才哭、打人或发抖。”兰格也认为情绪就是对机体状态变化的意识，他认为，随意神经支配加强和血管扩张的结果，就产生愉快，而随意神经支配减弱，血管收缩和气管肌肉痉挛的结果，就产生恐惧。

但是，后来的诸多实验均否定了詹姆斯、兰格的说法。

（二）巴甫洛夫的情绪理论

巴甫洛夫认为情绪激动是大脑皮质控制力减弱后的无条件反射。他还认为，情绪与大脑皮层神经活动的动力定型有关。个体遭遇某种生活事件，体验某种强烈情绪时，表明旧的动力定型遭到破坏，新的动力定型尚未建立。生活事件对个体的意义越大，个体体验到的情绪就越深刻。

（三）坎农－巴德的情绪学说

美国生理学家坎农及其弟子巴德提出了情绪的丘脑说。坎农认为，丘脑是情绪发生的中枢，刺激引起的感觉信息传到皮层，唤醒丘脑过程，导致特定模式的情绪产生。另一方面，丘脑同时向大脑皮层和身体的其他部分输送冲动，神经冲动向上传至大脑产生情绪的主观体验，向下传至交感神经引起机体的生理变化，所以身体变化和情绪体验同时发生。这个理论可以说明为什么长期不良的情绪可以导致躯体疾病的发生。

（四）沙赫特的情绪认知理论

美国心理学家沙赫特认为情绪受环境影响、生理唤醒和认知过程三种因素所制约，其中认知因素对情绪的产生起关键作用。沙赫特和另一位美国心理学家辛格于 1962 年设计了一项实验，用来证明上述三因素在情绪产生中的作用。实验前，研究者告诉被试接受一种新维生素化合物对视敏度的影响效果。被试分为两组接受注射生理盐水和肾上腺素，然后告诉一些被试药物的真实反应，说药物会导致心悸、颤抖、灼热、兴奋等反应（告知组），告诉一些被试说药物是温和的，没有副作用（未告知组），告诉一些被试说药物会导致全身麻木、发痒和头疼（误告知组）。当这些被试分别走进欣快情景和愤怒情景时，那些不了解实情的被试和被误告知的被试都因情景的不同而表现出与情景一致的反应，或欣快或愤怒，而情绪反应和他们接受注射的药物没有关系，但是告知组被试却能正常地做出反应。于是沙赫特他们解释认为，生理唤醒是情绪激活的必要条件，但真正的情绪体验是个体对唤醒状态的认知决定的。个体利用过去经验和当前环境的信息对自身唤醒状态做出合理的解释，正是这种解释决定了产生怎样的情绪。

（五）其他研究

在近年的研究中发现，许多心理病态行为都可以用神经生理学加以解释。冲动性、敌对性、攻击性与神经化学物质的异常水平有关，而个体无法从经验中学习与其皮质唤醒不足有关。最新的研究还发现，额叶、海马基底神经节都是参与情绪调节的部位，下丘脑对抑郁的形成和反复发作有很大的关系，去甲肾上腺素、5－羟色胺和荷尔蒙都与心境障碍有关。研究对弗洛伊德的潜意识学说也做出了生物学的解释。

图 4－9 是美国情绪心理学家埃克曼。请看哪个微笑是假的，哪个是自然的？事实上，参与试验者几乎都能辨认出右边的微笑是自然的，因为右边的微笑呈现了自然微笑的面部肌肉。但是埃克曼和其他一些人所进行的十几种试验都显示，当一个人用面部表情或身体语言假扮某一种情绪时，他的生理会发生相应的变化，同时引发相应的情绪体验。如果让一个不愉快的人通过改变面部表情、姿势和身体运动，就可以在某种程度上用更为积极、愉快的情绪代替沮丧或者失败的情绪。因此，通过动作能够唤醒情绪。

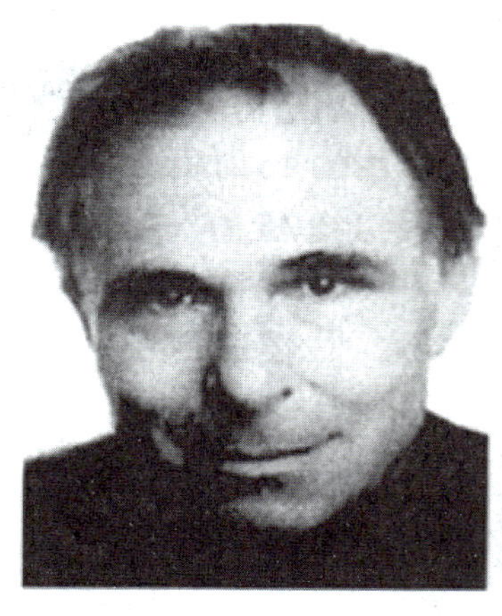
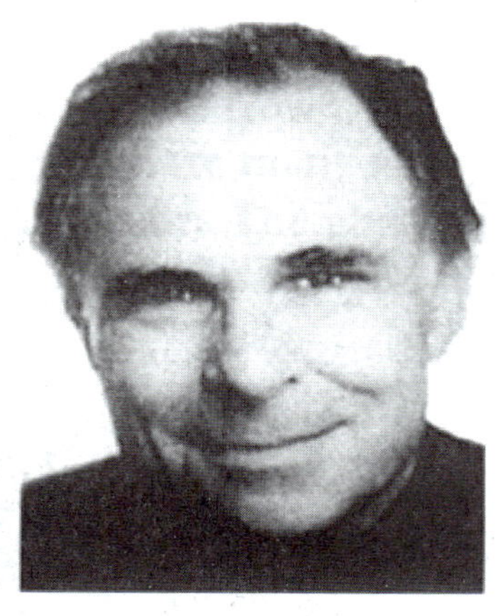

图 4－9　埃克曼的微笑

第六节　完形主义学派

完形主义学派是西方现代心理学的主要流派之一，又叫格式塔心理学派。格式塔来源于德文 Gestalt，原意为形状、图形，而且有格式、结构、整体性以及动力性等内涵。1912 年，韦特海默发表了论文《似动的实验研究》，标志着这一学派的兴起。

完形主义学派反对构造主义的元素主义和行为主义的 S－R 公式，反对对任何心理现象进行元素分析，主张心理学应该研究意识的完形或整体结构，强调整体并不等于部分的总和，行为不等于反射弧的集合，思维也不是观念的简单联结。完形主义学派重视整体的观点，强调各部分之间动态的联系，对创造性思维有独特的认识，对后来心理学的发展起到了积极的推动作用。

一、完形主义学派的主要观点

1. 人的感知具有将事物自动完形的能力　韦特海默（M. Wertheimer）等人发现，人类对事物的知觉并不是根据事物的各个分离的片段进行的，而是以一个有意义的整体为单位。因此，把事物各个部分或各个因素集合成一个有意义的整体即是完形。他们认为整体不仅仅是部分的总和。比如听一首乐曲，不是听到一个个的音符，而是连续的曲调，即使有错漏的音符，人们依然能听出自己熟悉的曲调来。再比如认一个字，即使有缺漏，我们依然能根据上下文和其他线索认出来。

图 4－10 中的 a 图是由一些不连续的线条组成的图形，人的知觉会将其自动完形为一个圆，b 图由三个有缺口的黑色圆圈和三角形的三个角组成，可是我们会将其完形为由三个黑色圆圈的缺角构成的三角形。

2. 实验研究　格式塔学派在知觉领域里进行了大量的实验研究工作，并取得了很多具有科学价值的成果，如似动现象、知觉过程中图形和背景的关系的意义等。

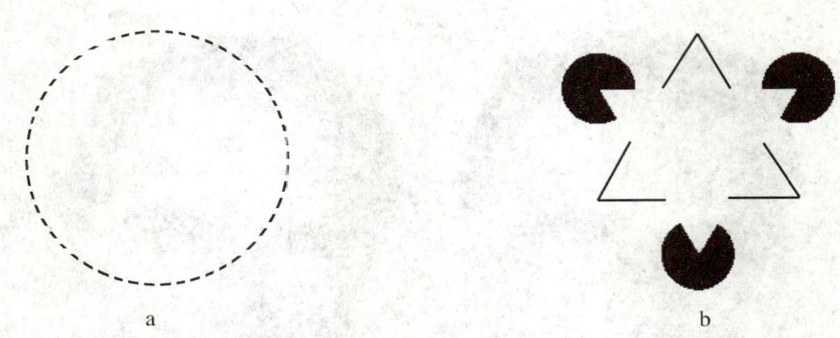

图 4 – 10　感知的自动完形能力

韦特海默的似动实验以考夫卡、苛勒为被试。实验借助于速示器，通过两条细缝将 a、b 两条光线投射到黑色的背景上，一条垂直，另一条和垂直线成 20 度或 30 度角。如果 a、b 两条直线先后投射，之间有一个较长的时间间隔（超过 200 毫秒），那么被试者就先看到 a 线，再看到 b 线；如果其间间隔时间太短，例如 30 毫秒，被试者则看到两条直线同时呈现，可是，在两条光线之间有一个最适宜的时间间隔（约 60 毫秒），被试者看到光线 a 向光线 b 移动，而且又从 b 回移到 a。这被称作似动现象。

韦特海默及其他研究者解释了这种现象。他们认为眼球运动说、后象混合说等都不能解释这种现象。因为根据考夫卡和苛勒的说法，他们作为被试，看见的现象是一条线在移动，而不是先看见 a 线，后看见 b 线，然后由两条线的感觉产生综合作用，因此，运动知觉是格式塔。这就是整体不仅是部分的总和的一个明显例子。

二、皮尔斯的完形人性观

德裔心理学家皮尔斯将完形理论发展到对人性的研究。其人性观主要有如下几点。

1. 人是一个整体的组织　皮尔斯认为，完形心理学的基本前提是：人类的本质是一个整体，一个完整的人由许多互相关联的部分组成，如思想、感觉、知觉、情绪等，其中任何一部分都无法独立于整体之外。他强调人的整体性。

2. 人本身属于其周围环境的一部分　皮尔斯认为，人本身属于其周围环境的一部分，离开环境则无法使人对其获得了解。人的心身也是一个整体，除了对心理加以调节，他还强调身体的活动，把内心所想付诸现实，在生理层面对心理进行重新建构。

3. 个体有追求完整的倾向　人以整体（或完形）去感知世界，而不同事物也唯有组成整体（或完形）才能被人类了解。一个不完全的完形就会引起注意，直至完形出现和稳定为止。

4. 人具有潜能和自我知觉的能力　一般而言，普通人最多仅能发挥百分之五到百分之十五的潜能，但若在统整的情况下，则能发挥更多的潜能，而且仅有在统整的状态下，人才能从困扰中解脱。完形学派强调“自我知觉”及“责任担负”，认为个体经由自觉来选择反应的形式，并对自己的行为负责，可以通过促进个体自我知觉来改变其人格和智力。

5. 完形主义学派关注“此时此刻”　人所能经验的只有“现在”，对于过去和未来只能借着回忆和期望在现在经验到。个体如果有未完成的事，将会停留在该事件中无法完形。如一个孩子被父亲否定，心生恨意，而父亲却已亡故，于是孩子成年后长时间停留在父亲的否定评判中，并且对父亲的怨恨也不能释怀。

第七节　后现代心理学思潮

一、后现代心理学思潮的兴起

后现代主义心理学是20世纪90年代在西方兴起的一种新的思潮。20世纪60年代以后，后现代主义出现于西方哲学和社会科学领域，其认识论和方法论直接影响和导致80年代以后后现代心理学的诞生。西方心理学在对专业知识、专业实践、研究方法、学科性质等的认识上与传统相比发生了一系列的改变。1988年在澳大利亚悉尼举行的国际心理学会议上，美国心理学家格根（K. Gergen）做了《走向后现代心理学》的专题报告，标志着心理学界对后现代心理学问题的系统研究。

后现代主义心理学包含着许多不同的理论体系，主要有社会建构主义心理学、话语心理学、多元文化论、释义心理学、叙事心理学、解构主义心理学、后现代女权心理学等等，其中社会建构主义心理学处于中心地位。

二、后现代心理学的主要观点

现代主义心理学重视科学的价值，强调科学的方法，信奉经验主义，把关注的焦点放在个体身上，把个体的心理或行为看作独立存在的研究实体，把意识作为一个“精神实体”来处理，从这个意义上说，精神分析、行为主义、格式塔心理学、人本主义心理学、认知心理学等学派都是心理学中的现代主义的不同表现形式。它们的共同点是相信科学的价值，认为通过经验方法最终可以揭示人的“内在本质”，最终使人的固有“潜能”得到充分发挥。

后现代主义是反科学主义的，它对现代主义心理学的理论基础进行无情的批判，重视具体的、实用的知识，重视知识的实践功能；不再把所谓客观实证的方法作为惟一的方法，提倡多元化的研究取向；强调在具体的情景中与对象互动，共同建构对象的过程。

其主要的思想可归纳如下。

（一）心理现象是由社会生活构建出来的

后现代主义心理学认为心灵、意识并没有一个精神上对等的实体与之相对应，认知、情绪、人格等心理特性都是人们在社会生活中建构出来的，无法脱离语言、社会过程而独立存在。格根认为：一切认知、情绪等都是社会建构的，通过人与人之间的社会过程获得它们的意义，而这些意义因时因地因人而异。也就是说，心理现象的建构是在具体的历史条件下和特定的社会生活中发生的，是特定文化历史条件的产物，不同的历史时期，人们对心理现象有不同的认识，不存在超越社会群体之上的普遍性。

（二）心理存在于活生生的社会关系之中

心理是一种社会现象，无法脱离社会价值和文化意义。就个体或者人类的认知而言，人的知识是建立在以往的经验和理论基础上的，实际上人们认为自己看到的东西，并不仅是眼前的事物，而是他的经验和他从属的社会群体及其从事的实践活动的综合结果。同一个家庭呈现在人面前，甲所看到的家庭结构与乙所看到的家庭结构可能完全不一样，这与他们个体的经验和其所属的社会群体及其生活实践使然。因此，人们的知识是社会互动的结果，是人们在社会生活中建构出来的，而不是对外在对象的反映。后现代主义认为观察者总是在建构着被观察的事物。因此，被观察到的决不会是客观真理，而必然总是观察者和被观察到的东西的某种结合，认识过程是积极主动的建构过程，并非被动的反映。

后现代主义心理学把知识、心理的形成看成是社会互动的结果，将研究中心转向对心理生活的背景性考察，更注重心理生活的社会的、文化的、历史的元素的研究，转向处于相互联系之中的人与人之间的活动上，把问题定位于人际之间，定位于以语言为媒介的种种关系构成的社会空间，而不再是把问题定位于个体或者个体内部。

（三）心理与世界的关系其实是语言与世界的关系

心理现象是被语言“建构”和“制造”出来的。语言不是表达思维，而是规定思维。因为我们并非被动地反映世界，而是利用现有文化的语言为我们提供的认识世界的框架或思想范畴去描述世界，阐释世界，评论世界。

后现代主义心理学认为，没有真正意义上的客观世界和主观世界。这并不是说世界根本不存在。世界作为一个实体存在，是一个客观事实，但是当人们试图去描述它的时候，需要运用语言，这就进入了一个建构的过程。所谓的客观世界和我们内在的精神世界都是语言的结果。对有关行为、心理的“科学研究”也仅仅是研究者的语言建构，其意义与一个普通人的描述没有区别，行为的科学理论与日常生活对行为的理解都是可供解读的“文本”，只能进行“解构”和“释义”，不能进行真假判断。所谓真实，是用描述真实的语言构成的。例如一个有问题的家庭，妻子描述丈夫不关心自己，不关心孩子，这是妻子的“真实”，而丈夫也描述自己为家庭的付出，为孩子的付出，这是丈夫的“真实”。从后现代心理学的观点看妻子与丈夫说的都是真实的情况，因为对于描述者本人而言，生活的真实就是这样，二人的描述并无真假之分。

应该说后现代心理学还没有形成一个系统完整的理论体系，但是它已经在当代心理学界特别是在咨询领域发挥效应，这是学习心理学应该了解的。

复习思考题

一、单项选择题

1. 弗洛伊德的理论中，遵循至善原则的人格部分是
   A. 超我　B. 自我　C. 他我　D. 本我　E. 以上都不是
2. 1879 年，(　　) 在德国莱比锡大学建立第一所心理学实验室
   A. 铁钦纳　B. 冯特　C. 华生　D. 弗洛伊德　E. 阿德勒
3. 弗洛伊德的精神分析理论不包括
   A. 潜意识理论　B. 人格结构理论　C. 本能论
   D. 心理性欲发展理论　E. 集体潜意识论
4. 阿德勒的主要贡献在于提出了
   A. 自卑及补偿、生活风格等理论　B. 新行为主义理论　C. 社会学习理论
   D. 需要层次理论　E. 以上都是
5. 关于行为主义学派的描述，不正确的是
   A. 华生在巴甫洛夫条件反射学说的基础上创立了自己的学说
   B. 华生否认了遗传的本能行为，认为人的行为类型完全是由于环境造成的
   C. 形成于 20 世纪初
   D. 主要代表人物有华生、托尔曼、斯金纳等
   E. 班杜拉的社会学习理论不属于行为主义
6. 关于社会学习理论的描述，不正确的是
   A. 社会学习理论的观点主要有三元交互决定论、观察学习、自我效能理论
   B. 班杜拉是社会学习理论的奠基人之一
   C. 社会学习理论是对传统行为主义的继承和发展
   D. 没有坚持行为主义的客观化立场
   E. 超越了传统行为主义的局限
7. 马斯洛的需要层次理论把 (　　) 列为最低层次
   A. 安全的需要　B. 生理的需要　C. 自我实现的需要
   D. 归属和爱的需要　E. 尊重的需要
8. 关于艾利斯及其合理情绪理论的描述不正确的是
   A. 艾利斯的理论基础是 A－B－C 模型，所以他的理论又被称为 ABC 理论
   B. 艾利斯认为不合理的信念具有绝对化要求、过分概括化和糟糕至极三个特征
   C. 艾利斯认为，只有改变不合理的信念，才能解决因此而带来的不良情绪和行为问题
   D. 艾利斯认为导致个体产生某种情绪和行为的原因，是事件本身
   E. 理论来源含有人本主义的成分

9. 心理生理学派的情绪理论不包括
   A. 詹姆斯－兰格的外周情绪理论
   B. 巴甫洛夫的情绪理论
   C. 坎农－巴德的情绪学说
   D. 沙赫特的情绪认知理论
   E. 沃尔夫的心理应激理论

二、填空题

1. 精神分析学派的创始人是________。
2. 弗洛伊德的潜意识理论将人的意识分为________、________、________三个层次。
3. 弗洛伊德认为人格由________、________、________三个部分构成。
4. 行为主义学派的创始人是________。他用________公式来解释人的一切行为。
5. 班杜拉认为，________是一种最重要的社会学习形式。
6. 人本主义学派的代表人物有________、________。

三、名词解释

1. 潜意识
2. 自我效能
3. 生活风格
4. 操作性条件反射

四、简答题

1. 弗洛伊德的潜意识理论包括哪些内容？
2. 弗洛伊德的人格结构理论包括哪些内容？
3. 弗洛伊德关于心理性欲发展阶段是如何划分的？
4. 华生的行为主义理论包括哪些内容？
5. 艾利斯的合理情绪理论包括哪些内容？

五、论述题

请谈谈对后现代心理学思潮主要观点的理解。

（黄学军、李朋）

模块二

心理健康与维护

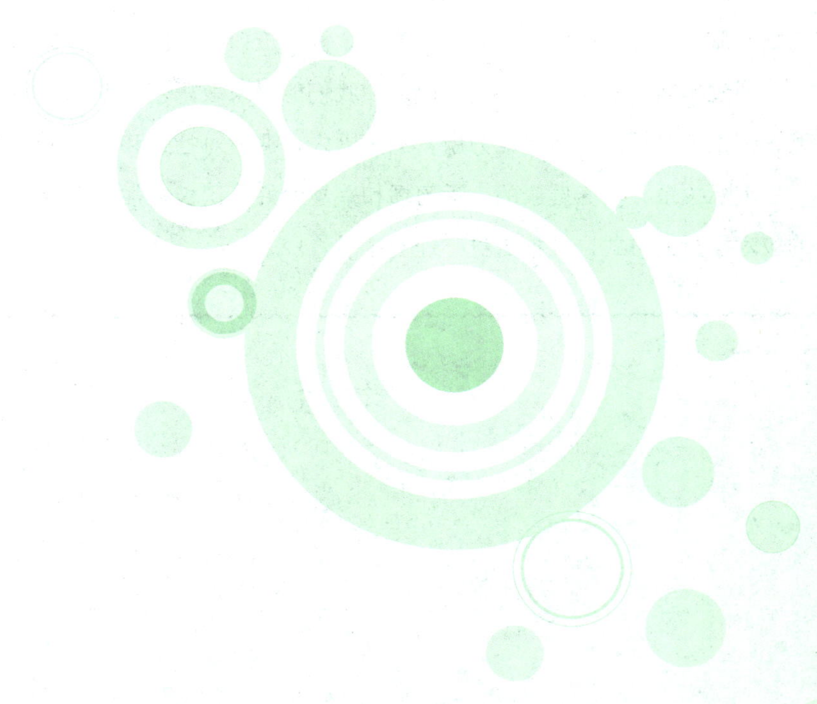

随着社会经济的迅速发展和人们健康需求的显著提升，人们不再仅仅满足于生理指标的正常，对心理、社会状态的要求也渐渐提上日程，由此，对医疗卫生服务人员的要求也越来越高。

为满足社会对医疗卫生服务工作的需求，医务人员、特别是护理人员对自身的要求也应相应提高。同时，社会给护理人员带来的工作和心理压力也逐步加大。近年来，相关研究表明，护理人员的心理健康状况值得担忧。

因此，护理人员自身心理健康的维护已成为当今护理人员的重要任务之一。如，面对行色各异、轻重不同的刺激和压力，我们应采取什么样的应对措施，才能有利于我们的健康；面对原因复杂、千奇百怪的心理现象，我们怎样去区分其正常和异常；面对不同年龄的病人，我们应如何结合其心理发展的特点和规律，去科学施护；什么样的心理才是健康的，我们应如何去维护，等等。

通过本模快的学习和训练，以期使我们能够采取乐观、开朗、豁达的生活态度，把生活目标定在自己能力所及的范围内，调适对社会和他人期望值，建立良好的人际关系，培养健康的生活习惯和兴趣爱好，积极参加社会活动，运用积极的应对挫折的方式，维护自身心理健康。

第五章 心理发展

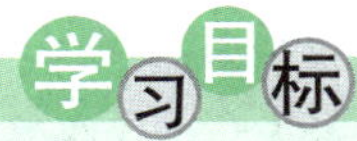

1. 了解心理发展的规律。
2. 熟悉影响心理发展的因素。
3. 掌握心理发展的特征。

第一节 心理发展的特征

个体心理发展是指人从出生到成熟，再到衰老的整个生命历程中的心理发展过程。个体心理发展具有以下特征。

一、方向性和顺序性

心理发展总是指向一定的方向并遵循确定的先后顺序。比如，许多学派都划分了心理发展的阶段，尽管由于划分的标准不同，有3～8个不同的阶段划分，但是所有的划分都是按从低级阶段向高级阶段的方向进行，各阶段的先后顺序是确定了的，不能超越阶段等级，不能颠倒顺序，更不能随意前后错乱。如儿童动作的发展严格遵循着从上到下、从中心到外周的原则。在语言、思维等方面，儿童先会画圆，后会画方；先说“不”，后说“是”；先说“宝宝”，后说“我”；先“利己”，后“利人”；先会辨认上下，后会辨认前后。这都说明心理发展具有方向性和顺序性。

二、不平衡性

心理发展的不平衡性主要是指人一生全程的心理发展并不是以相同的速度前进的，而是按不均衡的速率向前推进的。一般发展趋势是：从出生到幼儿期属于第一加速发展期，童年期为平稳发展期，青春期是第二加速发展期，成人期处于缓慢发展变化阶段，老年期的心理变化呈下降趋势。

三、普遍性和差异性

人类心理发展规律具有普遍性。与此同时，个体心理发展在发展进程、内容、水平等方面又具有千差万别的特殊性，各种特殊性统称为心理发展的差异性。不同的人，心理发展速度不同。有的发展较快，在较早的年龄阶段即已达到较高的发展水平；有的发展较慢，到较晚的年龄阶段才达到成熟水平。不同的心理过程、心理特征，其发展也不同。例如，感知在童年期、少年期就能得到充分的发展，而思维却要到青年期才能得到充分的发展。此外，同一年龄阶段的人，其心理过程和个性心理特征的发展速度、发展水平和达到成熟水平的时期也是各不相同的。心理发展的规律性体现在心理发展的普遍性和差异性的复杂关系中。

四、增长和衰退的辩证统一

心理发展这一概念本身既有增长又有衰退的含义，发展就是增长和衰退两个对立统一的过程。不同年龄阶段增长和衰退的趋势不同。儿童期以增长为主，中年期增长和衰退大体相当，老年期则以衰退为主。

五、连续性和阶段性的统一

个体心理随时间而不断发展变化，呈现出发展的连续性进程，即由低水平到高水平向前发展的过程。各个相邻阶段是相互联系、逐渐过渡的，前一阶段的发展为后一阶段准备了条件，后一阶段是前一阶段的继续和发展。前一阶段往往包含了后一阶段的某些特征，而后一阶段又往往遗留着前一阶段的特征，表现出明显的连续性。

就发展的全程而言，又可按不同心理发展的质的规定性区分为数个阶段，称为心理发展的阶段性。在年龄阶段的划分方面，社会学、医学、心理学等不同学科领域，其标准不尽相同。本书采取的年龄阶段的划分标准是：胎儿期（受精~出生）、新生儿期（出生~1个月）、婴儿期（1个月~1岁）、幼儿期（1~3岁）、学龄期前期（3~6、7岁）、学龄期（7、8~12、13岁）、青春期前期（13、14~17、18岁）、青年期（18、19~45岁）、中年期（46~59岁）、老年期（60岁以上）。不同年龄阶段有着不同的心理特点。以思维发展为例，学龄期以具体形象为主要形式，逐渐过渡到以抽象逻辑思维为主要形式；青少年期抽象逻辑思维逐渐占主导地位，但在很大程度上还属于“经验型”；成年初期不仅抽象逻辑思维具有更高的理论性和概括性，并且开始形成辩证逻辑思维，理论型逻辑思维和辩证逻辑思维逐渐占主导地位。因此，心理发展过程是连续性和阶段性相互结合、辩证统一的过程。

六、联系性

在个体心理发展过程中，心理的各方面，即各种心理过程之间、个性心理特征之间、心理过程和个性心理特征之间，是相互联系、相互制约的。例如，感知的发展是记忆发展的前提，而记忆的发展又影响着感知的发展；思维的发展建立在感知为它提供的感性材料基础上，而思维的发展又使感知得到改造、完善，并获得概括的性质。

第二节　影响心理发展的因素

在对个体心理发展的影响因素的讨论中，历来就有针锋相对、截然不同的两种观点。一种观点强调内在的先天因素对心理发展的影响，如英国的遗传学家高尔顿坚持以遗传的观点来解释个体差异，断定“人的能力得自遗传”，环境和教育只起引发作用；另一种观点则认为，后天的环境因素对个体的发展起着决定性影响作用，行为主义的创始人华生是典型代表。

事实上，影响个体心理发展的因素既有内在的，也有外在的；既有先天的，也有后天的。我们既要承认遗传素质在个体心理发展中的重要作用，它是个体心理发展的前提条件。同时，也不能盲目夸大认遗传素质的作用，而忽视后天的环境影响和教育的作用。例如，一个生来就是色盲的孩子，就不可能辨别颜色，更不可能成为画家。同样，一个生物系统生来健全的孩子，但是从小没有与人类社会的正常接触和交往，他就不可能学会人类的基本生活技能，甚至不可能形成人类的正常心理。

一、遗传素质

遗传是心理发展的必要物质基础和前提。父母通过细胞内的染色体把祖先的许多生物特征传递给子女，如机体的构造、形态、感觉器官和神经系统的结构和功能特征等。这些遗传的生物特征又叫遗传素质。在遗传素质中，对心理的发展具有重要意义的是脑的结构和功能特征。人类能进行语言活动，进行抽象思维，能形成人类高度发展的心理，正是通过遗传把人类在劳动过程中获得的一些生物特征一代一代地传递下来。

遗传素质是心理发展的必要物质前提。经过专门训练的动物和无脑畸形儿都不会有正常人的心理活动。严重智力落后的儿童，常常存在遗传上的缺陷，没有正常人的遗传素质，就没有正常人的心理。遗传素质在心理发展上的物质前提作用，主要表现在通过中枢神经系统的特征、感觉器官的灵敏度、运动器官的结构等素质影响智力的发展。遗传素质不仅是生理发展的物质基础，而且也是心理发展的潜在因素，为心理发展的个别因素提供了条件。生理成熟在一定程度上促进心理发展，是心理发展的物质基础。

二、环境因素

环境因素在心理发展的过程中起着重要作用，它影响并制约着心理发展的方向和速度。

（一）胎内环境的影响

子宫是最早影响个人成长的环境，又称为胎内环境。怀孕母亲的身体健康状况，接触烟酒、毒品及其他药物的情况，怀孕时的年龄，母亲的情绪状态，以及分娩状况

（如早产或难产）等都可能直接或间接地影响胎儿的心理发展。

1. 母亲年龄的影响 主要指年龄偏小和偏大两方面。年龄太小（18 岁以下）生育，胎儿体重过轻、神经缺陷的可能性增加，这是婴儿死亡的主要原因。而年轻母亲分娩困难的概率要高于正常孕妇，也较可能得并发症，如贫血等。35 岁以上生育（特别是第一胎），易出现分娩困难和死胎增多。此外，出现唐氏综合征的可能性也会大大增加。

2. 药物、烟酒的影响 某些口服避孕药因含有雌激素，也会伤及胎儿。麻醉剂、抗生素等药物也会对胎儿产生不利影响。母亲吸烟、酗酒对胎儿的危害类似于药物对胎儿的影响，吸烟的孕妇或连续暴露于充满烟雾环境中的妇女，早产的发生率、新生儿的发病率及死亡率比一般孕妇高。孕妇大量饮酒，会产生胎儿酒精综合征，表现为婴儿生长迟缓、早产、智力落后、身体畸形、先天性心脏病等。

3. 母亲情绪的影响 母亲短暂的不良情绪对胎儿的身体和精神不会造成大的危害。但如果母亲在怀孕期间遭受了直接的、重大的精神刺激，如丈夫亡故或遭丈夫遗弃等，或者是长时间的紧张不安、焦虑，或者夫妻关系不和等，这些情绪状态会导致体内的血管收缩，对胎儿的供血量也相应减少，长此以往，可造成胎儿大脑发育不良，并造成新生儿身体瘦小、体质差等问题，心理上则表现为容易过于敏感与偏执。另外，孕妇过于激烈波动的情绪，有可能导致流产。

4. 母亲营养的影响 孕妇要保证足够、合理的营养，注重保健，增强体质，减少疾病。孕妇营养缺乏会影响胎儿的发育，尤其在妊娠早期，严重的营养缺乏，容易造成胎儿发育畸形或死胎。

（二）自然环境的影响

生态环境、气候条件、空气拥挤程度等物理因素都会影响心理的形成和发展。许多研究证明了生态环境对心理发展的影响。如食物中含碘和氟等微量元素的多少影响人的智力发展；在海边生活的人心胸较为开阔，在高山上居住的人有着良好的协作精神。严寒酷暑能锻炼人的意志品质，风雨交加使人凭添焦躁与愁绪，山清水秀会令人心旷神怡。现代社会的旅游产业如此兴旺发达，重要原因之一便是大自然能带给人们许多心理上的享受与满足。工程心理学研究认为，照明、色彩、天气温度、污染和噪声等，对人的心理和工作效率都有明显的影响。

（三）家庭环境的影响

家庭对个体心理发展的影响是耳濡目染、潜移默化的。父母的教养方式、家庭氛围、家庭结构、长幼关系、家庭完整性、家庭的经济政治地位等都从各方面影响个体的心理。

此外，早期的童年经验也会对个体的心理发展带来影响。心理学家对生活在非正常家庭的儿童和流浪儿做了大量的调查，得出的结论是，儿童心理健康的关键在于儿童与母亲建立的一种和谐而稳定的亲子关系。

（四）教育环境的影响

在教育因素中，对心理发展产生影响的主要是家庭教育、学校教育和社会教育。

家庭教育一般指父母对子女的教育。父母是人生的第一位教师。家庭教育不仅对人的学龄前期起作用，而且对人的一生都将产生重大影响。许多事实已经证明，父母对子女的培养，仅凭家庭物质和文化生活条件的自然影响是远远不够的，要有目的、有计划地采取教育措施，帮助他们学知识、懂道德、发展智力等。家庭教育可以为人的一生打下良好的基础，使人健康成长，尽早成才，也可能出现早期剥夺，缺乏教养，甚至青少年犯罪。

学校教育是通过学校和教师对学生进行的教育。学校教育的职能是根据学生身心发展的客观规律和教育目标、要求，根据一定的教育大纲和教材，采取一定的组织形式、教育手段和教育方法，向受教育者传授知识和技能，培养学生的思想品德，发展学生的智力和能力，为社会培养人才。学生时代正值心理发展的黄金时期和关键期，因此，学校教育对个体心理发展的作用是至关重要的。学校教育的任务是塑造人的心灵，教师是人类灵魂的工程师。关于“皮格马利翁效应”的研究表明，教师的期望或看法直接影响学生的发展。

社会教育指社会组织对社会成员所进行的教育。社会组织部门根据上级组织的要求和一定社会的或其集体的利益，利用广播、报刊、电视等媒体和会议、学习班等形式，对其所属成员进行教育。社会教育的本质是对各年龄阶段的人施加心理影响，是维持社会稳定和发展的手段。

总之，教育与其他制约心理发展的因素相比，最大特点在于它的主动性，是直接以影响人的心理发展为目的，并且有一定的计划、手段、内容、方法和相应的组织形式。因此，教育在影响个体心理发展上的作用是巨大的。

（五）社会环境因素

社会环境因素是指影响心理发展的各种社会生活条件。在所有的因素中，社会生活因素对心理发展的作用是最复杂的，政治、经济、科技、文化、教育、传统、风俗习惯等一切社会生活条件对心理的发展都起着不同程度的影响作用。

国内外许多研究认为，在现代社会生活中，大众传播媒体，尤其是电视、电影、网络等，对人的心理的影响极其明显。班杜拉的实验研究证实，电影和电视中的暴力节目会使儿童的侵犯行为显著增加。必须指出，在社会环境中，社会团体对个体心理影响作用最为显著。团体的构成、风气、团体在社会中的地位以及个人在团体中的地位等等，都直接影响着个体心理的发展。总之，社会生活环境的含义非常广泛，它对个体心理发展的影响作用巨大。

总之，制约心理发展的因素是极其复杂、不断发展变化的，由此导致了人的心理的复杂性，并不断发展变化。我们只有全面、系统、动态地分析影响心理发展的一切因素和心理发展的全过程，才能科学地揭示心理发展的制约因素及心理发展的规律。

第三节 心理发展的规律

一、动作发展

动作本身并不是心理，但是动作的发展在个体心理发展中起着重要的作用。婴儿动作的发展始于新生儿的无条件反射和继而发展起来的条件反射活动。婴儿动作发展的速度非常迅速，动作发展受生物成熟的程序化制约，也受环境的影响。

婴幼儿动作发展受生物预置程序化的制约，遵循着一定的规律性。

（一）从头到尾规律

即动作的发展从上到下，先是发展头部动作，其次是躯干、手，最后是脚的动作。

（二）从近到远规律

即离躯干近的肌肉动作先发展，而远离身体中心的肢端动作发展较迟，如先能抬肩，然后才能用手指拿东西。

（三）由大肌肉动作到小肌肉动作规律

肌肉的发展规律是先发展粗动作，如头部动作、躯体动作、双臂动作，以后才逐渐学会精细动作，如拿玩具、东西等。

（四）由整体动作到局部动作规律

儿童最初的动作是整体的、全身性的、笼统的，以后才逐渐分化为局部的、准确的、专一的。如把毛巾放在2个月婴儿的脸上，会引起婴儿全身性的乱动，放在5个月的婴儿脸上，婴儿开始出现有定向的动作，双手向毛巾方向乱抓，放在8个月的婴儿脸上，婴儿就会毫不费力地拉下毛巾。表5－1列出了3岁前儿童全身动作发展的顺序。

表5－1 3岁前儿童全身动作发展顺序

动作项目	年龄（月）	动作项目	年龄（月）
稍微抬头	2.1	独走自如	16.9
头转动自如	2.6	扶物过障碍棒	19.4
抬头及肩	3.7	能跑不稳	20.5
翻身一坐	4.3	双手扶栏上楼	23.0
扶坐竖直	4.7	双手扶栏下楼	23.3
手肘支床胸离床面	4.8	扶双手双脚跳稍稍跳起	23.7
仰卧翻身	5.5	扶一手双脚跳稍稍跳起	24.2
独坐前倾	5.8	独自双脚跳稍稍跳起	25.4
扶腋下站	6.1	能跑	25.7
独坐片刻	6.6	扶双手单足站不稳	25.8
蠕动打转	7.2	一手扶栏下楼	25.8
扶双手站	7.2	独自过障碍棒	26.0

续表

动作项目	年龄（月）	动作项目	年龄（月）
仰卧翻身	7.3	一手扶栏下楼	26.2
给助力能爬	8.1	扶双手双脚跳好	26.7
从卧位坐起	9.3	扶一手单足站不稳	26.9
独自能爬	9.4	扶一手双脚跳好	29.2
扶一手站	10.0	扶双手单足站好	29.3
扶两手走	10.1	独自双脚跳好	30.5
扶物能蹲	11.2	扶双手单脚跳稍微跳起	30.6
扶一手走	11.3	手臂举起有抛掷姿势的抛掷	30.9
独站片刻	12.4	扶一手单足站好	32.3
独站自如	15.4	独自单足站不稳	34.1
独走几步	15.6	扶一手单脚跳稍微跳起	34.3
自蹲自如	16.5		

二、语言发展

儿童语言发展，又称语言获得，是指儿童对母语的发声和理解能力的获得。语言发展始于婴儿早期。1个月的婴儿就能辨认别人和其他来源的声音，也能发出哭声以外的声音；5~6个月能发出一连串声音，能区分友善或生气的语调；8~9个月发出的音逐渐增多，也能听懂“拜拜”、“拍手”等指令；而后逐渐增加词汇，由单字逐渐加长成词、句。1.5~6岁，儿童的词汇量迅速增长，对句法的掌握由简单到复杂，随着年龄的增长，句子的功能逐渐分化，结构逐渐严密。因此，语言发展是一个极为复杂的过程。然而，所有生理发育正常的儿童，在正常的生活环境中，都能在出生后4~5年内未经任何正式训练而顺利地获得听、说母语的能力。

三、认知的发展

（一）认知发展的基本趋势

认知发展是当今儿童心理学中研究最活跃的领域，其发展的规律是连续性和阶段性统一的过程。其基本趋势是：

1. 由近而远 儿童开始是凭感知觉直接认识事物，继而能运用表象和概念对事物进行间接认知。如儿童最初玩玩具，当玩具在他的视野中时，他能觉察到玩具的存在，当玩具掉落而离开了他的视野时，他就认为玩具不存在了。而随着年龄的增大，他会意识到玩具即使不在他的视野内也还是存在的，并会努力寻找。

2. 由偏到全 儿童认识客观事物是由片面到全面，由局部到整体。如在守恒实验中，儿童开始只能从一维特征上进行比较，如比较液体水面高低；而后能从两维特征上思考，他们不仅看液体水面的高低，还会注意水杯的粗细，即从水面高低、水杯粗细两方面来认知。

3. 由表及里、由浅入深 对同样体积的两块橡皮泥，年龄小的儿童会认为饼状的比球状的大；对同等重量的棉花与铁，会认为铁比棉花重。随着年龄增长，其认知会逐渐改变，逐渐地看到事物的本质。到了青春期，心理活动的随意性已显著增加，学习目的性不断明确，记忆方法从机械记忆转为更多的运用理解记忆。此时，个体可以长时间地集中精力学习，随意调节自己的行动，其稳定性已达到较高水平。并且，其抽象思维日益占主导地位，思维的发展从“经验型”的抽象上升为“理论型”的抽象，其深刻性、独立性和判断性进一步发展。这种发展趋势概括起来就是由感知觉的直接认识事物向运用表象、概念的间接认识事物发展。

（二）认知发展阶段

关于认知发展的阶段，研究最多的是瑞士心理学家皮亚杰（J. Perjet）（图 5－1）。他将人的认知发展分为 4 个阶段，即感知－运动阶段、前运算阶段、具体运算阶段和形式运算阶段。

1. 感知－运动阶段（0～2 岁） 婴儿的学习限于极简单的运动和感知，如看、触摸、嗅、尝和听等；对新对象施以摆布、撕拧、抛掷、嘴尝和翻来覆去检查等动作。

2. 前运算阶段（2～7 岁） 前运算阶段包括象征思维阶段和直觉思维阶段。

象征思维阶段（2～4）：这是在前一阶段基础上的精密化。婴儿能够保留不在跟前的物体的意象语言和符号的雏形，并能扩展经验使之超出直接的范围（这一阶段同动物所能达到的阶段一样高）。

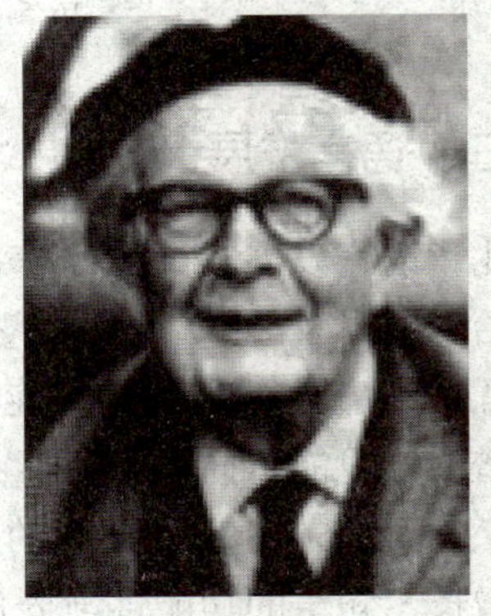

图 5－1 皮亚杰

直觉思维阶段（4～7 岁）：这一阶段以孩子的“自我中心”为其思维特征，即认为别人的所想所为应与自己的完全一致。此时缺乏守恒和运算，对能够做的事情不知其所以然。

3. 具体运算阶段（7～11 岁） 儿童开始对大小、容积、数量和重量进行初步的逻辑推理。他们对具体事件能应用概念系统，逐渐学会运用守恒原则。以前只能用手操作的东西，现在已能够在心中进行运算。

4. 形式运算阶段（11 岁以上） 此时儿童能进行假设演绎推理，能归结出规律和一般原则，并能在可能的各种分类情境中应用它们。他们能选用、假设并象征性地应用这些规律去解决问题。他们的认识发展已逐渐达到最高水平。

四、情绪的发展

人从出生到 2 岁，情绪的发展遵循一个固定的模式，基本的情绪相继出现。通过成熟与学习，婴儿在 3 个月时，初生时的原始激动分化为两种情绪状态，即痛苦和快乐。到 6 个月时，消极的痛苦又进一步分化为怕、厌恶和愤怒。6～12 个月时积极的快乐情绪分化出高兴与喜爱。大约在 16 个月时从痛苦中又分化出嫉妒。24 个月时在快乐的热情中分化出较稳定的快乐。

儿童情绪的分化和发展，是从他的基本生理需要是否得到满足而逐渐发展成为带有社会内容的情感表现形式的，这与儿童生活的社会范围日益扩大和成人教育直接相联系。

儿童情绪中最常见的是害怕，他们容易对很多人、物、事件产生害怕。如对陌生的人、较强的光刺激、声刺激、悬崖、深渊、黑夜等，都会产生害怕情绪。其中，对陌生人所表现的害怕即怯生反应普遍存在，是不可避免的现象。对于一些客体的害怕会随年龄的增长而逐渐减弱，而对于想象中的妖怪、魔鬼、幽灵、黑夜等，在一定范围内随年龄的增长有加重的趋势。

儿童另一常见的消极情绪是分离焦虑，指儿童与亲人分离而产生的不安、痛苦的情绪反应。

五、意志发展

人类的意志行为表现得比较晚。随着言语的发展，行动开始具备目的性，儿童懂得要靠自己来达到某种目标，说明他逐步有了意志。3 岁左右的儿童经常说“不”、“我要”、“我就要”等，也是意志发展的表现。随着年龄的增长和接受教育的增加，儿童逐步学会服从别人，或按照自己的目标去行事，减少了受外界环境的干扰影响，积极的和消极的意志间将逐步出现此长彼消的过程。

婴幼儿在词语的调节下，采取有意行动或抑制某些行动时，就出现了意志的最初萌芽。4 ~6 岁儿童的意志行动有了进一步的发展，这表现在各种意志品质，如自觉性、坚韧性、自制力等开始有了比较明显的表现。

但 4 岁儿童意志的自觉性、坚韧性和自制力等都还很差。无论掌握自己的行动或完成别人的委托和要求，都有一定的困难。如在游戏中，4 岁的儿童还不能自觉地控制自己的行动去服从一定的游戏规则。这是由于儿童的言语、思维还不很发达，还不能很好地通过自己的言语来调节自己的行为，因此，自己的行为很容易受外界事物或情境的引诱而转移。

5 ~6 岁的儿童由于言语和思维的不断发展，意志上的自觉性、坚韧性和自制力也有了较大的提高。他们开始能使自己的行动服从于别人或自己提出的目的，不受周围情境的影响。他们逐渐学会了按游戏规则活动，一般按老师要求进行游戏，而且能自始至终地将游戏做到底。一节 15 分钟的课，能安心地坐在自己的座位上，这时他们开始能控制自己的外部行动，同时也能逐渐控制自己内部的心理过程，从而产生了有意注意、有意识记和有意想象等。对于这个时期儿童而言，其意志品质的发展较差，目的性、坚韧性、自制力都仅是一些初步的表现。

儿童的意志是在教育的影响下发展起来的，因此，老师和家长在日常的生活、学习和劳动中，要有意识地帮助和鼓励儿童勇于克服困难，消除依赖性，从小养成贯彻始终、坚持到底的意志品质。

意志的形成和发展，有助儿童在有意注意、有意记忆、有意想象等方面取得进步。

同时，意志和情绪、性格、动机、兴趣等共同组成所谓的非智力性因素，是促进创造性发展的积极因素。

六、人格发展

个体的人格并不是生来就有的，而是在个体生物遗传基础上，在一定的社会环境的影响下，通过实践活动逐渐形成和发展起来的。个体人格的形成和发展，经历了一个漫长而复杂的人生过程。

人格的初步形成是从婴、幼儿期开始的。此时期个体出现了最初的兴趣、爱好的个别差异，也出现了一定的能力上的差异，初步形成了对人、对事、对自己、对集体的一些比较稳定的态度，也出现了最初的比较明显的心理倾向，这表明个体开始形成最初的个性。

学龄期儿童在有意识、有目的的集体活动中进一步发展了自我意识，逐步学会按一定原则独立、批判地评价自己的言行。同时，个体的道德意识开始发展起来，经过一系列阶段的发展，能初步理解和掌握社会道德原则的实质，并且以此作为评价自己和他人行为的根据。

进入青春期前期，个体在人格结构上的主要变化是产生一种成人感，渴望像成人一样独立完成社会任务，要求别人尊重自己，开始对世界各种事物和现象产生自己的看法。这是世界观的萌芽时期，表明个体的人格发展达到一个新的、更高的水平。

青年期是个体心身达到成熟的阶段。此时，个体的世界观初步形成，对世界和人生有了较稳定、较系统的看法。他们关心并能够认识自己的主观世界，开始主动地根据社会要求主动地锻炼自己，并能按照一定的目标和准则评价自己的品质和能力。他们的道德意识在道德行为中的作用日益增强，能从一定的道德观念和道德原则出发解决各种问题。

个性形成的标志是自我意识的确立和社会化的完善。前者标志着形成了个体有别于他人的心理内涵，后者标志着完成了社会角色的认同。

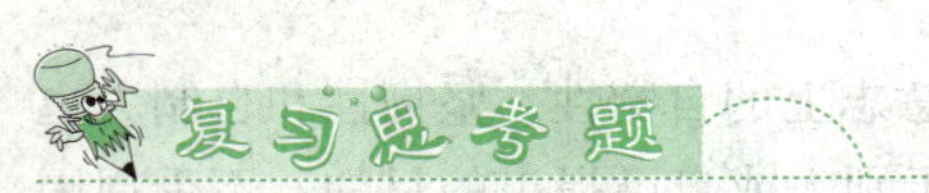

一、单项选择题

1. 最早影响个体成长的环境称为胎内环境。胎内环境是指（　　）

   A. 子宫　B. 胚胎　C. 卵巢　D. 输卵管　E. 以上都是

2. 关于儿童意志的发展，下列说法不正确的是（　　）

   A. 婴幼儿出现了意志的最初萌芽

   B. 3 岁左右的儿童常说“不”，不是意志发展的表现

   C. 儿童的意志是在教育的影响下发展起来的

   D. 意志的形成与发展，有助于儿童在有意注意等方面取得进步

E. 5～6 岁儿童意志的自觉性、坚韧性、自制力有很大提高，但仅是一些初步的表现

3. 下列说法不正确的是（　　）

A. 儿童与母亲建立的一种和谐而稳定的亲子关系是儿童心理健康发展的关键

B. 早期童年经验不会对个体的心理发展带来影响

C. 对儿童的心理产生影响的教育因素，主要包括家庭、学校、社会教育

D. 在儿童心理发展中，遗传是心理发展的必要物质基础和前提

E. 环境因素制约着儿童心理发展的方向和速度

4. 心理发展的必要物质基础和必要物质前提是（　　）

A. 营养　B. 自然环境　C. 胎内环境　D. 遗传素质　E. 环境因素

5. 关于能力发展的一般趋势，下列说法不正确的是（　　）

A. 从幼儿期到少年期，能力的发展与年龄的增长呈同步状态

B. 15 岁左右，能力发展速度趋于缓慢

C. 60 岁之后，各种能力急速下降

D. 从成年期到老年期，能力的发展与年龄的增长呈同步状态

E. 36 岁之后，多种能力开始下降

6. 影响心理发展的环境因素包括（　　）

A. 胎内环境　B. 自然环境与社会环境　C. 家庭环境

D. 教育环境　E. 以上都是

7. 动作发展的规律不包括（　　）

A. 从头到尾规律　B. 从近到远规律

C. 由大肌肉动作到小肌肉动作规律　D. 由整体动作到局部动作规律

E. 由偏到全规律

8. 前运算阶段是指（　　）

A. 2 岁以下　B. 2～4 岁　C. 2～7 岁　D. 7～11 岁　E. 11 岁以上

9. 具体运算阶段是指（　　）

A. 2 岁以下　B. 2～4 岁　C. 2～7 岁　D. 7～11 岁　E. 11 岁以上

10. 人格的初步形成是从（　　）开始的

A. 学龄期　B. 青春期前期　C. 婴幼儿期　D. 学龄前期　E. 以上都不是

二、填空题

1. 影响心理发展的因素主要有________、________。

2. 儿童最常见的消极情绪是________。

3. 个性形成的标志是________、________。

4. 影响心理发展的环境因素主要有________、________、________、________、________。

三、名词解释

1. 个体心理发展
2. 胎内环境

四、简答题

1. 简述个体心理发展的特征。
2. 简述皮亚杰关于认知发展阶段的理论。
3. 简述婴幼儿动作发展的规律性。

五、论述题

请结合自身经历，谈谈影响心理发展的因素有哪些？

（宾映初、邓湘穗）

第六章 挫折与心理防御机制

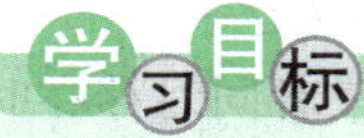

1. 了解挫折、心理防御机制的概念。
2. 熟悉影响挫折反应的因素、提高挫折承受力的方法。
3. 掌握引起挫折产生的原因；常见的挫折反应；常见的心理防御机制类型。

第一节 挫 折

常言道："人生逆境十之八九"。在现实生活中，人们常常有许多愿望和要求得不到满足。特别是当今社会，竞争加剧、生活节奏加快、工作压力增大、人际关系复杂，人们经常遭受失败、挫折，产生焦虑、抑郁、紧张、愤怒等体验。

一、概述

所谓挫折是指人们在有目的的活动中，遇到无法克服或自以为是无法克服的障碍或干扰时，所产生的紧张状态和情绪反应。挫折在心理学上有两种涵义：其一，指对个体动机性行为造成障碍或干扰的外在刺激情境。在此情境中，对个体行为发生阻碍作用的，可能是人，也可能是物，或者是社会环境或自然环境；其二，指个体在挫折情境下所产生的烦恼、困惑、焦虑、愤怒等以各种负面情绪为主交织而成的心理感受。两种含义合在一起看，前者是刺激，后者是反应。

挫折一般由挫折情境、挫折认知、挫折反应三个部分组成。

1. 挫折情境 挫折情境是指人们在有目的的活动中，使需要不能获得满足的内外障碍或干扰所实际呈现的情境状态或情境条件。如：考试失败、受到误解讽刺等，这是造成挫折的情境因素。

挫折情境可分为两种状况：一是实际挫折，即个体客观上遭受的阻碍和干扰；二是想象挫折，即个体主观上预期的假想挫折。研究和实践都发现，实际挫折对人的影响是有限的、可以估量的；而想象挫折的影响，则往往是无限的、难以估量的，会随着人们的想象发生泛化，有时甚至产生严重的后果。

2. 挫折认知 挫折认知是指对挫折情境的知觉、认识和评价。挫折认知既可以是对实际遭遇到的挫折情境的认知，也可以是对想象中可能出现的挫折情境的认知。人们由于知识结构、个性特点等的不同，致使对相同的挫折情境所产生的主观心理压力不尽相同。例如，两名实习护士在给病人输液时未成功。一个护士认为是自己能力差，水平低，因而自信心降低；而另一名护士则认为这是自己实习必须经历的过程，再加上病人血管特点导致失败，因而不必介意。

3. 挫折反应 挫折反应是指个体伴随挫折认知，对于自己的需要不能得到满足而产生的情绪和行为反应，如：愤怒、焦虑、紧张、抑郁、躲避或攻击等。

从以上分析可以看出，当挫折情境、挫折认知和挫折反应三者同时存在时，便构成典型的心理挫折。但如果缺少挫折情境，只有挫折认知和挫折反应这两个因素，也可以构成心理挫折。比如，一个大学生总是怀疑自己周围的同学在议论自己、看不起自己，虽然事实并非如此，但他会因此而形成与同学关系上的挫折，产生紧张、烦恼、焦虑等不良情绪。在三个因素中，挫折认知是最重要的因素。因此，挫折反应的性质及程度，主要取决于挫折认知。一般情况下，挫折情境越严重，挫折反应越强烈。然而，如果个体主观上将严重的挫折情境认知和评价为不严重，其反应就不会强烈；反之，如果将并不严重的挫折情境认知和评价为严重事件，那么也会引起强烈的情绪反应。

二、引起挫折的原因

（一）外部原因

1. 自然环境 构成挫折的自然环境主要指个人能力无法完全控制和克服的空间、时间限制，自然灾害和意外事故等。

2. 家庭环境 家庭环境的影响主要表现为父母对子女的态度和教养方式以及个体的早期经历，如分离、不良的境遇等，其对心理的影响几乎是全方位的。社会环境对个体心理的影响多是通过家庭的折射或过滤实现的。

3. 社会环境 构成挫折的社会环境是指个体在社会生活中遇到的各种人为因素的阻碍和限制，包括一切政治的、经济的、道德的、宗教的因素等。

（二）内部原因

1. 生理素质 生理上存在的这样或那样的缺陷和不足，如先天性色盲、身材不适、面容丑陋、生理疾病等，往往引起个体的挫败感。

2. 心理因素 心理因素归纳起来，主要有五个方面。

（1）人的能力、智力、知识经验的不足，导致在工作或生活中遭到失败而产生挫折心理。

（2）动机冲突：在人的现实生活中，往往会同时出现两个或两个以上互相冲突的动机，如果其中一个动机得到满足，其他动机的实现就必然受到阻碍，从而产生挫折感。

（3）抱负水平过高：一个人是否有挫折感，与他自己对成功所规定的标准有密切关系。

（4）不合理、不切实际的需要。

（5）部分心理障碍也可成为产生挫折的原因。

三、常见的挫折反应

个体对挫折的反应主要有以下三种。

（一）情绪性反应

情绪性反应是指个体在遭受挫折时，随之产生的紧张、烦恼、焦虑等情绪反应，它表现为强烈的内心体验或特定的行为反应。情绪反应的形式有很多，常见的有攻击、冷漠、退化、固执、幻想、逃避、自残等。其中，攻击是情绪性反应中最常见的形式，是个体遭受挫折后发泄愤怒情绪的过度行为。

1. 攻击 挫折心理产生后的攻击可以表现为以下几种形式。

（1）直接攻击：直接攻击是指受挫者将愤怒的情绪直接发泄到构成挫折的人或物上，多以动作、表情、文字等方式表现出来。对自己的容貌、才能、权力等各方面充满自信的人，较易发泄自己的愤怒情绪，因而常采取直接攻击的方式；年幼无知、缺乏理智、一帆风顺的人，愤怒时也容易采取直接攻击方式。

（2）间接攻击：其特点是受挫者因某种原因不便进行直接攻击，转而通过告状、制造舆论等方式进行攻击。

（3）转向攻击：由于直接攻击常常会造成严重后果，因而为社会所不容；有时无法向真正的对象进行攻击，或碍于自己的身份不便攻击时，人常常把愤怒发泄到其他人或物上。如有人在单位受到领导批评，不敢反抗，回家后把闷气发泄到妻子或儿女身上，无端谩骂、殴打等，这样的攻击称之为转向攻击。

2. 冷漠 一些性格内向或屡屡陷入逆境的人，受挫后在无能为力、无可奈何的情况下，只好压抑自己愤怒的情绪，内心焦虑不安，表面上又对一切无动于衷、漠不关心，失去喜怒哀乐的表情，这就是冷漠。冷漠是与攻击相反的另一种行为反应，多在如下情境中产生：第一，个体屡次或长期遭受挫折而个体又无法摆脱；第二，处境艰难，无助无望；第三，心理上焦虑不安，生理上痛苦难忍；第四，进退两难，攻击和退缩间矛盾冲突激烈；第五，想换环境又被许多不利因素制约而换不成。但此处的冷漠不同于病态的冷漠症，这种挫折后的冷漠是正常人的一种情绪反应。

3. 逃避 一个人在失败和逆境后会产生失败感、孤独感、自卑感、无力感。为了消除精神上的不安、抚慰受创伤的心灵，一些人往往沉湎于酒精、药物、毒品或网络而不能自拔，借此来逃避所面对的问题，缓解长期困扰自己的焦虑、愤怒、抑郁或沮丧等情绪。

4. 内罚 内罚是指受挫者在遭受挫折之后为宣泄自己心中的焦虑和痛苦，寻求自我解脱，而采取的自我折磨、自伤、自残、自杀等方式，实际上是将攻击指向自我的一种表现。这种人承受挫折的能力往往比较差，常把挫折的原因归结为自身，把自己作为发泄愤怒的对象，伤害自己，甚至产生轻生的念头，采取自杀行为。在内罚的几种形式中，自杀是最为严重的，一般是个体遭受到挫折后心理产生严重的不平衡，而这种不平衡又是不能采用外罚且个体自身无法解决时，所采取的极端反应方式。

（二）理智型反应

理智型反应是指当个体遭受挫折后，能审时度势，采取积极进取的态度和反应来对待挫折。许多重大科学发现都是科学家经历多次失败后，仍坚持不懈地努力才最终获得成功的。这种理智型反应首先表现为坚持目标、继续努力。个体遭遇挫折后，通过分析发现自己追求的目标是现实的，他们会毫不气馁，坚定不移地朝着目标前进。其次，理智型反应还表现在个体能以科学的、实事求是的态度来分析挫折或问题，适时地调整、改变目标或降低目标以实现最终目标。理智型反应是应对挫折时一种理智的、成熟的反应模式，这种反应模式能够帮助个体把挫折的不利因素转化为有利因素，最终促进目标的达成及个人的成长。

（三）个性的变化

持续的挫折或重大的挫折，不仅会使个体产生持续的紧张和挫折反应，而且某些行为反应还会逐渐固定下来，形成个体相应的习惯和某些突出的个性特点，甚至会影响个性的形成和发展。“习得性无助”实验就很好地说明了这一点。

四、影响挫折反应的因素

1. 认知评价因素 认知理论认为，认知过程决定着情绪和行为的产生。由于人们对挫折及其意义的认识、评价和理解不同，同样的挫折情境，对不同的人来说，就可能产生完全不同的挫折反应。因此，改变认知过程，如认识到挫折的两重性，将挫折看作是人生阅历和宝贵经验的积累，把挫折变成是财富而不是灾难，就有助于增强人对挫折的适应能力，消除挫折对人的不良影响。

2. 挫折承受力 挫折承受力又称挫折容忍力，是指个体在遭遇挫折情境时，能否经得起打击和压力，有无摆脱和排解困境而使自己避免心理与行为失常的一种耐受能力，亦即个体适应挫折、抵抗和应对挫折的一种能力。在遇到挫折时，每个人对挫折的承受力是不同的。有的人能百折不挠，坚持不懈，转败为胜；有的人却一败涂地，垂头丧气。一个人如果有较强的挫折承受力，则可有效抑制或减轻挫折感，采取积极的心理防御机制。挫折承受力一般受生活理念、对挫折的知觉判断、社会经验和挫折预见等因素影响。

3. 人格因素 一个人的性格对个体的挫折承受力有重要影响。性格开朗、乐观、坚强、自信的人，挫折承受力强；性格孤僻、懦弱、内向、心胸狭窄的人，挫折承受力弱。

当人们对某事有浓厚的兴趣，一心钻研，在别人看来很苦的事，他们却乐在其中，对挫折会表现出很强的耐受力。可见，一个人的兴趣爱好也是应对挫折不可忽视的因素。

一个人的气质类型与挫折反应也有很大关系。比如，胆汁质的人往往情绪变化大，脾气暴躁，易被激怒，常常因为一些细小琐事而引起较强的挫折感。黏液质的人比较善于忍耐，对挫折的耐受力要大一些。值得注意的是，那种具有悲观倾向的人，他们对挫折的心理承受力差，即使面对一些小小的压力也容易产生消极情绪。

4. 社会支持系统 社会支持系统主要是指个体遭遇挫折时，来自社会各方面的精神和物质上的援助。当个人遇到不幸或危难时，如果能够得到家庭、朋友、同事等的支持、关心、理解和物质上的帮助，就能够大大减轻当事者心理反应的强度，建立信心，积极面对问题、度过难关。

5. 身体因素 从机体应对挫折时的生理反应而言，一般情况下，一个身体健康、发育良好的人对挫折的耐受力要比一个疾病缠身、有生理缺陷的人强。比如，前者不怕偶尔的饥寒交迫，能够较长时间工作而不感到疲劳，可以经受更大的挫折。这是因为挫折会引起人的情绪及生理反应，给人的心理带来压力及紧张感，对体弱多病者会加重病情，甚至会发生意外。因此，我们不可忽略身体健康因素对提高挫折耐受力的重要作用。

五、提高挫折承受力的方法

（一）树立正确的挫折观，消除不合理信念

调整人的认知结构，消除不合理信念，树立正确的挫折观是应对挫折的根本与关键。正确的挫折观主要包括：

1. 挫折具有普遍性 可以说挫折是生活的组成部分，每一个人都会遇到。从某种意义上说，生活就是喜、怒、哀、乐的总和。自然、社会间的万事万物，无一不在曲折中前进、螺旋式上升。一切顺利、直线式发展的事情几乎是没有的。所谓“一帆风顺”、“万事如意”，往往是人们的良好希冀而已，“天有不测风云，人有旦夕祸福”倒是司空见惯的。挫折是客观存在的，关键在于人们怎样认识和对待它。认识到它是不可避免的，就有了相应的心理准备，遇到时就不会惊慌失措、痛苦绝望。在此基础上，还要敢于向挫折挑战，把挫折作为前进的阶梯、成功的起点。

2. 挫折具有两重性 挫折会给人以打击，带来损失和痛苦，但也能使人奋起、成熟，从中得到锻炼。大文豪巴尔扎克说：“世界上的事情永远不是绝对的，结果完全因人而异。苦难对于人才是一块垫脚石……对于能干的人是一笔财富，对弱者则是一个万丈深渊”。确实如此，生活中的磨难，并不都是坏事。例如，别人的嫉妒和恶语中伤会给我们带来痛苦；但另一方面也可以帮助我们认识到人际关系的复杂性，通过总结经验教训，改进自己、帮助他人，可以使人在调整和处理人际关系中学到更多的东西。

（二）有效利用应对资源，改善挫折情境

挫折情境是产生挫折感的重要原因，如果挫折情境改善或消失，挫折感也就会随之降低，甚至消失。在改善挫折情境中，合理地利用自身的应对资源，能够帮助个体有效地应对挫折。应对资源是指在个体应对应激事件时所能调动的一切心理、生理、社会因素的总和，是决定个体应对策略的综合性指标。应对资源主要包括：

1. 生理资源 不同年龄、不同性别的人群有其不同的生理特点，虽然从总体上看，年轻人要比老年人、男性要比女性更加强壮，但不同的个体之间还存在个体差异，因

此，要视具体情况而定。但从一般意义上讲，年轻是一种优势，个体在这一时期体能充沛、身体强壮、头脑灵活，应该利用这一优势资源吃苦耐劳、拼搏奋进，也容易取得成绩。

2. 心理资源 相关研究显示，特定的人格特质（包括对自身的赞许，对环境的积极态度，正确的观念和内部控制力等）在应激事件中起积极作用。例如，当个体确信他属于高层次群体中的一员时，常能有效地应对挫折。可见，自信在应对策略上起能动作用。再比如从控制感看，控制感对挫折应对及其后果作用很大，高控制感往往与成功应对、较好的调节和康复联系在一起。

3. 社会资源 当个体处于挫折情境中时，如果他人对个体表现出同情、支持等亲和情感，个体的社会资源得以扩展，其由挫折事件所引起的心理紧张便能够得以缓解。此外，这种来自他人的社会支持有时可以直接提供解决问题的策略，有效化解挫折情境，所谓“一个好汉三个帮”，说的就是这个道理。

（三）正确归因

正确归因，就是要对造成挫折的原因进行客观地认识和分析，弄清挫折的原因是外部的，还是内部的，或是内外部两种因素交互作用的结果。正确地分析和归因，是解决挫折问题的必要基础。把成败结果一概归于外部因素的人，不能对行为作自我控制和自我调节，面对挫折会感到无能为力和束手无策，从而不能尽自己最大的努力去克服困难以改变失败的处境；但是，把失败统统归结于个人的能力不足或努力不够，过多地责备自己，也是不现实的，同样不能对自己的行为结果负起合理的责任，有效地改善挫折处境。只有客观、冷静地分析遭受挫折的真实原因，及时找出失败的症结所在，才能从自身的实际条件出发，用切实的行动去促使挫折情境的改变。

（四）调整抱负水平

抱负是人进行成就活动的动力，而能否成功则决定于抱负水平的高低是否适合个体的能力或条件。抱负水平过高或过低，都不利于增强个体的自信心和自尊心。在过低的抱负水平下，即使成功了，人们也不能产生成就感，其心身潜能仍处于被埋没的状态，没有机会发挥出来，从而感到忧郁、空虚和苦闷；抱负水平过高，超过了自己的能力，个体虽然会全力以赴，但是仍然达不到预定目标，就容易产生挫败感。所以，个体一方面应该提出适合个体能力水平的、具有挑战性的标准；另一方面，当受到挫折时，要重新衡量一下，目标是否定得过高，是否符合主客观条件。如果是由于目标不切实际而造成的挫折，就要重新调整目标。

（五）创设一定的挫折情境

个体对挫折的感受和承受力不同，与其逆境经验有关。经历坎坷、有较多挫折经验的人与一帆风顺的人相比，其挫折承受力和做出适当反应的能力更高。人对挫折的适应能力像其他心理品质一样，也是可以通过学习锻炼而获得的。人们可以有意识地创设一种逆境，即不断地让自己经受磨砺，对自己加强意志、魄力和逆境中种种能力的训练，最终达到提高挫折承受力的目的。

第二节　心理防御机制

个体经受心理冲突、挫折和应激后，会产生焦虑和痛苦。为了减少或避免这种焦虑和痛苦，人们在心理上产生了一些自我保护的方式，而心理防御机制便是这些方式中最主要的一种。

一、概述

（一）概念

心理防御机制是精神分析学说的一个基本概念，是指一种潜意识的心理保护机制。当本我与现实和超我之间发生矛盾而造成潜意识心理冲突时，个体会感到焦虑和痛苦，为了保护自己，自我便发展形成了保持心理活动平衡和稳定的心理机制，以一定的方式调整冲突双方的关系，避免或减轻因挫折而产生的焦虑和内心痛苦。

（二）特点

安娜·弗洛伊德认为："每个人，无论是正常人还是神经症患者，在其言行中都不同程度地使用一个或几个特征性的防御机制。"只要能应用这些防御机制来维持内心的平衡，而不出现适应不良的行为时，就不能称之为病态。它具有如下几个特点。

（1）防御机制不是蓄意使用的，而是无意识或是部分无意识的。

（2）防御机制依靠自尊或自我美化来保护自我免受伤害，从性质上可以分为积极与消极两大类。积极的防御机制，有助于问题的解决，有益于心理状态的调整，促使个体更有效地应对挫折。消极的心理防御机制往往是自欺欺人的，带有逃避退缩的性质。虽然能暂时缓解内心冲突和痛苦，但使用过多，会使得个体依赖于心理防御，逃避现实，而不能学会有效地解决问题。

（3）防御机制具有掩饰性。防御机制似乎有自我欺骗的性质，也就是说它是以掩饰、伪装自我真正的动机，或否认可能引起焦虑的冲动、行为、记忆的存在而起作用的，是一种阻断某种心理过程而使自我免受焦虑之苦的自我保护方法。

（4）防御机制本身并不是病态的，一定程度的使用可以帮助个体维持心理健康。但是，过度依赖心理防御机制可能导致病理性的后果。

（5）防御机制可以单一使用，也可重叠使用。

二、心理防御机制的类型

心理防御机制的类型很多，按照个人心理发育的成熟程度可以分为以下四类。

（一）精神病性心理防御机制

精神病性心理防御机制因精神病人常常极端地使用而得名，它主要包括否定、歪曲、外射等，是一个人在婴儿早期使用的心理机制。早期婴儿的心理状态属于自恋性的，即只照顾自己，只爱恋自己，不会关心他人，加之婴儿的"自我界限"尚未形成，常轻易地否定、抹杀或歪曲事实，所以这些心理防御机制也称为自恋性心理防御机制。

1. 否定机制 所谓否定机制，就是把已经发生而令人不愉快的事情完全否定或彻底“忘掉”，以躲避心理上的痛苦，是最原始而简单的心理机制。这种防御机制能使个体从难以忍受的心理中逃避，也同样可借此逃避个体难以忍受的愿望、行动、事故，以及由此引发的内心焦虑。“眼不见心不烦”、“眼不见为净”等，都是否定作用的表现。

心理防御机制所指的否定机制是在潜意识下进行的，个体不但否定事实，而且真的相信没有发生，有时会达到妄想状态，成为“精神病”症状。应当注意的是，我们在日常生活中常常会有意去否定许多事实。例如，问某一年轻姑娘：“你有没有男朋友呀？”她会不好意思，脸红地否定：“我才没有男朋友呢。”其实她已有男朋友，而且快订婚了，只是不好意思而有意否定。这种否定不是潜意识中的否定，不属于心理防御机制中的否定机制。

事实上，否定作用并不能使我们完全否定问题存在的事实，只是使我们否定对这些问题存在的注意力而已。不过，有时否定的心理防御机制可以说是一种在心理压力中保卫自己的感受，或给人多一点时间作考虑与作决定。但是，由于否定作用的结果是躲避问题以代替面对问题，因此在一般行为表现上，定会妨碍人们对问题的适应。

2. 歪曲机制 歪曲机制是把外界事实加以曲解变化，以符合内心的需要。

歪曲机制与否定作用有异曲同工的性质。因歪曲作用而呈现的精神现象，以妄想或幻觉最为常见。妄想是将事实曲解，并且坚信不疑。幻觉是外界并无刺激，而由脑子里凭空感觉到的声音、影像或触觉等反应，它与现实脱节，严重歪曲了现实。

3. 外射机制 外射机制又叫投射，就是以自己的想法去推想外界的事实，把自己不能接受的欲望、感觉或想法外射到别人身上，以避免意识到。“以小人之心，度君子之腹”，便是这一机制的典型例子。

（二）幼稚的心理防御机制

幼稚的心理防御机制出现于婴幼儿期，也称为不成熟的心理防御机制，包括内射、退行、幻想等。

1. 内射机制 内射机制是与“外射”相反的心理防御机制，即把外界的东西，吸收到自己的内心里，变成自己人格的一部分。“近朱者赤，近墨者黑”就是内射机制的结果。

事实上，人们的思维、情感及行为，往往受到外界环境的影响。在早期的人格发展过程中，婴幼儿最易吸收、学习别人，特别是自己父母的言行与思维，从而逐渐形成自己的人格。

内射机制通常是毫无选择地、广泛地吸收外界的东西。但有时却是通过特别的心理动机，有选择性地吸收、模仿某些特殊的人或物，我们将其称为仿同作用。仿同的心理防御使用过多或仿同了错误的模式，其行为反而会变得不正常。充满矛盾的仿同，有时易导致多重性格。

2. 退行机制 当人们遇到挫折时，有时会放弃已经学到的比较成熟的适应技巧或方式，而恢复使用原先比较幼稚的方式去应付困难，或满足自己的欲望，这种现象称之为“退行”。

退行机制是在遭受外部压力和内心冲突不能处理时，借此退回到幼稚行为以使自己感到舒服、安慰的一种心理防御机制。这种现象各年龄阶段均可看到。

人的一生中，难免有想重回到未成熟时代的表现以重温旧梦获取满足的时候，只要无伤大雅，均可用退行机制来进行心理调节。比如，夫妻恩爱，像小孩子般互相撒撒娇，寻求彼此安慰；父亲与孩子捉迷藏，像个小孩子似的爬在地上玩。这种短时间、暂时性的退行现象，不但是正常的，而且是极其需要的。可是假如一个人经常在遇到困难时，使用较原始而幼稚的方法应付困难，或利用自己的退行来获得他人的同情和照顾，以避免面对的现实问题或痛苦，就成了心理问题了。因为退行机制毕竟是一种逃避行为而不是面对困难解决问题，况且不成熟的行为几乎无可避免地把困难加重得愈发不可收拾。

3. 幻想机制　幻想机制是指一个人在遇到现实的困难时，因无法处理这些问题，就利用幻想的方法，使自己从现实中脱离，存在于幻想的境界，凭其情感与希望，任意想象如何处理其心理上的困难，以得到心理上的满足。例如一个备受欺凌的女孩子可以想象有一天会遇到一位英俊的“王子”拯救她脱离困境。但当她将现实与幻想混为一谈时，就陷入病态了。

幻想作用有其积极的一面，即它能使人获得满足感，使人感到精力充沛和斗志旺盛等。但是，幻想作用也易形成人的情绪陷阱，因为幻想作用往往通过夸大他人的表现，从而宽容自己对失望和挫折的反应，形成以他人的成就来代替自己的努力实践的倾向。由于这种满足感是理想化的，非自己努力的结果，过分使用就会形成不健康的心理和导致情绪上的困扰。

（三）神经症性心理防御机制

神经症性心理防御机制是儿童的“自我”机能进一步成熟，在儿童能逐渐分辨什么是自己的冲动、欲望，什么是现实的要求与规范之后，在处理内心挣扎时所表现出来的心理机制，如潜抑作用、隔离作用、反向作用、转移机制和合理化机制等。

1. 潜抑机制　把不能被意识所接受的念头、感情和冲动，在不知不觉中抑制到潜意识中去，这种心理防御机制称为潜抑机制。潜抑机制就是把不愉快的心情，在不知不觉当中“有目的地忘却”，以避免心情不愉快。

一般而言，对于不愿忍受或会引起内心挣扎的念头、感情或冲动，人们都有在尚未被他人觉察之前，便将其抑制、存储在潜意识中的倾向，以此保持心境的安宁。潜抑机制与通常所谓的“自然遗忘”，即因记忆痕迹的消失而自然忘掉的情形性质完全不同。潜抑机制与压制机制也不一样，压制机制是指有意识地抑制自己认为不该有的冲动与欲望的现象。

同其他心理防御机制一样，潜抑机制也具有二重性。就其积极方面而言，它能帮助人们控制足以引发罪恶感受的冲动或与道德伦理相违悖的念头，它还能通过一种暂时的“遗忘”来保护受创伤的心灵。但潜抑机制也是一种消极的逃避行为，并不能从根本上解决问题。

2. 隔离机制 把部分的事实从意识境界中加以隔离而不让自己意识到，以免引起精神的不愉快，这种心理防御机制被称为隔离机制。

生活中，最常被隔离的，是与事实相关的感觉部分。人们常常把上厕所说成上“一号”，女性把来月经说成“来例假”。因为厕所和月经容易使人联想到污秽和血迹斑斑，是比较隐秘的私事，不便直接示人，用其他的词汇代替就避免了不愉快的联想。这种把观念和感觉分离，只留下人们可理解的观念，而把可能引起的不快感觉隔离起来的现象，心理学上称之为隔离机制作用。

3. 反向机制 反向机制是指处理一些不能被接受的欲望与冲动而采取一种与原意相反的态度或行为的心理防御机制。“此地无银三百两，隔壁阿二不曾偷”说的就是反向机制。

人有许多原始冲动和欲望，由于是自己及社会所不容忍和不许可的，故常被压抑而潜伏到潜意识之中，不为自我所觉察。这些欲望及冲动虽然被暂时抑制，但并未被改变或消除，仍然具有极大的驱动力，随时在伺机爆发。所以为了防止这些冲动爆发出来，不得不加强防御。

反向机制若使用得当，将有助于人们的社会适应能力。然而遗憾的是，反向机制往往被人过分使用，不仅不能使他们做应做之事，而且耗费了许多精力，做出违背意愿的行为。

4. 转移机制 把对某一方的情绪反应转移到另一方的心理防御机制称为转移机制。

转移机制是人们常有的倾向，即把自己对某一对象的情感，诸如喜爱、憎恶、愤怒等，因某种原因无法向其对象直接发泄，而转移到其他较安全或较为大家所接受的对象身上。例如，作丈夫的受到上级的责备，一肚子的气不敢发作（怕对自己不利），只好忍气吞声。回到家中，气还没消，可能会对妻子粗声粗气，甚至发脾气。这样，对上级的气转移到了妻子身上。

5. 合理化机制 合理化机制又称文饰机制，指个人遭受挫折或无法达到所要追求的目标，以及行为表现不符合社会规范时，用有利于自己的理由来为自己辩解，将面临的窘迫处境加以文饰，以隐瞒自己的真实动机或愿望，从而为自己进行解脱的一种心理防御机制。

合理化机制是人们运用最多的一种心理防御机制，其实质是以似是而非的理由证明行动的正确性，掩饰个人的错误或失败，以保持内心的安宁。合理化机制与外射作用不同。外射作用是将自己内心无法接受的感觉、动机及行为归于别人，以保持自己心灵的宁静。合理化机制则在为自己找冠冕堂皇的理由。

合理化的另外一种表现是，在追求某一种东西而得不到时，为了冲淡自己内心的不安，就为自己找一个言之成理的“理由”，于是常常将对方贬低，认为并非我追求不力、条件不够，而是“不值得”太卖力，借以安慰自己。认为自己得不到或没有的东西就是不好的，这种“酸葡萄”心理就是合理化机制的典型例子。容貌平平的女人，特别相信“红颜薄命”，也是这个道理。

另一种与此恰恰相反的合理化作用，称之为“甜柠檬”心理。具有“甜柠檬”心理的人，不说自己得不到的东西不好，却百般强调凡是自己所有的东西，都是好的。如果他得不到葡萄，早有柠檬，就认为柠檬是甜的，这样也可以减少内心的失望和痛苦。比如说，有的孩子，天资稍差，智力平平，便安慰自己说“憨人有憨福”；有人被偷了，就说“破财免灾”。这种知足常乐的心理防御机制，不失为一种帮助人们接受现实的好方法。所以，合理化作用运用得当，可以消除心理紧张、缓和心理气氛、减少攻击性冲动和攻击行为产生的可能性。若运用过度，则会妨碍人们去追求真正需要的东西。

（四）成熟的心理防御机制

成熟的心理防御机制是指自我发展成熟之后才能表现的防御机制。其防御的方法不但比较有效，而且可以解除或处理现实的困难、满足自我的欲望与本能，也能为一般社会文化所接受。这种成熟的防御机制包括压抑、升华、利他、幽默等。

1. 压抑机制　压抑机制是指当一个人的欲望、冲动或本能无法达到满足或表现时，有意识地去压抑、控制、想办法延期以满足其需要的一种心理防御机制。

压抑机制是最基本的、成熟的心理防御机制，是“自我”机能发展到一定程度之后，才能执行的心理机能。比如一位男子在路上看到一位漂亮姑娘，顿时产生了想入非非的念头，可是马上意识到这样不好，也对不起自己的妻子，于是打消了不应有的邪念，这就是压抑作用的表现。可以说，我们之所以能保持正常的人际关系、社会秩序，很大程度上是依靠每个人的压抑作用来约束自己的行为的。越是成熟、有修养的人，就越能自如地使用压抑作用。

一般来说，如何适当地应用压抑作用来调节原始的欲望，使自己能恰如其分地应付现实环境，并符合社会价值规范，是人格完善与成熟的基本内容。

2. 升华机制　把不易实现的本能欲望经过改头换面指向能为社会所接受的、比较高尚的目标和方向，这种心理防御机制被称为升华作用。

有的时候，人原有的某种冲动或欲望，如果直接表现出来，可能会受到处罚或产生不良反应，因而不能直接表现出来。如果改头换面，以不同方式但性质类似的方法来表现，采取社会比较可以接受的形式，同样可以发泄自己原来的情感，却比较不会引起内心的挣扎，同时还使其原有的冲动或欲望导向比较崇高的方向，具有了创造性、建设性，有利于社会及本人。

升华机制能使原来的动机冲突得到宣泄，消除焦虑情绪，保持心理上的安宁与平衡，还能满足个人工作与成就的需要。

3. 利他机制　利他机制与升华机制很类似，即采取一种行动，不但能直接满足自己本来所需的欲望与冲动，同时所表现的行为可有利于他人，受到社会的允许与赞赏。比如一个人看到小孩子就产生浓厚的兴趣与欲望想与之接近，如果她去幼儿园或孤儿院当保育员，天天与小孩子在一起，既满足了自己的兴趣，同时又对孩子有好处，这就是利他机制的表现。许多从事社会福利事业的工作人员，往往是应用利他作用的机制来满足自己的需要，同时也满足别人的需求。

4. 幽默机制　当一个人处境困难或尴尬时，使用幽默来化险为夷，度过困难，或者通过幽默间接表达其潜意识意图，在无伤大雅的情况下表达意思、处理问题，我们将这种心理防御机制称之为幽默机制。

幽默是一种高尚成熟的心理防御机制。人格发展较成熟的人，常懂得在适当的场合，使用合适的幽默，将一些原来较为困难的情况转变一下，大事化小，小事化了，度过难关，免除尴尬。

总之，心理防御机制的表现形式是多种多样的，每个人通常使用的防御机制有一定的差异，这主要是由个人先前生活经验和环境不同造成的。由于自我防御机制成功地保护了个人免受焦虑的袭击，它们倾向于长时保持不变，因此，它们对个人人格的稳定性和一致性起了很大的作用。但如果过多使用或使用不当，会使得个体依赖于心理防御，逃避现实，而不能学会有效地解决问题，甚至可能导致更严重的心理问题。

复习思考题

一、单项选择题

1. 个体在受到挫折时表现出与自己年龄不相称的幼稚行为称为（　　）

A. 退行　B. 攻击　C. 固着　D. 冷漠　E. 逃避

2. 成熟的心理防御机制不包括（　　）

A. 否认　B. 合理化　C. 压抑　D. 升华　E. 幽默

3. 下列有关心理防御机制的描述中，属于合理化的是（　　）

A. 眼不见心不烦　　B. 以小人之心度君子之腹

C. 吃不到葡萄说葡萄酸　　D. 把他人作出气筒

E. 以上都不是

4. 把不易实现的本能欲望通过改头换面指向能为社会所接受的、比较高尚的目标和方向，该心理防御机制是（　　）

A. 压抑机制　B. 升华机制　C. 利他机制　D. 幽默机制　E. 合理化机制

5. “以小人之心，度君子之腹”所反映的心理防御机制是（　　）

A. 内射机制　B. 转移机制　C. 反向机制　D. 外射机制　E. 退行机制

6. “眼不见心不烦”所运用的心理防御机制是（　　）

A. 否定机制　B. 歪曲机制　C. 幻想机制　D. 退行机制　E. 转移机制

7. 人们在有目的的活动中，使需要不能获得满足的内外障碍或干扰所实际呈现的情境状态或情境条件称为（　　）

A. 挫折承受力　B. 挫折反应　C. 挫折认知　D. 挫折情境　E. 以上都不是

8. 关于心理防御机制的特点，不正确的是（　　）

A. 防御机制不是蓄意使用的，他们是无意识或是部分无意识的

B. 防御机制的作用在于减弱、回避或消除消极的情绪状态

C. 防御机制是依靠支持自尊来保护自我免受伤害

D. 防御机制可以单一使用，也可重叠使用

E. 防御机制本身是病态的

9. 影响挫折反应的因素有（　　）

A. 认知评价、人格因素　B. 挫折承受力　C. 社会支持系统

D. 身体素质因素　E. 以上都是

二、填空题

1. 挫折一般由________、________、________三个部分组成。
2. 引起挫折的原因主要有________、________。
3. 常见的挫折反应有________、________、________。
4. 成熟的心理防御机制主要有________、________、________、________。

三、名词解释

1. 挫折
2. 心理防御机制

四、简答题

1. 心理防御机制的类型有哪些？
2. 影响挫折反应的因素有哪些？

五、论述题

结合自身实际，谈谈如何提高挫折承受力？

（宾映初、邓湘穗）

第七章 异常心理与不良行为

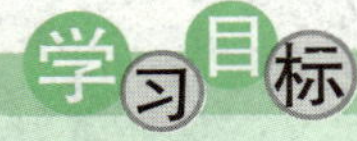

1. 了解异常心理的类型。
2. 熟悉异常心理产生的原因、各类异常心理的临床表现。
3. 掌握区分心理正常与否的标准与原则。

异常心理又称变态心理、病理心理，是指一个人的心理偏离了常态的标准，行为失去了常态的表现，出现了心理活动与行为的异常。研究人的心理过程和人格发生异常的科学，包括研究认知、情感、意志行为、人格等方面的变态，并探讨其发生、发展和变化规律及其在临床上的应用的科学称为变态心理学，又称病理心理学。

第一节 异常心理产生的原因

异常心理形成的原因，常常涉及多种因素复杂的相互作用。

一、遗传因素

研究表明，患有精神疾病的人，其亲属中发生同类精神疾病的，比正常人口中普查所得的发病率有明显的增高，而且血缘越近，发病率越高。根据对同卵双生子和异卵双生子不同情况下同病的调查研究表明，同卵双生子的同病高于异卵双生子，而异卵双生子高于一般的普查所得，细胞遗传学研究发现染色体畸变，如某个染色体缺失、重复、倒置、移位，可引起某些心理疾病。

二、素质因素

素质指人的先天解剖生理特点，也指易患某种心理异常疾病的某些遗传素质，它包括一个人内在的躯体素质和心理素质。

1. 心理素质 即气质和在其背景上形成的性格，其本身不是致病因素，但不良的或易感的心理素质，如敏感、脆弱与内向的性格，在有害的外界致病因素冲击下，易于出现心理障碍；而稳定、坚强与外向的性格，在同样有害的外界致病因素冲击下，能表现出较高的耐受力，可以不出现心理异常。

2. 躯体素质　躯体素质包括体型大小、体力强弱、营养状况、健康水平、疾病抵抗能力、损伤的恢复或代偿能力，对体力、精力消耗的耐受性等。它与机体的代谢类型，内分泌系统功能，免疫系统功能等以及遗传素质有关，也与后天生活经历有关，以往生活中外界有害因素，包括感染、中毒、外伤等以及困难处境，根据具体条件，可以削弱（或增强）某一方面的躯体素质，形成特殊易感性（或耐受性），也可以全面削弱（或增强）躯体素质。

三、理化生物性因素

全身性的特别是累及中枢神经系统的感染、中毒、外伤、癌症、代谢障碍与内分泌疾病、营养缺乏、血管与变性疾病等，以及高温中暑、放射性损伤等均可直接或间接地损害人脑的正常结构与功能引起心理异常。

大量研究表明，一些主要心理异常的表现常与早年发育过程中受到严重损害有联系。孕期受到环境中有害因素的影响，如辐射、药物或病毒，以及分娩时胎儿颅内损伤等，也会造成心理异常。

四、心理社会因素

对心理社会因素与心理异常关系的大量研究表明，社会环境变迁大多可以作为应激源引起应激反应。应激通常指精神紧张、压力而言。应激是否引起心理异常，一方面取决于应激强度，持续时间的长短，同时也取决于人的心理状态、社会支持和其他因素，其中最主要的是对信息主观评价及由此而产生的情绪反应。应激事件引起的反应不仅包括心理反应，也包括自主神经和内分泌系统的改变。

五、机体的功能状态

机体的功能状态指疾病发生时机体所处的生理状态，与以往遗传和环境因素综合作用形成的心理与躯体素质有不同的含义，它本身不是发病原因，但是不良的功能状态可以诱使疾病发生，例如，饥饿、过度疲劳、长途跋涉、分娩难产造成体力衰竭、睡眠缺乏、精神持续紧张的功能状态，或酗酒、药物依赖所削弱的心理功能状态，极易诱发心理异常。儿童期间大脑发育尚未成熟的功能状态；青春期内分泌系统、心理与生理功能明显改变的生理状态；更年期性腺功能减退、自主神经功能不稳定的功能状态与老年期各种躯体功能逐渐衰退，防御与代偿功能削弱的功能状态，都成为某些潜在的心理异常开始显现的时机，成为整个机体维护内部稳定的防御系统被突破的薄弱环节，即成为心理异常的诱发因素。

第二节　正常与异常心理的判断标准与原则

判断心理活动的正常与异常是相当困难的。异常心理活动是一个非常复杂的现象，正常心理活动和心理障碍的差别只是相对的，并没有绝对的界限，几乎无法确定一种绝对的标准和原则来度量错综复杂的异常心理现象。

一、正常与异常心理的判断标准

判断心理活动正常与否是相当困难的事情。首先，异常心理是一个非常复杂的现象，它与正常心理的差别只是相对的，并没有绝对的界限，几乎无法确定一种绝对的标准来度量错综复杂的异常心理现象。另外，正常心理也没有一个固定不变的、各地适用的绝对标准，心理正常和异常的界限随时代的变迁与社会文化的差异而变化。这种界限是相对的，是相比较而言的。判断一个人的心理是否正常，只有将他的心理现象或行为，与他所处客观环境和文化背景中被社会认可的行为常规比较，并和他一贯的行为方式和人格特征加以比较，才能判断其心理状态。其次，心理异常的表现受多种因素的影响，包括心理状态、客观环境、社会文化、人际关系等，而这些因素直接影响着判别者对差别标准的看法。此外，由于不同的理论学派对心理障碍的研究途径不同，理解也不同，很难有统一的被所有理论学派公认的标准。

目前，对心理正常与否的判断以经验标准、统计学标准、症状和病因学标准以及社会适应标准影响最为广泛。

（一）经验标准

判断者依据自身的经历和体验来评价他人心理活动的特点和规律，从而鉴别其心理活动是否正常，或者以一般人对正常心理与行为的经验为参照，判断其行为属于常态还是变态。

经验标准包括两层含义：其一是指病人自己的主观体验，病人自己感觉到焦虑、抑郁、害怕、恐惧，或诉说不清的不舒适感，或自己不能控制自己的行为，而需要寻求医生的帮助。这种判断标准在某些神经症性障碍的病人身上常可应用。对于缺乏内省力而有行为异常的病人，由于坚决否认自己不正常，亦可作为行为异常的标准，这实际上也是应用了主观经验的标准。其二是对观察者而言的，是观察者根据自己的经验来判断被观察者心理是否正常。这种判断标准往往受到判断者自身的经验、知识水平、观察角度、情感倾向等因素的影响，具有较大的主观性、局限性和个体差异性，因此可比性和一致性较差。但是，对于那些接受过专业知识训练和有较丰富的临床经验的观察者来说，对大多数心理障碍患者仍可得到一致的看法。

（二）统计学标准

这一标准来源于对正常心理特征的心理测量的结果分析，它以人群中具有这种特征的人数的数值统计为依据。在普通人群中，心理测量的结果常呈正态分布，居中的大多数人属于正常范围，而处于两端的少数人被认为属于“异常”。因此，判断一个人的心理正常或异常，是以其心理偏离均数值的程度来决定的。所以心理异常是一个连续的变量，是相对的，偏离平均值的程度越大，则越不正常。一般来说，有心理障碍者，其相对应的心理测量结果大多在异常范围。但在某些情况下，心理测量的结果处在偏离常态时未必都有心理障碍。例如低智商者可视为异常，但高智商者则不能看成是智能障碍。

这种方法的优点是提供了心理特征的数量化资料，且比较客观，操作也较简便，因此，受到很多医学心理学家的欢迎。但是应该注意，统计学的标准并不是绝对的，有些心理特征和行为也不一定成正态分布，而且心理测量的内容同样受社会文化的影响。所以，统计学标准也不是普遍适用的。

（三）症状和病因学标准

症状和病因学标准即将心理障碍当躯体疾病一样看待。这种标准认为，有些异常心理现象或致病因素在常态人身上是一定不存在的，如果出现，就可判为异常，例如妄想，强迫观念和动作、药物中毒性的心理障碍等。这种标准实际上体现了变态心理学的医学模式观点，所以也称为医学标准。物理学、化学检查，心理生理测定及各种新技术方法是这种医学标准的客观度量尺度。这一标准比较客观，但运用的范围却比较狭窄，这一标准已为临床医师们广泛采用。他们深信，心理障碍病人的脑部应有病理过程存在。但是人们也注意到，除了少部分像脑器质性精神病、躯体疾病伴发精神障碍和感染中毒等所致精神障碍之外，还有很大一部分心理异常者无法用此标准加以准确衡量。

（四）社会适应标准

社会适应标准是指根据人的行为是否符合其生活环境所提出的要求，是否遵循社会的行为准则，是否遵守道德伦理规范、价值观念和顺应社会风俗等来判断其是否心理异常。这种标准主要体现在与周围社会环境的协调一致，对人际关系的妥善处理，工作能力的正常发挥，以及生活自理的能力和遵守社会规则的能力等社会适应方面。

在正常情况下，人能按照社会生活的需要适应和改造环境。因此，正常人的行为应符合社会准则，并能按照社会要求和道德规范行事，即其行为符合社会常模，属于适应性行为。如果由于某种原因，个体不能按照社会所要求的方式行事，致使其行为后果对个体或社会不适应时，则认为此人有心理障碍。这里的异常行为是与行为的社会常模相比较而言的。

由于人的社会适应行为和能力受时间、地域、习俗、文化等条件的影响，社会适应标准也会随社会环境、传统文化背景等因素的变化而发生相应的变化。因此，这种标准区域性、时限性比较强，难以进行跨地区、跨文化的比较和判断。

这四种主要标准，每一种都有其各自的局限性，几乎都不能单独地完全解决问题。尤其是当心理异常处于“临界状态”时，需要参照多重标准和多方资料进行综合评判，这已经被大多数心理学者所采用。

二、判断正常与异常心理的原则

（一）主观世界与客观世界的统一性原则

心理是客观现实的反映，所以，任何正常的心理活动和行为，必须在形式和内容上与客观环境保持一致。人的心理或行为若与外界环境失去统一，必然出现心理异常现象。如一个人在四周无人的情境中，却可以听到有说话的声音，并认为这个声音是神仙在与自己对话，或者自己正在受无线电控制，那么，我们可以判断这个人出现了幻觉，其心理活动处于异常状态。另外，一个人的思维内容脱离现实，或思维逻辑背离客观事物的规定性时，便形成妄想，其心理活动也处于异常状态。如某人认为周围的人都要陷害他，自己的父母也不是自己的亲生父母，甚至要在他的饭菜中下毒谋杀他，这说明他可能存在被害妄想。这些称之为同一性（或统一性）标准，是我们观察和评价人的心理与行为正常与否的关键。

有些学者所称的“人们行为的均值”或“普通行为模式”部分地包含在同一性标准之中，有时，同一性标准要比这两种概念更广泛。如按人的行为均值，正常人不可能在公共场合大吵大闹。但是，如果一个人在公共场合受到不能容忍的污辱，在怒不可遏的情况下大吵一番，这时虽然背离了“均数”水平，但仍然是十分正常的行为，因为它在量与质方面都和外部刺激保持着一致关系。此外，有的人虽然在行为上没有超越均数水平，但其心理也可能是异常的。比如，一个人有宗教信仰是无可非议的，信教的人做祷告也是可以理解的。但是有人由于过度的企望而产生幻觉，他深信自己是上天的使者，身上有用不完的精力，不分昼夜的祈祷，逢人便向他们宣讲教义。此时，我们按人的行为的均数去判断此人，他的心理已经处于异常状态了。

（二）知、情、意内在一致性原则

人的知、情、意本身是一个完整的统一体，各种心理过程之间具有协调一致的关系。如一个人如果遇到令人愉快的事，会产生愉快的情绪，欢快地向别人诉说自己内心的体验，这是一种正常的心理与行为。如果个体用低沉的语调向别人诉说令人愉快的事，或是对痛苦的事情做出快乐的反应，其心理过程就失去了协调一致性，而转为异常状态。

（三）人格的相对稳定性原则

在自己长期的生活道路上，每个人都会形成自己独特的人格心理特征，这种人格特征形成之后具有相对的稳定性。如果这种个性的稳定性出现问题，我们也要怀疑此人的心理活动是否出现异常。如一个用钱很仔细的人突然挥金如土，或者一个待人热情的人突然对人很冷淡，如果在他们的生活环境中找不到足以解释他发生如此改变的原因时，我们就可以判断其心理活动已经偏离了正常轨迹。

第三节 人格障碍

人格本身并不具备病理属性，人格障碍作为医学概念，主要包括那些具有精神疾病特征的行为色彩，或带有精神疾病发病倾向的人格类型。

一、概念

人格障碍又称人格异常或病态人格，是一组以人格结构和人格特征偏离正常行为特征的心理障碍。患者特有的行为模式，对环境适应不良，明显影响其社会和职业功能，自己感到痛苦。他们与在特定的文化背景中一般人的感知、思维、情感，特别是待人方式上有极为突出或明显偏离。这些行为模式相对稳定，对行为以及心理功能的多个重要环节均有影响。他们常常伴有不同程度的主观性苦恼以及社会功能与行为方面的问题。

二、特征

人格障碍的共同特征如下。

（1）病人常有特殊的行为模式，这种行为模式通常表现在多方面，如情感、警觉性、感知和思维方式等，有明显与众不同的态度和行为。

（2）病人的特殊行为模式具有普遍性，其社会适应或职业功能明显受损。

（3）这种行为模式往往开始于童年或青少年，并一直持续到成年或终身。

（4）病人智能正常，主观上感到痛苦，但不能吸取教训。

（5）病人能理解自己行为的后果及社会对这些行为的评价标准，故一些人格障碍引起的违法行为应负法律责任。

三、人格障碍的类型

人格障碍的类型有许多种，常见的有以下几种。

1. 反社会型人格　此类人格障碍的特点是极端自私、自我中心、冷酷无情，有明显违反道德规范与法律的倾向。

病人的反社会行为始于15岁以前，属于青少年行为问题，18周岁以后才可正式诊断为反社会型人格。男性多于女性，儿童时期即经常逃学、外宿不归、撒谎、偷窃、欺负弱小、故意破坏他人或公共财产，并有斗殴、违纪与反抗行为；少年期过早出现性行为或性犯罪，常伴有酗酒、吸毒、赌博行为；成年后习性不改，经常旷工，借钱赖帐，言而无信，人际关系紧张。这种人社会适应能力差，经常给别人制造麻烦或被人疏远，故生活中烦恼多于愉快。据统计，少管所中的男性劳教青年大多属于这种人格。

2. 强迫型人格　此类人格障碍的特点是做事犹豫不决、过分循规蹈矩、思虑过多、吝啬小气，做事要求十全十美，为此而紧张、烦恼，以致拘谨小心，自我怀疑。这种人要求别人按他的规矩（或方式）办事，过分苛刻，墨守成规，责任心强，焦虑，悔恨情绪多，愉快情绪少，无法放松，缺乏生活情趣，不善于享受人生。这类人容易发生强迫性神经症，如洁癖患者即具有这种人格。

3. 表演型人格　表演型人格也称癔病型人格。此类人格障碍的特点是人格发育较幼稚，表情与动作做作夸张，带明显表演色彩。思维、行为、情绪都易接受别人暗示的影响，好依赖别人。一切以自我为中心，不考虑别人，愿意吸引别人的注意，渴望别人的同情与赞赏。情感肤浅，不真诚，情绪不稳定，常有幻想倾向，在应激状态下易诱发癔症。这种人格以青年女性较为多见。

4. 偏执型人格　此类人格障碍的特点是主观、固执、敏感多疑，心胸狭隘，报复心强。此类患者一方面自命不凡，自高自大，认为怀才不遇，自感受到某人，特别是领导的压制；另外一方面却感到沮丧，自卑，缺乏安全感，不遂所愿则推罪于客观，怨天尤人。好嫉妒，爱诡辩，经常抗议，反对他人的意见，有时冲动偏激，对周围的人常抱不信任的态度。这种人格也常是偏执型精神障碍病人的人格基础。

5. 分裂型人格 此类人格障碍的特点是情感冷淡、疏远、缺乏亲密、信任的人际关系，没有知心朋友，爱好不多。好沉思幻想，几乎总是单独行动，行为古怪，不修边幅，不能随和与顺应世俗。对别人的表扬与批评无动于衷，很少表现情绪体验，如大喜或愤怒。

6. 冲动型人格 此类人格障碍的特点是情绪不稳定，处事不考虑后果，常因微小刺激而突然爆发出强烈的愤怒情绪和冲动行为。在不可遏制后虽有所认识，并深感悔恨，但却不能防止此类行为再次发生。喜欢打架斗殴者多属于这种人格。

第四节 神经症

神经症又称神经症性障碍，这一名称并不特指某一单一的疾病，而是一组心理障碍的总称，临床主要表现为烦恼、紧张、焦虑、抑郁、恐怖、强迫等综合征，是人群中常见的心理障碍之一。其特点如下。

（1）起病常与心理社会因素有关。

（2）有一定的人格基础。

（3）症状无相应的器质性因素。

（4）社会功能相对完好，一般意识清楚，与现实接触良好，无严重的异常行为。

（5）病程较长，认知力完整，要求治疗。

常见的神经症有以下几种。

一、恐怖性神经症

恐怖性神经症又称恐怖症，是指接触到特定事物或处境时具有强烈的恐怖情绪，并主动采取回避的方式来解除这种不安。恐怖发作时，往往伴有显著的自主神经症状。患者极力回避所害怕的处境，尽管知道害怕是过分的、不应该的或不合理的，但并不能防止恐怖发作。

（一）病因

家系调查及双生子调查发现某些恐怖症可能与遗传有关；人格调查发现恐怖性神经症患者多具有特定的人格特征，如被动、依赖、害羞、胆小、容易紧张焦虑等；研究还发现，恐怖症发病可能与童年期的类似体验、条件反射以及现实的社会心理刺激有关。

（二）临床表现

1. 场所恐怖症 恐怖的对象主要为某些特定的环境，如高处、广场、旷野、闭室、黑暗等处，也可以是拥挤的场所，如剧院、影院、火车站、超市等。

2. 社交恐怖症 主要表现为在社交场合中出现恐怖。患者在大庭广众面前害怕被别人注视，害怕会当众出丑，因此当着他人的面不敢讲话、写字、进食等。严重者可出现面红耳赤、出汗、心慌、震颤、呕吐、眩晕等。如果患者害怕与他人对视，称为对视恐怖症。如果患者害怕在与人相处时会脸红或坚信自己脸红，则称为赤面恐怖症。

3. 单纯性恐怖症　恐怖的对象主要为某些特定的物体，也包括其他特殊的情景和活动。患者往往担心接触这些物体之后会产生可怕的后果，如动物恐怖、鲜血恐怖、尖锐锋利物品恐怖、过桥恐怖等。

（三）治疗原则

1. 心理治疗　以认知性或支持性心理治疗为主，帮助患者认识疾病，提高自信心，并鼓励他们积极参加各种有益的活动，以消除恐怖心理，克服回避行为。

2. 行为疗法　常用的有系统性脱敏、暴露或冲击疗法、肌肉松弛训练等。

3. 药物治疗　主要用于控制恐怖、紧张焦虑及失眠。三环类抗抑郁药可以减轻广场恐怖的症状，但停药后有较高的复发率，所以，药物治疗只是一种辅助疗法。

二、焦虑性神经症

焦虑性神经症又称焦虑症，是以焦虑症状为主要临床表现的神经症。

（一）病因

研究发现，焦虑症可能与遗传有关，其中惊恐发作的遗传效应较广泛性焦虑症更为明显；而社会心理刺激则被认为是非特异性的诱发因素。研究还发现，多种神经递质，如5－HT、GABA、NE等对焦虑症的发生起重要作用。

（二）临床表现

焦虑症的主要表现为原发性焦虑，这种焦虑是指患者没有明确客观对象或具体内容的提心吊胆和恐惧不安的心情，除此之外，患者还常常伴有显著的自主神经症状，肌肉紧张以及运动不安等。焦虑症主要有两种临床形式：惊恐发作和广泛物焦虑症。

1. 惊恐发作　又称急性焦虑症，主要表现为无原因突然发作的强烈恐惧，可持续1～20分钟，常伴有明显的自主神经症状，如胸闷、气憋、心悸、尿频、濒死感、失控感等。

2. 广泛性焦虑症　又称慢性焦虑症，主要表现为对实际上并不存在的威胁或危险以及身体健康的过分担心、紧张和害怕，常伴有口干、嗓子发堵、胸闷气短、心悸、恶心、腹泻、尿急、尿频、头晕、全身尤其是两腿无力感等。另外，还常有注意力不集中、记忆力下降、睡眠障碍等症状。

（三）治疗原则

1. 心理治疗　引导病人正确认识疾病的性质是功能性的，对人的生命没有直接威胁；指导患者学会调节情绪和自我控制，如心理松弛，转移注意力、排除杂念，以达到顺其自然、泰然处之的境界。

2. 药物治疗　常用的抗焦虑药有地西泮、硝基安定等。

三、强迫性神经症

强迫性神经症又称强迫症，是以强迫症状为主要临床表现的神经症。

（一）病因

遗传学研究发现，患者一级亲属出现强迫症状的危险率显著高于正常对照组；患者的人格多具胆小、优柔寡断、过于仔细认真、古板、追求完美等特点；而各种社会心理刺激又可能成为发病诱因；研究还发现，神经递质系统功能异常可能与强迫症发病有关。

（二）临床表现

强迫症状是本病的主要临床表现。强迫症状是指来源于患者自我的某些观念和冲动，这些观念和冲动反复出现，但又明显违反本人的意愿，明知不对，没有必要，极力想摆脱却又摆脱不掉，致使病人十分痛苦。临床常见表现有强迫观念、强迫意向及动作等。

1. 强迫观念 强迫观念表现为以下几种情况。强迫性怀疑，是指对业已完成的事情放心不下，总是怀疑是否关好门窗，邮票是否贴上等；强迫性回忆，是指反复回忆往事；强迫性穷思竭虑，是指对一些毫无意义的自然现象或常见事实无休止地思考；强迫对立观念，是指反复出现与现实相对立的想法等。

2. 强迫意向及动作 强迫意向及动作表现为以下几种情况。强迫意向，是指在做某事时反复出现相反的意愿，但这种意愿决不会变为行动；强迫性涤洗，是指怕脏，怕患传染病而反复洗手、洗澡、洗衣服等；强迫计数，是指不可克制地计数，如数电线杆、数窗格等；强迫仪式动作，是指反复重复一定动作，以象征吉凶祸福，未完成则十分痛苦或焦虑不安。

（三）治疗原则

1. 心理治疗 以认知性、支持性心理治疗及行为治疗为主，如帮助患者认识疾病，认识自己性格特点，并通过指导患者的行为来减少强迫动作，减轻痛苦和焦虑。

2. 药物治疗 可选用抗强迫药物，一般认为氯丙咪嗪有较好疗效。

四、抑郁性神经症

抑郁性神经症是以持久的情绪（心境）低落等症状为主要临床表现的神经症，常伴有焦虑、躯体不适感和睡眠障碍，患者有治疗要求。

（一）病因

患者可有人格障碍（如抑郁性人格）基础，而社会心理刺激，如工作学习困难、人际关系紧张、离异等慢性刺激长期存在则可成为诱因。

（二）临床表现

1. 心理异常 病人诉说心情不畅、消沉、自卑、沮丧，看事物如戴墨镜般灰暗。对工作无兴趣、无热情、缺乏信心、常有无助感。对未来悲观失望，对生活失去兴趣，自我评价低，常感精神不振、疲乏，认为活着没有意义，被动懒散，什么也做不下去，有的甚至不修边幅。病人还常表现出思维迟缓、愁眉苦脸、悲伤、爱哭等，部分病人可能出现自杀的念头。

2. 躯体症状　抑郁症患者表现出全身疲乏、胸闷、心悸、腹部不适、食欲不振、便秘、月经不调、阳痿、性欲减退等症状，睡眠障碍较为突出，入睡困难、早醒、多梦等是常见症状。

（三）治疗原则

1. 心理治疗　可参考恐怖症、焦虑症心理治疗原则。

2. 药物治疗　药物治疗是一种重要手段，可消除病人的焦虑、抑郁、失眠等症状，常采用三环类抗抑郁药物治疗。

五、癔症

癔症又称歇斯底里，是指由明显的社会因素、内心冲突、强烈的情绪体验、暗示或自我暗示等原因而引起的一组心理障碍。其症状表现做作、夸张，具有表演性，并极富情感色彩。病程多呈发作性，可由暗示而诱发，也可由暗示而终止，以青年女性多见。

（一）病因

患者可有一定性格（如癔症性格）为基础，其特点为自我中心，富于表演性、夸张性、幻想性，易于受暗示和自我暗示，情感色彩丰富，好感情用事，情绪强烈而不稳定，心胸狭隘等。心理社会因素，如工作、家庭、人际关系矛盾等所致的委屈、气愤、羞辱、悲伤等，往往成为发病的诱因。

（二）临床表现

癔症的临床表现复杂多变，主要表现为感觉障碍、运动障碍以及意识状态的改变等。临床通常分为分离型障碍、转换型障碍以及其他（特殊）形式癔症等。

1. 分离型障碍　又称癔症性精神障碍，是指发作时出现各种精神症状。

（1）情感爆发：表现为嚎啕大哭或大笑，大吵大闹，揪头发，撕衣服，撞墙，在地上打滚等。

（2）癔症性朦胧状态、昏睡或木僵：在精神刺激下突然发作，意识不清，双眼紧闭，呼之不应，四肢发硬，但表情丰富带有夸张性，检查时可见双眼颤动，眼球回避等。

（3）恍惚或附体状态：发作时认为有鬼神附体、狐仙附体或死人附体，并以死人的口气讲话等。

此外，还有癔症性神游症，表现为记忆丧失，突然出走；癔症性遗忘，表现为对创伤性事件突然失去部分记忆或全部记忆；癔症性假性痴呆，表现为假性智力障碍，如童样痴呆；身份识别障碍，表现为对自己原来的身份不能识别，如双重人格、交替人格等。

2. 转换型障碍　又称癔症性躯体障碍，是指发作时出现各种运动障碍、感觉障碍以及躯体化症状等。

(1) 运动障碍：如抽搐痉挛发作、肢体震颤、癔症性单瘫、截瘫、偏瘫、起立不能、步行不能，以及缄默、失音等。

(2) 感觉障碍：如感觉过敏、感觉丧失、心因性疼痛、癔症性耳聋、视觉障碍（癔症性弱视、失明、管窥等）以及癔症球（咽喉部哽咽感引起吞咽困难）等。

(3) 躯体化障碍：为长期存在反复出现的各种躯体症状，多模糊不清，变化不定并带夸张色彩，如胃肠道症状、泌尿生殖系统症状以及皮肤异常感觉（蚁走感、烧灼感、麻木感）等。

上述运动障碍，感觉障碍及躯体化障碍，均无器质性病变为基础，亦不符合神经解剖生理分布，并带有明显的暗示性、发作性、夸张性以及情感色彩。

3. 其他（特殊）形式癔症 如癔症的集体发作（流行性癔症），是指在某一公共场所，有一人发作癔症，周围目睹者受到暗示或感应而相继出现类似症状，可见于学校、某些练习气功的团体等。

（三）治疗原则

1. 心理治疗 以支持性、认知性心理治疗为主，也可采用暗示疗法、森田疗法等。

2. 药物治疗 可短时使用抗焦虑、抗抑郁药，以治疗焦虑、抑郁、失眠等症状。

第五节 性心理障碍

一、概念

性心理障碍又称性变态，是指以两性行为的心理和行为明显偏离正常的一组心理障碍。其表现为寻求性欲满足的对象和性行为的方式异常，或有强烈的改变自身性别的欲望。这种人对正常的性行为缺乏兴趣，而对异常性行为却难以控制。性心理障碍不一定具有人格障碍的特征，多数人在社会生活的其他方面适应良好。

由于性心理障碍违反社会规范，常引起法律问题，对其应负责任的程度，目前尚无统一的标准。但一般认为，他们是性行为偏离正常，并非精神病性障碍，不能完全免除其责任能力。

二、分类

性心理障碍一般分为性指向异常、性满足方式异常和性别认同异常三类。

（一）性指向异常

1. 同性恋 同性恋是性心理障碍中为人们所熟知、最常见的一种，指在正常生活条件下对同性成员持续表现性爱倾向，包括思想感情和性爱行为，对异性缺乏或减弱性爱倾向，也可有正常的性行为。

对于同性恋是否属于变态，各国学者的观点还未统一，一般被认为是违反生物学规律的不正常现象，但在有些国家（例如美国），由于同性恋者众多，他们认为把同性恋视为不正常是侵犯了人权，因此美国精神病协会在《精神障碍诊断和统计手册》

（DSM－Ⅲ）中取消了同性恋这一分类。

2. 恋物癖　其特点是以接触异性穿戴过的物品而得到性满足。大多为男性，他们对某些直接接触异性体表的物品，如内衣裤、胸罩、袜子及手帕等表现出极大兴趣，通过抚摩、嗅、咬等方式而获得性兴奋。这种人大多性功能低下，对正常性生活胆怯。他们为了获取异性物品，不惜冒险偷窃，以致触犯刑律，受罚后仍会再犯。

3. 其他　除了同性恋、恋物癖之外，性指向异常还包括恋童癖、恋兽癖、恋足癖、恋尸癖等。

（二）性满足方式异常

1. 异装癖　异装癖是指通过穿着异性服饰而得以性满足的异常性行为。多见于男性，常在儿童时期开始，与家庭环境影响有关。其表现为喜欢全身上下异性打扮，且对着镜子或拍成照片或录象孤芳自赏，并由此引起性兴奋。当这种行为受到抑制时，则会引起明显的不安情绪。

2. 裸露癖　裸露癖患者绝大多数为男性，是性心理障碍中较为常见的一种。其特点是在异性面前突然暴露自己的生殖器，或同时手淫，通常并无进一步的侵犯行为，而从对方的羞怯、惊叫、厌恶、愤怒或逃跑的反应中获得性满足。由于其行为有时会给对方造成强烈的精神刺激，且为社会风尚所不容，因而常常受到严厉惩罚，但恶习难改。

3. 窥阴癖　窥阴癖大多数发生于青年男性，以窥视别人的性活动或异性裸体而获得性兴奋或快感。此种人并不谋求接触异性，而是在厕所、浴室、更衣室和卧室等处窥探，有时并同手淫。常受重罚，但屡教不改。

4. 施虐狂或受虐狂　凡通过使异性造成痛楚或屈辱而获得性满足者称为施虐狂。其施虐程度不一，可从轻微疼痛至严重伤害，如针刺、刀切等。凡以体验痛楚或屈辱才能获得性满足者称为受虐狂。其受虐程度可从轻度凌辱到严厉鞭笞。有时施虐狂与受虐狂相聚在一起，形成“周瑜打黄盖”，他们还会交替充当这两种角色。

5. 其他　此类异常还有摩擦癖、语淫癖等。

（三）性别认同异常

性别认同异常即易性癖，又称异性认同癖，通常起始于青春期，其性爱倾向为同性恋。这种人在生理解剖上均无异常，但却坚信自身为异性。他们为自己的真实性别深感痛苦，开始往往用性激素进行性别改变的尝试，继而发展到要求施行变性手术，以期满足性心理的需要。

第六节　不良行为

一、酒瘾

酒瘾，又称酒精依赖，是指由于长期饮酒导致的一种心理状态，一种非饮酒不可的强迫行为，可以连续或周期性出现。酒瘾的症状包括对酒精的心理依赖、生理依赖与耐受性三个方面。心理依赖是指由于长期大量地饮酒而对酒精产生了心理上的嗜好，经常渴望饮酒。生理依赖指长期大量的饮酒之后，中枢神经系统发生了某种生理、生化的改变，一旦体内的酒精浓度降低到一定水平之下，就会发生不舒适的躯体反应，出现戒断症状。为了避免发生戒断症状，依赖者不得不经常饮酒。耐受性是指反复饮酒之后，酒量越来越大。

饮酒可以带来欢愉情绪，但同时也带来一系列健康、社会问题。近几年国内的一些流行病学的调查结果表明，酒精依赖已经成为一个严重的精神卫生问题。

（一）酒瘾的成因

1. 生物因素 酒瘾与遗传有关，研究发现：后代嗜酒与其亲生父母相关，而与寄养父母无关。嗜酒者的子女酒中毒的发生率高于不嗜酒者子女的 4 ~ 5 倍。生化方面的证据表明，对酒的反应与体内的乙醛脱氢酶有关，此外有人认为酗酒者的血小板单胺氧化酶活性较低是导致酒精滥用倾向的原因之一。

2. 心理因素 精神疾患是造成酒瘾的重要原因。研究发现，在住院的酒精依赖患者中 77% 存在一种或多种精神疾病，60% 的酒精中毒者此前患有原发性抑郁症。还有学者提出“嗜酒前人格”，患者表现为被动、依赖、自我中心、反社会行为、易生闷气、缺乏自尊以及对人疏远等人格特征。许多人认为酒精是良好的镇静剂，大量饮酒可以增加自尊，使男性觉得男子汉气概更浓，女性更具有女人味；还有人认为饮酒可以减少焦虑，所谓“借酒浇愁”，这些往往成为人们饮酒的心理动因。

3. 社会因素 社会文化习俗对饮酒有明显影响，西方人常常在回家之后，工作之余空腹饮酒，以酒作为一般饮料招待客人。中国人在饮酒时讲究佐以菜肴，少量缓饮，因此酒精中毒的发生率远远低于欧美人。但近年来，由于酒文化风行，以及人民生活日渐富裕，中国的酒消耗量增多，酒精依赖、酒精中毒的发病率明显上升。此外，酒精依赖与职业有一定关系。

（二）酒瘾的危害

1. 对健康的影响 长期大量饮酒可以导致身体的损害，最严重的为酒精性肝病和肝硬化。流行病学调查结果显示，慢性嗜酒者中约 20% ~ 30% 发展成肝硬化，而在酒精性肝硬化病人中，肝癌的患病率为 6.8% ~ 13.1%。长期饮酒还可以引起消化系统的胃炎、胃及十二指肠溃疡、胃出血、酒精性肝炎；可以增高喉癌、食道癌、肝癌、胰腺癌的发病率；可以引起神经系统的病变，如小脑病变、双手震颤、脑梗死和视神经病等；可以引起各种精神障碍，如焦虑、抑郁、躁狂、谵妄、幻觉、妄想、人格改变、记忆力下降、智力减退、痴呆等。酒精还会损害男女的生殖细胞，影响性生活质量和生育能力。

2. 对家庭的影响 酗酒可以导致离婚率和分居率增高，造成家庭不睦，夫妻不和，婚姻破裂。酒精也是自杀的主要原因，研究发现：慢性酒精中毒者的自杀率是一般人口的 9 ~ 12 倍。

3. 对社会的影响 酗酒与强奸、凶杀、虐待等暴力犯罪密切相关，与交通事故的高发有较大关系，同时还可造成违规、劳动效率下降等。

（三）酒瘾的诊断

根据 CCMD－2－R 的诊断标准，除符合酒精所致精神障碍的诊断标准、有长期或反复饮酒历史以及对酒有强烈渴求外，至少还需要符合下述标准之一者。

（1）有戒酒后反应：停止饮酒习惯后，有肢体震颤、静坐不能、恶心、呕吐、大汗或易激惹等戒断症状。

（2）继续饮酒可避免戒断症状出现，经常在清晨饮酒，或随身带酒频繁饮用。

（3）多次试图戒酒失败。

（4）对酒精产生耐受性，饮酒量增大。

（5）为了饮酒而经常放弃其他娱乐活动或爱好。

（四）酒瘾的治疗

酒精依赖者对酒有强烈的渴求和身体依赖，多数患者以住院戒酒为好，可以采用药物厌恶疗法，如吐根碱、阿扑吗啡和琥珀胆碱等。对于精神症状可以使用相应的精神药物，如抗焦虑药，抗抑郁药等。由于酒瘾患者常伴有营养不良和维生素缺乏，因此，大量补充维生素 B 及其他营养，维持水电平衡等十分重要。

只要患者合作，对酒精依赖进行住院治疗的临床治愈率几乎可以达到 100%。问题的关键是出院后的复发率很高，因此康复治疗非常重要。康复措施包括改善环境，消除不良刺激，鼓励患者参加各种社交和文体活动，以及参加戒酒组织和接受集体治疗，从而提高社会适应能力。

二、烟瘾

烟瘾，又称烟草依赖，是指过量吸烟或过分地依赖烟草，如果突然停用或减少用量，可以出现心境不良、失眠、注意力不集中、坐立不安、心率减慢、食欲旺盛、体重增加等症状。吸烟有害健康，这是人们的共识。世界卫生组织公布的资料显示，在发达国家中，65 岁以下的男性中，90% 的肺癌、75% 的慢性支气管炎和肺气肿、25% 的冠心病死亡是由于吸烟引起。

（一）烟瘾的成因

1. 生物因素　烟草烟雾中含有 2000 多种物质，其中尼古丁占全部生物碱的 90% 以上，是作用最强的生物碱，也是导致吸烟成瘾的重要原因之一。尼古丁既是兴奋剂，又是抗焦虑药，可以使人产生轻松愉快的感觉，其最大的危害性在于其成瘾性。长期吸入尼古丁，身体就习惯于血液内存在一定浓度的尼古丁，一旦血液中尼古丁浓度下降，就会渴望恢复，从而成瘾。

2. 心理因素　好奇心理，模仿心理，从众心理是吸烟成瘾的主要心理因素，而从众心理则是造成烟瘾特别是戒断后复发的最重要心理因素。

3. 社会因素　由于交际需要，将吸烟作为社交的一种媒介；由于学习、生活、工作压力，用吸烟来排解烦恼等是造成吸烟成瘾的社会因素。

（二）烟草依赖的评定

对于烟草依赖程度的评定，有人提出了如下评定方法（表7－1）。

表7－1 烟草依赖评定表

1. 起床后几分钟内吸烟？（若30分钟内为1分）
2. 在图书馆等禁烟场所，不吸烟是否非常困难？（答“是”为1分）
3. 一天中哪一支烟最满足？（若为早晨的第一支烟为1分）
4. 一天中抽几支烟？（16～25支为1分，26支以上为2分）
5. 与其他时间相比，是否上午吸烟较多？（答“是”为1分）
6. 即使生病，几乎一整天都要卧床休息时，也要吸烟吗？（答“是”为1分）
7. 抽什么样的烟？（根据尼古丁含有量低、中、高，分别给1、2、3分）
8. 深吸的频度如何？（“有时”为1分，“经常”为2分）

此表对依赖度高者更有效，若评分大于6分提示为高度依赖。

（三）烟草依赖的治疗

对烟草依赖常用特异性的药物治疗，如尼古丁口香糖、柠檬酸烟雾剂等，可以帮助提高戒烟率。厌恶疗法属于行为治疗，可作为戒烟的主要的心理治疗方法，如以电击、催吐剂等来引起对吸烟的厌恶感。烟草依赖一般比较容易戒断，但是长期坚持完全不吸烟还需意志的努力。

社会对吸烟问题的重视是预防烟瘾和解决烟草依赖的关键。广泛宣传吸烟的危害，特别是对青少年吸烟行为的限制，以及公共场合的戒烟规定，都是干预烟草依赖的有效手段。

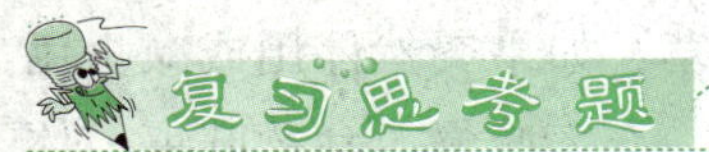

一、单项选择题

1. 正常与异常心理的判断标准有

   A. 经验标准　B. 统计学标准　C. 症状和病因学标准

   D. 社会适应标准　E. 以上都不是

2. 有一种人格异常的特点是：极端自私，自我中心，冷酷无情，有明显违反道德规范与法律的倾向，称为

   A. 强迫型人格　B. 偏执型人格　C. 分裂型人格

   D. 反社会型人格　E. 冲动型人格

3. 关于神经症的描述不正确的是

   A. 这一名称并不特指某一单一的疾病，而是一组精神障碍的总称

   B. 临床主要表现为烦恼、紧张、焦虑、抑郁、恐怖、强迫等综合征

   C. 起病常与心理社会因素有关

D. 有一定的人格基础
E. 社会功能不良

4. 恐怖性神经症的心理治疗以（　　）为主
A. 认知性或支持性心理治疗　B. 指导患者学会调节情绪和自我控制
C. 森田疗法　D. 催眠疗法
E. 以上都不对

5. 关于酒瘾的危害的描述，不正确的是
A. 损害男女的生殖细胞，影响性生活质量和生育能力
B. 导致离婚率和分居率增高，造成家庭不睦，夫妻不和，婚姻破裂
C. 与强奸、凶杀、虐待等暴力犯罪密切相关
D. 与交通事故的高发有较大关系
E. 减少自杀的机会

6. 造成烟瘾特别是戒断后复发的最重要心理因素是
A. 从众心理　B. 好奇心理　C. 模仿心理　D. 报复心理　E. 以上都不是

7. 关于性心理障碍的描述不正确的是
A. 表现为寻求性欲满足的对象和性行为的方式异常，或有强烈的改变自身性别的欲望
B. 性行为明显偏离正常的一组心理障碍
C. 性心理障碍不一定具有人格障碍的特征
D. 性心理障碍一般分为性指向异常、性满足方式异常和性别认同异常三类
E. 性心理障碍不必对其行为负责

8. 关于癔症的描述不正确的是
A. 病程多呈发作性
B. 可由暗示而诱发，也可由暗示而终止
C. 患者可有一定性格（如癔症性格）为基础，其特点为自我中心
D. 以青年男性多见
E. 症状表现做作、夸张，具有表演性，并极富情感色彩

9. 接触到特定事物或处境时具有强烈的恐怖情绪，并主动采取回避的方式来解除这种不安，该神经症称为
A. 焦虑症　B. 恐怖症　C. 抑郁症　D. 强迫症　E. 疑病症

二、填空题

1. 异常心理是指一个人的心理偏离了________的标准，行为失去了________的表现，出现了________与________的异常。
2. 经验标准在判断心理正常与否的时候具有较大的________、________、________，因此可比性和一致性较差。
3. 统计学标准来源于对________的心理测量的结果分析。

4. 判断心理正常与异常的原则有________、________、________。
5. 性心理障碍一般分为________、________、________三类。

三、名词解释

1. 异常心理
2. 人格障碍
3. 性心理障碍
4. 神经症

四、简答题

1. 导致异常心理产生的原因有哪些？
2. 人格障碍有哪些常见类型？
3. 简述区分心理正常与否的原则。
4. 神经症的常见类型有哪些？

五、论述题

试述判断心理正常与否的标准及其特点。

（董淑敏、阎雪雁）

第八章 心理应激与心身疾病

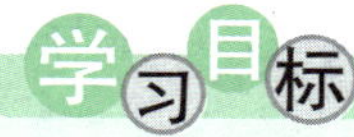

1. 了解心理应激的生理反应、心身疾病发病的中介机制。

2. 熟悉心理应激的心理反应、应激对健康的影响。

3. 掌握心理应激的概念、应激的影响因素、应激源种类、心身疾病的概念、心身疾病的发病因素、治疗原则。

随着社会经济的发展和人们生活方式的改变，疾病谱已发生很大转变，生活压力、不良情绪和不健康的生活方式等心理社会因素已成为当今危害人们生命健康的主要病因。应激与心身疾病已成为现代医学、心理学、生理学等学科研究的重点和焦点。

第一节 心理应激

当一个人面对心理冲突、挫折、烦恼等心理压力或心理困惑时，会体验到紧张、焦虑等情绪反应，还会有躯体及行为方面的反应，此时机体处于应激状态。适当强度的心理应激，不仅可以提高机体的警觉水平，促进人们应对环境的挑战，而且可以提高人们适应生活的能力，促进心身健康。但是，过于突然、强烈和过于持久的心理应激不仅会损害人们的社会功能，还会降低机体对外界致病因素的抵抗力。

一、概念

心理应激又称心理社会应激、心理压力，或简称为应激，是指当个体觉察到需求与满足需求的能力不平衡时所表现出的心身紧张状态。在这一概念中，强调了心理应激是一种“觉察到”的威胁，反应出个体对应激以及自己的应对能力的认知评价及其个体差异；“需求”既有生理方面的，也有心理和社会方面的，是心理应激的刺激物，它们构成了应激源；“能力”指个体处理这些需求的能力或应对机制；“心身紧张状态”是把心理应激看作一种心理生理反应，在心理应激状态下，个体不仅产生各种生理反应，而且也将发生心理或行为反应。

二、应激源

应激源是指能引起心理应激的刺激物。应激源的种类繁多，一般按其性质分以下3类。

（一）躯体性应激源

躯体性应激源是指直接对人体产生刺激作用的刺激物，包括各种理化和生物学刺激物。如高温、低温、电击、强噪音、损伤、微生物感染和疾病等。其作用特点是：一般先引起生理反应，随着人们对生理反应的认知评价和归因过程，才会导致应激状态和心理反应。

（二）心理性应激源

心理性应激源是指直接来源于人们头脑中的紧张信息，如挫折、心理冲突、人际关系失调、对事物不切实际的过高期望值及与工作有关的压力和紧张等。这些来自人们头脑中的紧张性信息，也可以是外界刺激物作用的结果，但不符合客观现实规律的认知评价，是心理应激产生的主要原因。

（三）生活事件

生活事件是指生活中遭遇的重大事故，如战争、自然灾害、恐怖事件、社会变革等，它可以扰乱人们的心理和生理状态。美国心理学家霍姆斯和雷赫将常见的生活变故归纳为43项生活事件，编制成“社会再适应评定量表”，并以生活变化单位（LCU）来反应可能引起应激的强度。该表将引起应激水平最高的配偶死亡的LCU定为100，其他生活事件均与之参照对比后赋值，最后获得了生活事件的生活变化计量单位排序表（表8-1）。许多研究发现，生活变化单位的升高与健康保持负相关。一年内LCU累计不超过150单位，则来年感到严重不适或患病的可能性只有33%；若一年累计为150~300单位，则来年患病可能性为50%；若一年累计超过300单位，则来年患病的可能性达到86%。

表8-1 社会再适应评定量表

生活事件	LCU	生活事件	LCU
1. 配偶死亡	100	22. 所负担工作责任方面的变化	29
2. 离婚	73	23. 子女离家	29
3. 夫妇分居	65	24. 姻亲纠纷	29
4. 坐牢	63	25. 个人取得显著成就	28
5. 亲密家庭成员丧亡	63	26. 配偶参加或停止工作	26
6. 个人受伤或患病	53	27. 入学或毕业	26
7. 结婚	50	28. 生活条件变化	25
8. 被解雇	47	29. 个人习惯的改变（衣着、习惯、交际等）	24
9. 复婚	45	30. 与上级矛盾	23
10. 退休	45	31. 工作时间或条件变化	20
11. 家庭成员健康变化	44	32. 迁居	20

续表

生活事件	LCU	生活事件	LCU
12. 妊娠	40	33. 转学	20
13 性功能障碍	39	34. 消遣娱乐的变化	19
14. 增加新的家庭成员（出生、过继、老人迁入）	39	35. 宗教活动的变化（远多于或少于正常）	19
15. 业务上的再调整	39	36. 社会活动的变化	18
16. 经济状态的变化	38	37. 少量负债	17
17. 好友丧亡	37	38. 睡眠习惯变异	16
18. 改行	36	39. 生活在一起的家庭人数变化	15
19. 夫妻多次吵架	35	40. 饮食习惯变异	15
20. 中等负债	31	41. 休假	13
21. 取消赎回抵押品	30	42. 圣诞节	12
		43. 微小的违法行为（如违章穿马路）	11

三、应激反应

当机体经认知评价而觉察到应激源的威胁后，通过心理中介机制和心理－生理中介机制的作用而产生相应的心理和生理反应，称为应激反应。从应激的时间特性来看，应激反应可分为急性应激反应和慢性应激反应。急性应激反应持续时间短，往往是由强烈的或威胁性的刺激作用所致，如美国的9·11、东南亚的海啸、我国四川5·12特大地震等重大生活事件；慢性应激反应持续时间长，常常由难以摆脱的社会生活事件持续作用引起，如人际关系紧张、慢性疾病、长期失业等。

（一）应激的心理反应

1. 情绪反应　应激产生的情绪反应大多为负性情绪反应，常表现为以下几个方面。

（1）焦虑：是人们对即将来临的、可能造成的危险、不良后果或者要做出重大努力的事件进行适应时，主观上感受的紧张和不愉快的情绪状态。它一般无明确对象、持续时间短暂、强度多变，伴有紧张和害怕及交感神经兴奋的表现，是心理应激最常见的反应。适度的焦虑可以提高人的警觉水平，促使人投入行动以应对应激，对人适应环境有益。但是，过度的焦虑会干扰正常思维活动，防碍个体做出适宜的判断，严重削弱应对能力。

（2）恐惧：是一种面临危险、企图摆脱已经明确特定危险的逃避情绪，通常导致逃避行为。恐惧多发生于身体安全和个人价值与信念受到威胁的情况下，常由于个体感到缺乏处理和摆脱危险情境或对象的力量和能力所致。恐惧时，交感神经兴奋，全身动员，处于警觉状态，个体意识到危险的存在，也知道恐惧的原因，但因个体对战胜危险缺乏信心，随时准备逃避。

（3）抑郁：是一种消极悲观的情绪状态，常与“丧失”有关。其表现为自身感觉不良、愉快感丧失、缺乏对日常生活的兴趣、自我评价低、睡眠与饮食障碍、沮丧、失助、悲哀、绝望，甚至想自杀。灾难性的生活事件，如亲人丧亡易产生抑郁反应，失恋、失学、失业、遭受重大挫折和长期病痛，以及不良认知方式等原因也可引起抑郁。

（4）愤怒：是由于有目的的活动受到阻碍，自尊心受到伤害，为了排除这种阻碍或恢复自尊而产生的一种情绪反应。愤怒时常伴有攻击行为，有助于机体克服障碍，战胜对手。但过度的愤怒则可使人丧失理智，失去行为自控能力。

2. 行为反应

（1）逃避与回避：逃避是指遭遇应激源后采取的远离应激源的行为；回避则是指在未遭遇应激源之前采取措施避免接触应激源。两者的作用和目的均是为了摆脱应激，避免受到更大的伤害。

（2）敌对与攻击：敌对是个体内心有攻击的欲望，但表现为不友好、对抗、憎恨等；攻击则是将愤怒等情绪导向人或物，伴有攻击性行为，攻击的对象可以是直接原因者，也可以是替代物，甚至是自己，如伤人毁物、在外受气回家发泄、自伤等。

（3）退化与依赖：退化是指个体表现出的行为较其应有的行为幼稚，如哭泣、小病大养、装病不起等。退化常伴有依赖，依赖是指放弃自己的责任和义务，依靠他人照顾等。

（4）固着与僵化：固着是指反复进行并无成效的动作和尝试；僵化是指一种以不变应万变、刻板、盲目重复的行为方式。这两种行为方式常出现于反复遭遇应激的情况下。

（5）物质滥用：物质滥用是指个体在遭遇挫折后，用酒精、烟草、药物、毒品等来缓解紧张压力，逃避现实的行为方式。

（二）应激的生理反应

应激的生理反应于1936年由塞里首先提出。塞里认为，应激是个体对有害刺激的抵御所引起的一种非特异性反应，与应激性刺激的性质无关，寒冷、疾病、电击、情绪冲突等作用于机体，均可通过兴奋下丘脑－垂体－肾上腺轴产生相同的生理反应，表现为一般适应综合征（GAS）。GAS分为三个阶段。

1. 警戒期　当机体受到伤害性刺激之后，在最初的一个短暂过程里出现“休克”现象，然后产生生理、生化的一系列变化，进行体内动员和防御。主要表现有肾上腺活动增强、心率和呼吸加快、血压增高、出汗、手足发凉等现象。

2. 阻抗期　生理和生化改变继续存在，垂体促肾上腺皮质激素和肾上腺皮质激素分泌增加，机体调动了全部资源，生物适应性也处于最高水平。但是，糖皮质激素的释放会影响机体的免疫功能，盐皮质激素则可导致体内钾、钠等电解质平衡失调，加压素分泌增加而致水潴留，长期抵抗则会耗竭机体资源，导致衰竭和崩溃。但塞里指出，在大多数情况下，应激只引起这两个阶段的变化，机体即可达到适应，其功能可恢复正常。

3. 衰竭期　如果刺激源持续存在，阻抗阶段过长，机体最终将进入衰竭阶段，表现为淋巴组织、脾、肌肉和其他器官发生变化，导致躯体的损伤而患病，甚至死亡。

应激的生理反应在各系统均会有所表现，例如：①神经系统，有头晕、头痛、耳鸣、无力、失眠、惊跳、颤抖等。②循环系统，有心动过速、心率失常、血压不稳等。③呼吸系统，有胸闷、气急、胸部压迫感、呼吸困难等。④消化系统，有恶心、呕吐、腹痛、腹胀、腹泻、食欲下降或上升等。⑤泌尿系统，有尿频、尿急等。⑥生殖系统，有月经紊乱、性欲下降、阳痿、早泻、性冷淡等。⑦内分泌系统，有甲状腺素升高或降低、血糖升高或降低等。⑧皮肤，有脸红、出汗、瘙痒、忽冷忽热等。如果应激状态持续，有可能进一步发展，出现心身疾病。

四、应激的影响因素

应激的影响因素又称中介变量，是指机体在将传入信息（应激源）转变为输出信息（应激反应）过程中，影响心理应激强度和对应激的耐受力、调节应激与疾病联系的因素。主要包括个体的认知评价、应对方式、社会支持、个性特征、生活经验和遗传素质等。

（一）认知评价

认知评价是个体察觉到应激源对自身影响的认知加工过程，它是影响应激的产生或其强度的重要因素。不同的人，对同一应激源有可能做出完全不同的评价。塞里认为："问题不在于发生了什么，而在于你如何对待它。"例如，同是配偶死亡，对大多数人是非常悲痛的创伤，但对某些人可能是解脱。在我们生活中很多事物本身是中性的，但它之所以引起应激，就是因为主体做出了不合理的估计和判断。

塞里将认知评价分为积极应激和消极应激两种方式。不同的认知评价可以引起不同的心理反应和生理反应。前者可以适度提高大脑皮层的唤醒水平，调动积极的情绪反应，集中注意和积极思维，并根据实际调整需要和动机。后者则引起大脑皮层的过度唤醒（焦虑）、过度情绪反应（激动）或低落（抑郁），使认知功能降低，妨碍正确判断和积极应对的选择。

（二）应对方式

应对又称应付，原意为有能力或成功地对付环境的挑战或处理问题。20 世纪 40 年代以来，将应付引入应激研究领域，并逐渐成为该领域重要分支。

应对是个体为解决生活事件或减轻生活事件对身心影响而采取的认知和行为措施。它是有意识的心理活动和行为策略。用之得当则具有缓冲应激反应的作用；用之不当则反而加剧应激反应，引发心身疾病。另外，个体的应对方式还受认知评价、社会支持、个性特征的影响。

人类的应对方式非常多。目前，对应对内涵的理解和分类方式尚无统一标准。比较有影响的分类方法有：

比林斯等（1980）提出三种基本类型：①积极的认识应对，是指个体希望以一种自信有能力控制应激的乐观态度来评价应激事件，以便在心理上能更有效地应对应激。②积极的行为应对，是指个体采取明显的行动，希望以行为解决问题。③回避性应对，是指个体企图通过回避或采取间接的方式（如酗酒等），来缓解与应激有关的紧张情绪等。

福克曼和拉扎勒斯（1980）在编制的“应对方式检查表”中将应对分为六类：①想象/逃避。②接受。③正视问题/寻求帮助。④忍耐。⑤自责。⑥成长。

斯通和尼尔（1986）依据应对表现形式提出八种类型：①分散精神。②重新评价环境。③直接行动。④宣泄。⑤接受。⑥寻求社会支持。⑦放松。⑧信教。

（三）社会支持

社会支持是指一个人的社交网络带给他的维护情绪保证的相关资源。包括家庭、亲属、朋友、同事、伙伴及党团组织给予的精神上和物质上的帮助和支援。社会支持是影响应激与健康的重要的中间因素，也反映了一个人与社会联系的密切程度和质量，是应激过程中个体“可以利用的外部资源”。社会支持一方面对应激状态下的个体提供保护，即对应激起缓冲作用。另一方面，对维持一般的良好情绪体验有重要意义，是对人类健康有益的社会因素。

关于社会支持的内容，肖水源（1987）提出两类：一类是客观的、实际的或可见的社会支持。包括物质上的直接援助和社会网络、团体关系的存在和参与。另一类是主观体验到的或情绪上的社会支持，即个体感到在社会中被尊重、被支持以及被理解的情绪体验和满意程度。多数研究者认为：主观感受到的社会支持，对于应激与健康更有意义。

许多研究表明，社会支持对健康具有保护作用，可以降低心身疾病的发病率和促进疾病的康复。如Berkman与Syme（1979）对婚姻关系、与亲朋接触、教堂关系、团体联系四个方面的社会支持与死亡率的关系作前瞻性调查后发现：9年期间，男性死亡原因与社会支持的婚姻关系、亲朋接触、教堂关系有关，女性死亡原因则与亲朋接触、教堂关系、团体联系有关。国外文献研究资料表明，成人如果缺乏稳定的婚姻关系，则易患肺结核、流行性感冒、肺炎、心脏病及癌症等多种疾病。

我国学者闻吾森等（2000）研究社会支持、心理控制感和心理健康的关系发现，社会支持对心理健康具有重要影响，社会支持水平低和主观幸福感低者其异常心理症状多、心理健康水平低。

（四）其他影响因素

影响应激刺激与应激反应的因素，还与个性特征、生活经验、遗传、年龄、性别和健康状况有关。

1. 人格特征 人格特征制约着人们对应激源的认知体验，影响应对方式的选择与应用，亦与社会支持的数量、质量有一定联系。它们通过下述途径影响心身疾病的发生、发展与转归。

其作用有两方面：一是非特异性作用，即作为一般共同因素影响认知评价、应对与防御方式、社会支持等，这些在所有心身疾病发生中均具有一定的发病学意义。二是特异性作用，即某一人格特征易引发相应心身疾病。大量研究表明，同样的社会心理刺激，作用于不同人格特征的个体，可以导致机体内不同的生理生化变化，罹患不同心身疾病。一方面，不同人格可以诱发不同的心身疾病。另一方面，几种心身疾病之间可能存在一些相同的人格特征。

在临床上，人格特征的具体作用表现在以下四个方面。

（1）决定个体的行为类型，影响生活方式、生活习惯。

（2）影响个体对各种应激的认知评价进而产生不同的心理和生理反应：如两个人同样受到上级批评，性格内向的人可能烦恼不已；而性格外向者则可能不以为然。

（3）影响个体对应激的应对和防御方式的选择，进而影响适应能力和应对效果。

（4）影响个体同他人的人际关系，进而决定社会对其支持的数量和个体对社会支持的利用程度。在日常生活中可以看到：一个孤僻、不好交往、万事不求人、对他人的事毫无热情的人，是很难得到更多社会支持的。

2. 遗传素质　诸多研究表明，由于遗传素质的不同，使个体在病理上存在着对某些疾病的易患性；在心理上存在着对某些应激源的敏感性，以及应激后的生理、心理反应的特殊性。正是因为遗传素质，致使应激后所致疾病不同。如家族中有精神分裂症、神经症的人，在应激后可能易诱发此类病症；又如高胃蛋白酶血症者，应激后易发消化性溃疡等。

3. 生活经历、年龄、性别和健康状况　生活经历的不同、年龄、性别的差异，亦影响人们对应激源的认知和应激刺激后对应对方式的利用以及社会支持的数量与利用程度。

对应激的研究表明，单因素研究往往难以取得高相关性。近年来，部分学者将生活事件、应对方式、社会支持、性格特征、生活经历、年龄、性别和病程等进行了多因素研究，取得了理想的结果。

五、心理应激对健康的影响

心理应激与人的健康有密切的联系，它对健康的影响具有双重性。一方面，适度的应激可以激发机体对应激的适应能力，起到增强防御和减少疾病以促进健康的作用；另一方面，应激可以破坏机体的心理和生理平衡，导致或加重疾病，损害健康。

1. 应激对健康的积极影响

（1）适度的应激是人的成长和发展的必要条件：人的成长和发展涉及人的身、心和社会功能，遗传和环境是影响个体成长和发展的两大重要方面，应激经历在这里可看作是一种环境因素。研究表明，早年的应激经历可以提高个体在后来生活中的应对和适应能力，从而能更好地耐受各种紧张性刺激物和致病因子的侵袭。许多事实说明，那些小时候受到“过分保护”的孩子，待他们脱离家庭走上社会后，往往容易发生适应问题，甚至因长期、剧烈的应激而中断学业甚至患病。

（2）适度的应激是维持人正常活动的必要条件：人离不开刺激，适当的刺激和应激有助于维持人的生理、心理和社会功能。关于感觉剥夺及有关单调状态的实验研究，都证实了缺乏适当环境刺激会损害人的心身功能，可造成脑电图的改变、错觉、幻觉、人格障碍、智能下降等。适当的心理刺激可以消除人们因单调状态所致的厌烦情绪，激励人们投入积极行动，克服环境障碍。因此，无论学习、工作还是生活，有压力反而有益。考试、评比、检查和竞赛等是形成适度心理应激以促进工作和学习的常用手段。

2. 应激对健康的消极影响 频繁、高强度的应激往往弊大于利，其消极影响主要有以下几点。

（1）机体易感：耗竭了机体的储备，免疫功能下降，失去对其他应激源的抵抗力，成为不适、痛苦及寻医就诊的主要原因之一。

（2）导致心身疾病。

（3）加重疾病：原有的躯体和精神疾病会因此加重或复发。

（4）使机体磨损、慢性疲劳、适应性减弱，导致劳动力受损，工作、学习效率下降，是事故、车祸、自杀的主要原因之一。

（5）诱使机体发生物质滥用及依赖。

第二节 心身疾病

随着科学技术的不断发展，医学科学正在由“生物医学模式”向“生物心理－社会模式”转变，心理和社会因素对健康和疾病的影响作用也相应地得到重视。现代医学和心理学的研究证明，很多种疾病都能找到其致病的心理社会因素。这些因素与人们熟知的病毒、细菌、遗传一样也能引起躯体疾病。心身疾病的概念就是在这个基础上提出来的。

一、概述

心身疾病是指以心理社会因素为主要致病原因的躯体疾病和躯体功能障碍的总称，又称心理生理疾病，它介于神经症与躯体疾病之间。

心身疾病一般具有以下特征：

（1）病因主要是心理社会因素。

（2）疾病表现主要是躯体症状及体征。

（3）病理变化主要累及受自主神经所支配的器官组织。

（4）具有遗传和个性特征方面的倾向，即有易感素质。

（5）病情的缓解或复发与心理因素有密切关系。

（6）不同于神经症与精神病。

二、心身疾病的发病因素与中介机制

（一）心身疾病的发病因素

1. 心理－生理因素

（1）情绪：心理因素之所以能影响躯体内脏器官功能，主要是通过情绪活动作为媒介而实现的。人的情绪活动大致可分为积极的和消极的两大类。高兴、快乐、喜悦、欢欣等可视为积极、愉快的情绪表现，也称正面情绪，它们对保持机体健康有重要意义；而焦虑、愤怒、恐惧、抑郁等则可视为消极、不愉快的情绪表现，也称负面情绪。

负面情绪反应活动往往会以强烈的激情状态表现出来，所以它伴随的反应也比较剧烈。如果负面情绪持续作用，可造成个体长期或过度的精神紧张，机体功能紊乱，如自主神经系统功能失调、内分泌功能失调、免疫功能改变等。

（2）性格：性格类型与心身疾病关系密切。性格特征的作用主要表现在：①影响对各种刺激物的认知与评价、情绪与生理反应。②决定着一个人的行为方式、生活方式和习惯。③影响和决定了一个人对外界挑战的适应和应对方式、能力与效果。④影响着一个人同他人的关系，从而在某种程度上决定了所能得到和利用的社会支持的质量。某些人的性格特征倾向于增强心理刺激物的不良影响从而使人发病。如 A 型行为的人，具有时间紧迫感、敌意，好竞争、易激动、有雄心壮志、行动匆忙等特点，容易患冠心病。

（3）个体易感性：临床观察发现，在相同应激源作用下，只有一部分人患了心身疾病，而且所患的疾病种类也不尽相同。原因之一就是不同个体对心理应激状态下的生理反应有着不同的耐受力。有学者对伞兵进行研究，发现胃液中胃蛋白酶原较高的一组，经过 16 周的紧张训练后，许多人发生了十二指肠溃疡，而胃蛋白酶原较低的人，却无一例出现胃肠道损害。这表明，由遗传因素决定的生理素质是促使发生十二指肠溃疡的条件。由此认为，是遗传因素所带来的素质上的易感性倾向造成了受损器官的差别。所以，在相同应激源的作用下，有的人可能患冠心病、有的患消化性溃疡，而有的则患糖尿病，这可能就是个体易感性不同的缘故。

2. 社会因素　心身疾病的发生发展不仅与人的心理反应和生理素质有关，而且还受社会因素的影响。社会因素涉及的范围很广，如大气污染、噪音、交通混乱、居住拥挤、人际关系紧张、社会巨大变革、文化背景变故、经济危机、战争、恐怖活动、灾荒以及各种突发事件等。这些不良因素作用于个体后可以转化为心理应激源，使个体长期处于烦闷、紧张、焦虑、抑郁、愤怒、恐惧等心境中，极易罹患心身疾病。调查发现，心身疾病的患病率，城市高于农村，脑力劳动者高于体力劳动者，都市化、工业化的社会高于发展中的社会。心身疾病的流行病学调查还表明，在同一社会的不同历史时期，相同疾病的患病率不同；同一社会的同一时期，不同群体的患病率也不相同。

（二）心身疾病的中介机制

心理社会因素以各种信息影响着大脑皮层的功能，大脑皮层通过生理中介机制，影响内环境的平衡，使各内脏器官产生病理变化。目前研究认为，这些中介机制中，最主要的是自主神经系统、内分泌系统、神经递质系统和免疫系统。

1. 自主神经系统　自主神经系统即交感与副交感系统。自主神经系统与内脏功能有密切的联系，自主神经功能的改变可以直接影响心脏、肺、胃肠、血管、腺体、肌肉等器官和组织，可造成这些脏器严重和持久的活动过度或活动不足，甚至导致这些脏器损害。严重时，可产生不可逆的器质性变化，即心理因素 – 大脑皮层功能改变 – 自主神经功能改变 – 内脏功能障碍 – 内脏形态学改变。如焦虑或愤怒时可表现为心率加速，面部潮红或面色苍白，呼吸加快，血压升高等；抑郁时，胃肠蠕动减慢，消化液分泌减少，以至于食欲降低和便秘等。

2. 内分泌系统 内分泌系统在维持内环境方面起着重要作用。内分泌激素如甲状腺素、甲状旁腺素、肾上腺皮质激素、去甲肾上腺素、肾上腺素、性激素等均参与机体代谢。然而，产生以上激素的腺体，其功能又受到垂体分泌的促甲状腺素、促肾上腺皮质激素等调节与控制，而垂体的分泌又受到下丘脑的控制：下丘脑分泌促肾上腺皮质激素释放激素、促甲状腺素释放激素等调节和控制垂体的活动，而下丘脑功能又受大脑皮层的制约，各靶腺的活动又是相互制约、相互影响，从而形成了复杂的内分泌调节和反馈系统，即大脑皮层－下丘脑－垂体－靶腺轴。如刚入院的病人、术前病人甚至及家属都可有内分泌的变化，特别是反应肾上腺皮质激素水平的17－羟类固醇的升高。

3. 神经递质系统 中枢神经系统的神经功能的传递是以神经递质为媒介的，在情绪激动时，无论是愉快的还是不愉快的，都伴有儿茶酚胺浓度的升高。临床发现，在情感性精神病中，儿茶酚胺有明显改变。另一证据表明，无论躁狂或抑郁时，神经递质5－羟色胺的水平都是下降的。因此，有理由推测，心理社会应激产生的情绪反应，是以神经递质为媒介，从而使大脑皮层功能发生改变。神经递质与自主神经及内分泌系统，相互影响，相互制约。神经递质的改变，可以继发导致自主神经功能和内分泌腺体活动的改变。

4. 免疫系统 研究发现，在心理社会因素应激下，免疫机制可能发生改变，可以影响T细胞的功能，导致免疫功能的紊乱和减退。临床实践发现，强烈情绪变化可导致机体免疫功能损伤，极度抑郁者容易患癌症和传染病。另外，免疫功能改变，在自体免疫性疾病及过敏性疾病中也起到重要作用。

三、心身疾病的治疗原则

心身疾病的治疗不同于一般临床的常规治疗模式，应注意个体心理与生理的结合，采取以躯体治疗为基础、心理治疗为主导的综合防治模式。同时，强调心理咨询、心理卫生和早期心身保护的积极意义。

（一）躯体治疗

心身疾病诸如高血压、消化性溃疡、冠心病、支气管哮喘、紧张性头痛等的对症治疗，往往是患者首先关心的。在多数情况下，往往需要药物治疗。这样做，一方面可减轻病痛，另一方面也可缓和因躯体因素造成的紧张，并可使患者增加对医务人员的信任，为心理治疗建立良好的基础。

（二）心理干预

对心身疾病实施心理干预主要围绕以下六个方面。

1. 正确处理应激事件

（1）指导患者学会回避或逃避应激事件　在应激事件中，有的应激事件是可以回避的，如噪音、不良广告、书刊、影视等；有的是可以暂时回避的，如人际关系紧张、与上级矛盾冲突、家庭成员中无原则的纠纷等。有效地回避这些不良刺激，可以减少心身疾病的发生或促使心身疾病的康复。

（2）调整认知评价 生活事件一旦发生，是否引起应激以及应激后的反应如何，在很在大程度上取决于个体对该事件的认知。

（3）松弛训练 在遇到严重的应激状态时，可指导病人把注意力集中到躯体的某一部位（如小腹、左手等），尽量使这部分肌肉放松，并配合深呼吸，直到产生重感或温暖感。然后，再把注意力引向躯体其他部位，如此反复，可使心情平静，心率平稳，腹部温暖，全身肌肉放松，逐渐解除或减弱应激。

2. 建立积极的应对策略 应激刺激作用于个体之后，不同的应对方式和心理防御机制会产生不同效果。孔子厄而著《春秋》，太史公腐而《史记》出，哥德因初恋失败而写下了名著《少年维特之烦恼》等等，是积极应对挫折的典范。相反，有人在遇到挫折时伤人毁物、精神颓废，一蹶不振，致使心身被伤，影响健康。所以，医护人员要善于指导病人运用升华、幽默等防御机制，积极应对千变万化的世界。

3. 调动社会支持系统 研究表明，良好的社会支持，是缓冲应激、维护心理平衡的重要因素。所以，当病人处于应激或因应激身患疾病时，医护人员要调动他们的一切社会支持系统来给予支持。另外，努力创造一个和谐友好的病房气氛，病人之间互相关心、互相爱护，房间内安静整洁，也是缓冲应激的重要方法。

4. 矫正不健康的人格特征和行为类型 一方面，人格或行为特征，作为应激与心身疾病的独立因素，可使人致病；另一方面，作为中间因素，人的认知评价、应对方式、社会关系和社会支持系统等对疾病的产生也有重大影响。所以，运用合理手段和方式，矫正不健康的人格和行为类型，是防治心身疾病的重要内容。

5. 鼓励患者回归社会 心理调护的目的在于缓冲应激，康复心身疾病，最终让患者回归社会。相关研究表明，对于消化性溃疡患者，如果其认知模式未改善，当他回到原来单位或原环境后，极易复发。所以，我们要在指导病人调整行为目标、改善人际关系、改变认知模式、矫正不健康人格和行为的同时，鼓励他们回归社会，弱化对原环境的抵触，增强适应环境的能力。

6. 有针对性的选择心理治疗 引起心身疾病的心理社会因素有很大差异，如生活事件、应对方式、社会支持、人格特征、情绪状态、认知评价等。所以，针对病人具体情况进行心理调护，需要有针对性地选择相应的心理治疗方法进行心理干预。

心身疾病的心理治疗手段，应视不同层次、不同方法、不同目的而决定，支持疗法、松弛训练、生物反馈、认知治疗、行为矫正疗法和家庭疗法等心理治疗方法均可选择使用。对心身疾病实施心理治疗，应主要围绕以下三个目标进行：①消除或减弱相应的心理社会刺激因素。②帮助病人正确的认知、评价应激源，增强病人的应对能力。③校正由应激源引起的异常生理、心理反应，以减轻其对机体器官的不良影响。

第三节 心理危机干预

当个体由于突然遭受严重灾难、重大生活事件或精神压力，使生活状况发生明显的变化，尤其是遇到了用现有的生活条件和经验难以克服的困难，以致使当事人陷于痛苦、不安状态，常伴有绝望、麻木不仁、焦虑，以及自主神经症状和行为障碍的时候，需要及时给予其适当的心理援助，使之尽快摆脱困难。

一、概述

（一）概念

一般而言，危机有两个含义，一是指突发事件，出乎人们意料发生的，如地震、水灾、空难、疾病爆发、恐怖袭击、战争等；二是指人所处的紧急状态。当个体遭遇重大问题或变化，使个体感到难以解决、难以把握时，平衡就会打破，正常生活受到干扰，内心的紧张不断积蓄，继而出现无所适从甚至思维和行为的紊乱，进入一种失衡状态，这就是危机状态。危机意味着平衡稳定的破坏，引起混乱、不安。危机的出现是因为个体意识到某一事件和情景超过了自己的应付能力，而不是个体经历的事件本身。一般来说，确定心理危机需符合下列三项标准：①存在具有重大心理影响的事件。②引起急性情绪扰乱或认知、躯体和行为等方面的改变，但又均不符合任何精神病的诊断。③当事人或患者用平常解决问题的手段暂时不能应对或应对无效。

危机干预就是采取各种行之有效的办法，给处于危机之中的个体或家庭提供帮助与支持，通过调动他们自己的潜能来重新建立和恢复危机前的心理平衡状态。它运用个人、社会及环境资源来解决目前的问题，通过电话、书信、面谈进行干预。危机干预可以在专门的危机于预机构内实施，也可以在工厂、学校或发生危机的现场进行。

（二）危机的类型

1. 境遇性危机 指出现由外部、可见的或突如其来的、个人无法预测和控制的事件引起的危机。境遇性危机的关键特点在于它是随机的、突然的、强烈的和灾难性的。包括亲人及同学死亡、失恋，被强奸或暴力伤害，或遭遇地震、洪水等自然灾害。

2. 发展性危机 指个人生命发展阶段可能出现的危机。当一个人从某一发展阶段转入下一发展阶段时，他原有的行为和能力不足以应付新问题，而新的行为和能力又尚未发展起来，这时个体常常会处于行为和情绪的混乱无序状态，容易产生发展性危机。例如地位的突然丧失，童年时父母离异、青春期性行为、成长中家庭的冲突或自己身患绝症。

3. 存在性危机 指伴随着重要的人生问题，如关于人生目的、责任、独立性等出现的内部冲突和焦虑。如一个 60 岁的人觉得自己的生活是毫无意义的，人生没有价值。

（三）心理危机的发展阶段

心理学研究发现，人们对危机的心理反应通常经历以下四个不同的阶段。

1. 冲击期 发生在危机事件发生后不久或当时，感到震惊、恐慌、不知所措。如突然听到北京爆发“非典”，亲人得了“非典”，医护人员感染“非典”，“非典”患者骤增等消息后，大多数人会表现出恐惧和焦虑。

2. 防御期 表现为想恢复心理上的平衡，控制焦虑和情绪紊乱，恢复受到损害的认识功能。但不知如何做，会出现否认、合理化等防御表现。如四川5·12特大地震后一段时期，部分灾民仍不愿相信所发生的一切，认为自己好像在梦境中。

3. 解决期　采取各种方法接受现实，寻求各种资源，努力设法解决问题，使焦虑减轻，自信增加，社会功能恢复。

4. 成长期　经历了危机变得更成熟，获得应对危机的技巧，在“经历风雨后终见彩虹”。但也有少数人消极应对，进而出现种种心理或行为问题。

（三）心理危机的表现

（1）直接表露自己处于痛苦、抑郁、无望或无价值感中。

（2）易激惹，过分依赖，持续不断地悲伤或焦虑。

（3）注意力不集中、成绩下降、经常缺勤。

（4）孤僻、沉静，人际交往明显减少。

（5）无缘无故地生气或与人敌对。

（6）酒精或毒品的使用量增加或网络依赖。

（7）行为紊乱或古怪。

（8）睡眠、饮食或体重明显增减，过度疲劳，体质或个人卫生状况下降。

（9）作文或其他发挥想象力的作品所透露出的主题为无望、脱离社会、愤怒、绝望、自杀或者死亡。

（10）任何书面或口头表达出的内容像是在临别或透露出自杀的倾向，如“我会离开很长一段时间……”。

（11）出现自伤或自杀行为。

二、心理危机干预的目的及原则

（一）心理危机干预的目的

（1）防止过激行为，如自伤、自杀或攻击行为等。

（2）促进交流，鼓励当事者充分表达自己的思想和情感，对自己做出正确的评价。提供适当建议，促使问题解决。

（3）提供适当医疗帮助，处理昏厥、情感休克或激动状态。

（二）心理危机干预的原则

1. 及时性原则　心理危机会使个人失去导向及自我控制力，具有引起人的心理结构颓败的潜在可能，因此必须尽早干预，一般在数小时、数天以内为佳。由于求助者的不稳定性，“所有的危险干预单元都被当作最后一次与患者的接触”。因此，要迅速确定要干预的问题，并立即采取相应的措施。

2. 现实性原则　由于危机干预的紧迫性，心理治疗师应该把治疗重点放在其目前的问题上，帮助求助者分析事件的性质和其在事件之中扮演的角色；指出求助者的当前目标、生活风格、和思想观念的不合理性；以及求助者面对事件所采取的错误的自我防御机制。要把心理危机作为心理问题，而不要作为疾病进行处理。

3. 支持性原则　处在危机之中的求助者比平时更需要支持。心理治疗师不光需要提供当下的直接的支持，而且应当努力地寻求更多的来自家庭、单位、社区的支持。因此，最好有其家人或朋友参加危机干预。在结束危机干预之后，求助者可以进一步接受更具体的长程心理疗法。但在此过程中要注意鼓励自信，不能让求助者产生依赖心理。

三、心理危机干预技术

心理危机干预技术主要包括两类技术。

（一）一般性支持技术

一般性支持技术旨在尽可能快地解决危机，使病人的情绪状态恢复到危机前水平。包括暗示、疏泄、运动、饮食与营养、休息和时间的管理控制，必要时考虑镇静药物的应用。

（二）干预技术

干预技术又称解决问题技术，通过具体的方法，紧急处理危机者当前的问题，重点在于给予危机者及时的心理支持，尽快地让危机者接受当前应激性困境的现实，尽可能地帮助危机者建立起建设性应对机制。具体措施如下。

1. 保持与危机者密切接触 护理人员或家属尽可能地陪伴在危机者身旁，耐心地引导和倾听危机者叙述，了解危机发生的原因，同时防止意外事件的发生。

2. 及时地给予危机者心理支持 运用鼓励、安慰、暗示、保证的支持性心理治疗技术，尽快地消除极度的焦虑、紧张、抑郁等负性情绪。给危机者提供疏泄的机会，鼓励其将自己的内心情感表达出来。

3. 利用放松技术为危机者提供安全感，恢复安心感 放松疗法具有良好的抗应激效果，危机者由于负性情绪强烈，通过放松疗法可以稳定情绪，并且可以调整交感神经系统的功能，使身心机能达到最佳状态。

4. 帮助危机者调动和利用社会支持系统，建立新的社交天地 帮助危机者多与家人、亲友、同事接触和联系，以减少孤独和心理隔离。鼓励危机者积极参加活动，扩大社会交往，在现实生活中体验被尊重、被理解、被支持的情感，并且可以获得新的信息或知识。

5. 帮助危机者了解和建立积极的应对方式 有些危机者常常采用消极的应对措施而导致危机的加重，因此，要对危机者使用的应对策略进行分析，引导他们用积极的应对方式取代消极的应对方式，以帮助他们积极面对情景。

6. 提供医疗帮助 及时处理危机时出现的紧急情况，如晕厥、休克等。

四、影响心理危机反应的因素

个体危机反应的严重程度并不一定与事件的强度成正比，也就是说个体对危机的反应有很大差异，即相同的刺激引起的反应是不同的。比如对待“非典”，有的人平静坦然，镇定自若，善于应付；有的人无所适从，惶惶不可终日。危机反应程度受到个体的个性特点、对事件的认知程度、社会支持状况、以前的危机经历、个人的健康状况、干预危机的信息获得渠道和可信程度、危机的可预期性和可控制性、个人适应能力、所处环境等因素的影响。

五、心理危机的结局

心理危机是一种正常的生活经历，并非疾病或病理过程。每个人在人生的不同阶段都会经历危机。由于处理危机的方法不同，后果也不同。一般有四种结局：

（1）顺利度过危机，并学会了处理危机的方法策略，提高了心理健康水平。

（2）度过了危机，但留下心理创伤，影响今后的社会适应。

（3）经不住强烈的刺激而自伤自毁。

（4）未能度过危机，出现心理障碍甚至更严重的后果。

对于大部分的人来说，危机反应无论在程度上或者是时间上，都不会带来生活上永久或者是极端的影响。他们需要用时间来恢复对现状和生活的信心，加上亲友间的体谅和支持，多数能逐步恢复。但是，如果心理危机过强，持续时间过长，会降低人体的免疫力，出现非常时期的非理性行为。对个人而言，轻则危害个人健康，增加患病的可能，重则出现攻击性行为和精神损害；对社会而言，会引发更大范围的社会秩序混乱，冲击和妨碍正常的社会生活，如听信传言，出现超市抢购，哄抬物价，犯罪增加等，其结果不仅增加了有效防御和控制灾害的困难，还在无形之中给自己和别人制造新的恐慌源。

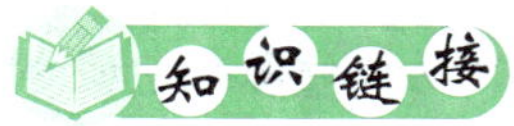

地震后危机干预

2008年我国四川5·12特大地震中，震后数分钟或数小时之内，受灾人群出现急性应激反应，表现为茫然、恐惧、焦虑、绝望、愤怒、退缩、非真实感等，这些症状持续了数日。此后，在及时的心理干预及社会支持下，绝大多数人逐渐恢复正常。但也有少数人出现了创伤后应激障碍（post－traumatic stress disorder，PTSD），表现为梦魇、失眠、对事件反复闪回、警觉性增高、惊跳反射、自主神经兴奋、抑郁、自杀观念以及持续性的回避行为等。

心理学将以上表现分为紧急阶段的干预和恢复阶段的干预。

1. 紧急阶段的干预　具体干预措施为：①首先应积极救治受灾者，并注意送去水、食物等生活用品以满足生存的基本生理需要。②注意确定心理社会支持的优先次序，如依次为废墟中的生还者、遇难者亲属、受伤的幸存者及亲属、未受伤的幸存者、参与营救的官兵、医务工作者等。③以安慰为主，但不宜多讲话，不对悲哀进行咨询，也不强迫灾民交谈，可陪伴灾民，并倾听他们的经历、体验和要求。④特别注意儿童及青少年是这次灾难中的高危人群。⑤为死难者亲属提供各种确切信息，为他们会见尸体等作细心准备。⑥必要时可使用镇静药物对症治疗。⑦对志愿者、救援者提供心理晤谈等。

2. 恢复阶段的干预　主要是通过自助、社会支持和各种心理咨询，包括有针对性的专业化心理咨询和心理治疗，帮助灾民面对现实，恢复信心，重建生活。对确诊为PTSD患者，通常应与精神病专科医师一起开展系统心理和药物治疗。

衔接　高校学生心理危机干预的原则

1. 生命第一原则　这一原则要求高校把保证学生的生命安全放在首要位置。发现危机情况，立即采取保护措施，最大限度地保护学生的人身安全。

2. 及时性原则　当个人经历或目睹难以承受的重大突发事件时，可能使人失去导向及自我控制力。因此必须尽早干预，一般在数小时、数天或数周以内为佳。

3. 亲属参与的原则　实施心理危机干预时，以最快的速度通知学生家长或家属，以利用家庭资源来帮助学生摆脱或度过危机。

4. 全程监护的原则　实施危机干预过程中，安排专人对干预对象全程监护，以避免危机学生发生不测。

5. 释放为主的原则　处在心理危机状态中的大学生多以性格内向者为主，遇到重大生活事件的刺激时更易出现心理危机。对于我国大学生来说，尤其要及时提供释放的机会。

6. 发展性原则　充分调动当事人的积极资源，在有效应对当前危机的基础上，重整认知结构，能够从危机中看到生机和希望，使自己变得坚强和自信，全面提高应对未来的心理素质和能力。

7. 价值中立性原则　对于处在危机状态中的大学生暂不对导致危机的原因、危机行为等进行道德、情感或法律等方面的评判，只给予危机个体一些关爱和帮助，使他们找回生存的勇气和信心，迅速脱离危机。

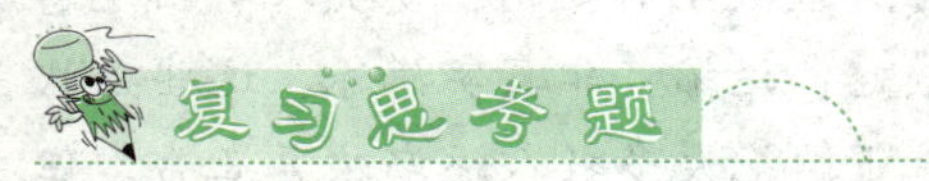

一、单项选择题

1. 当个体觉察到需求与满足需求的能力不平衡时所表现出的心身紧张状态称为
   A. 心理应激　B. 心理应激源　C. 心理冲突　D. 心理障碍　E. 以上都不是
2. 不属于生活事件的是
   A. 配偶死亡　B. 与上级矛盾　C. 每天喝咖啡
   D. 个人受伤或患病　E. 被解雇
3. 常见应激的行为反应有
   A. 逃避与回避　B. 敌对与攻击　C. 退化与依赖
   D. 固着与僵化　E. 以上皆是
4. 应激对健康的消极影响不包括
   A. 机体易感　B. 导致心身疾病　C. 加重疾病

D. 诱使机体发生物质滥用及依赖　　E. 适应性提高

5. 心身疾病实施心理干预的措施不包括
   A. 正确处理应激事件
   B. 建立积极的应对策略
   C. 调动社会支持系统
   D. 矫正不健康的人格特征和行为类型
   E. 鼓励患者留在家中避免受到刺激
6. 采取各种方法接受现实，寻求各种资源努力设法解决问题，使焦虑减轻，自信增加，社会功能恢复称为心理危机发展的
   A. 冲击期　B. 防御期　C. 解决期　D. 成长期　E. 以上都不是
7. 心理危机干预的原则的描述不正确的是
   A. 迅速确定要干预的问题，强调以目前的问题为主，并立即采取相应的措施
   B. 必须有其家人或朋友参加危机干预
   C. 鼓励自信，不要让当事者产生依赖心理
   D. 把心理危机当作为心理问题处理，而不要作为疾病进行处理
   E. 把心理危机当作为疾病处理，而不要作为心理问题进行处理
8. 心理危机是一种
   A. 正常的生活经历，并非疾病或病理过程　　B. 疾病过程
   C. 病理过程　　D. 异常的生活经历
   E. 不良的应激过程
9. 心理危机干预技术重点在于给予危机者及时的心理支持，尽可能地帮助危机者建立
   A. 心理应激反应　B. 建设性应对机制　C. 自信　D. 交流通道　E. 以上都是
10. 下列说法中，能够作为确定心理危机的标准的是
    A. 存在具有重大心理影响的事件
    B. 引起急性情绪扰乱或认知、躯体和行为等方面的改变符合精神病的诊断
    C. 患者用平常解决问题的手段能应对
    D. 对心理影响不大的事件
    E. 以上都不是

二、填空题

1. 心理应激又称______、______，或简称______。
2. 应激源是引起心理应激的______。按其性质分为______、______、______三类。
3. 应激的生理反应表现为一般适应综合征，分为______、______、______三个阶段。
4. 心身疾病的中介机制包括______、______、______、______。
5. 应激的情绪反应包括______、______、______、______。

三、名词解释

1. 心理应激
2. 心身疾病
3. 应激源
4. 应激反应
5. 危机干预

四、简答题

1. 简述心理应激对健康的影响。
2. 简述心身疾病的发病因素。
3. 简述影响应激的中间因素。
4. 简述心理危机干预的原则。

五、论述题

以消化性溃疡病为例，论述心身疾病的治疗原则。

（董淑敏、阎雪雁）

第九章 心理卫生

1. 了解优生与胎教；学龄期、老年期心理卫生。

2. 熟悉心理卫生的概念；心理卫生工作的范围；青少年期、中年期心理卫生；中小学生主要心理卫生问题。

3. 掌握心理卫生工作的原则；心理健康的标准；家庭心理卫生应该处理好的问题；大学生的主要心理问题。

第一节 概 述

一、概念

心理卫生也叫精神卫生，是指运用心理学的原理和方法维护和改进人们的心理状态，减少心理和行为问题与疾病，从而适应当前和发展的社会环境。

心理卫生既指一门学科，又指一项服务工作，还可指人的心理健康及状态。可以说，心理卫生与心理健康同义。维护和增进人的心理健康是心理卫生的最终目的，心理卫生是达到心理健康的手段，心理卫生的任务就是探讨如何维护、增进心理健康的原则、措施及各种活动。所以说，心理卫生和心理健康实质是同一问题的不同表述。

二、心理卫生运动的起源和发展

心理卫生的思想起源最早可以追溯到古希腊时代。1843 年，美国精神病学家斯惠特明确提出了“心理卫生”这一概念。1906 年，克劳斯登正式出版《心理卫生》一书，心理卫生这一名词被正式采用。

现代心理卫生运动的兴起是在 20 世纪初。当时精神病治疗机构对精神疾病患者的态度中充满了冷漠、虐待，公众对于精神病人也持偏见和歧视态度。美国人比尔斯曾是精神疾病患者，他根据自己住院期间和出院后的亲身遭遇，于 1908 年出版了著名的《一颗自我发现的心灵》，由此引发了一场遍及全世界的心理卫生运动。1908 年，美国成立了世界第一个心理卫生协会，标志着心理卫生工作在全世界正式开始。1930 年国际心理卫生委员会成立，1948 年，世界心理健康联合会（WFMH）成立。

中国的心理卫生运动起步于 20 世纪 30 年代，1936 年，成立了“中国心理卫生协会”，随后因战乱及其他原因停滞不前。1985 年，中国心理卫生协会成立，积极推动了我国心理卫生事业的发展。

三、心理健康的标准

心理学家们从不同的角度探讨心理健康的标准，但尚未达成共识，主要分歧表现在心理健康的概念及其标准的评价维度方面。

第三届国际卫生大会将心理健康定义为：心理健康是指在身体、智能以及在情感上与他人心理不相矛盾的范围内，将个人的心境发展到最佳的状态。

心理学家英格里希认为：心理健康是一种积极的丰富的状况，不只是免于心理疾病而已。美国学者坎布斯认为心理健康、人格健全的人有四种特质：①具有肯定的自我观念，能悦纳自己，也能为他人所悦纳。②能认可别人的存在及重要性，能和别人分享情感。③面对和接受现实。④能很好地觉察环境，有效解决问题。

马斯洛和密特曼曾经提出心理健康的十条标准：①有充分的自我安全感。②能充分了解自己，并能恰当地估计自己的能力。③生活理想切合实际。④不脱离周围的现实环境。⑤能保持人格的完整与和谐。⑥善于从经验中学习。⑦能保持良好的人际关系。⑧能适度地宣泄情绪和控制情绪。⑨在符合团体要求的前提下，能有限度地发挥个性。⑩在不违背社会规范的前提下，能适当地满足个人的基本需求。

斯柯特关于心理健康的标准有十个：①一般的适应能力。②自我满足的能力。③人际间各种角色的扮演。④智慧能力。⑤对他人的积极态度。⑥创造性。⑦自主性。⑧完全成熟。⑨对自己的有利态度。⑩情绪与动机的控制。

国内学者郭念锋提出了心理健康的十个标准：①周期节律性：即个体心理活动能保持固定的规律。②意识水平：指个体注意力的保持水平。③暗示性：即个体情绪和思维在周围环境无关因素影响下的稳定。④心理活动强度：指个体对强烈精神刺激的抵抗能力。⑤心理活动耐受力：即对长期精神刺激的抵抗能力。⑥心理康复能力：指个体从创伤刺激中恢复到往常水平的能力。⑦心理自控力：即个体对精神活动和过程的随意性的控制能力。⑧自信心。⑨社会交往。⑩环境适应能力。

许又新教授认为衡量心理健康有三个标准：①体验标准：即个体的主观体验。②操作标准：对个体的心理活动的效率的评价。③发展标准：着眼于个体向较高水平发展的评价。

可以看出，东西方学者在心理健康问题上存在差异，东方学者关注个体心理健康状况的从众性，重视自我、本我和超我的协调，而西方学者更强调以个人内在天性的发展程度来判定心理健康，重视人格结构中的超我成分。但是总的来说，心理健康的标准都认为心理健康是个体内外部协调统一的良好的状态，重视人际关系的和谐，重视自我价值的肯定，重视人格的完善，都涵盖了以下两个方面。

1. 社会适应指标　个人不断调整身心，在现实环境中维持一种良好的有效的生存状态。

2. 发展性指标　个体向更成熟、更丰富、更健全的心理品质的追求和适应。从目前的研究来看，心理健康的标准的关注点是适应和发展。

综合国内外专家学者的观点，我们认为，健康的心理应包含以下六方面的内容。

（1）智商在正常范围。

（2）情绪发生正常，表现适度。

（3）对工作、生活有一定目标，并尽力达到，能经受挫折。

（4）与社会保持和谐成长，积极地看待社会现象。

（5）对社会有责任感，热爱生活。

（6）有一定兴趣，社会实践积极。

四、心理卫生工作原则

1. 整体性原则　做好心理卫生工作，要考虑到社会、生理、心理三者的相互作用，遗传因素、教育因素与认知因素的统一，认知、情感和意志的统一，个体与群体的统一，人与环境的统一等。

2. 伦理原则　心理卫生工作采用的方式和手段，应保护服务对象免受不良刺激，尽量避免给他们带来负面影响。

3. 预防性原则　坚持预防为主，把心理卫生知识的宣传和普及放在心理卫生工作的首位。

4. 社会文化性原则　心理卫生工作要考虑到社会文化的差异，要考虑到在不同的文化背景下人们特定的心理和行为方式。

五、心理卫生工作的范围

随着社会的发展和科学技术的进步，心理卫生工作的范围正不断扩大。目前，国内外心理卫生工作的范围可概括为四个方面。

（1）从优生学的角度指导婚姻、择偶、受孕等过程，提高个体的心理卫生素质。

（2）研究个体各年龄阶段心理卫生特点与规律，指导人们做好心理卫生工作。

（3）研究社会群体中的心理卫生问题，使人们能很好地适应环境。

（4）研究心理卫生工作的机制与措施，指导人们提高承受挫折的能力，提高情绪管理的能力。

六、心理卫生工作的意义

心理卫生工作关系着全民族的心身健康、家庭幸福和社会安宁。世界卫生组织（WHO）将每年的10月10日定为世界精神卫生日，要求世界各国重视精神卫生，提高公众的健康质量。

目前，我国的心理卫生工作形势严峻。一方面，各种复杂的社会、经济、文化因素改变和影响着人们传统的生活习惯和行为方式，酒和药物依赖、网络成瘾、老年痴呆等老年精神疾病以及其他与社会变迁相关的精神卫生问题都在增加，疾病谱已逐渐接近发达国家，人们对心理卫生工作的要求在逐渐增加；另一方面，人们对心理卫生工作的意义认识不足，宣传和普及任务相当繁重；同时，具有专业水平的心理卫生工作者非常欠缺，各种心理卫生机构和组织都不完善。可以说，我国的心理卫生服务正处于起步阶段，工作程序还不规范，压力巨大，任重道远。因此，心理卫生工作具有重大意义。

第二节　学龄期之前的心理卫生

一、优生与胎教

心理卫生工作应当从胎儿期开始进行。

胎儿发育正常与否，有两个影响因素，一是遗传因素，二是母体的心身健康状况。健康的后代，必须有优良的遗传素质。

优生与胎教的心理卫生应该从以下几个方面入手。

1. 优恋　不正常染色体携带者与正常人婚配、近亲结婚都可能使后代心理、生理不正常，所以选择婚恋对象应该做必要的身体检查。

2. 优孕　女性最佳受孕年龄是 24 ~ 30 岁。这个年龄段的女性发育成熟，胎儿发育好，早产、畸胎、痴呆儿的发生率最低，且分娩顺利。这个阶段的夫妻精力充沛，生活经验比较丰富，有利于抚养好婴儿。女性受孕的时机很重要，最好不要在新婚时受孕，注意酒后不受孕，带病不怀孕；停服避孕药或停用宫内节育器后不要立即怀孕；病毒感染季节不受孕等。女性过晚婚育，特别是 35 岁以后才怀孕，难产、剖宫产和胎儿出生缺陷的几率会增大，需在专家指导下妊娠。

3. 优育　孕期特别要注意，服药要慎重，要谨防感染，风疹病毒、弓形体、巨细胞病毒、单纯疱疹病毒和其他病毒等感染，都可能侵犯胎儿；不要接触有毒物质，特别是母亲要戒除吸烟、饮酒等不良嗜好。

4. 心理调节　母亲怀孕前应该有心理准备。怀孕后体形的改变，对孩子出生的期待，对即将面临的母亲的责任的担忧，对自己能否承受分娩的痛苦，都会使这个阶段的女性处于一种复杂的心境之中。而孕妇的情绪变化能引起母体内神经内分泌及一系列生理、生化的变化，这些变化会间接地影响胎儿。

二、新生儿期及婴儿期心理卫生

该时期应注意如下。

1. 母乳喂养　此期最重要的是母乳喂养。母乳含有孩子所需的全部营养物质以及抵抗疾病的抗体，特别是初乳，能增强其抵抗能力。母乳喂养还可增进母婴关系，为良好的亲子关系打下基础。4 ~ 6 月的婴儿，要逐步添加辅食。无论是母乳喂养还是人工喂养，定时喂养，可培养孩子良好的生活习惯。有规律的生活方式，往往与婴儿时期吃奶时的习惯有关。

2. 充足的营养和睡眠 婴儿的脑细胞分裂迅速，营养十分重要，这个阶段如果缺乏营养，就会影响脑细胞的数量和智力发展。

睡眠对孩子来说不仅是休息，而且直接影响到智商和情商的培养。要给孩子养成固定的睡眠时间，减少夜间睡眠中断频率，保证连续深层睡眠；孩子在熟睡时比清醒时生长速度要快3倍，应保证睡眠时间，在晚上8点前睡觉最为适宜。哄孩子入睡不能摇，这样影响大脑发育，可能导致智力低下、肢体瘫痪、弱视或失明，严重者出现脑水肿、脑疝而死亡；也不能搂着孩子睡觉，这会阻碍血液循环，还可能因为母亲不小心造成孩子窒息等严重后果；不要开着灯睡觉，这样会影响婴儿睡眠，阻碍其生长发育。

3. 建立安全型的母婴依恋 研究表明：母亲在，婴儿就有安全感，对外界反应积极。所以，抚养者经常通过积极的交流表达对婴儿的爱，会使婴儿获得温暖、安全的依恋。例如：微笑、抚摸、拥抱、说话。有研究表明，长久得不到爱护的婴儿会产生皮肤饥渴。爱抚，特别是母亲的抚摸和拥抱，可以很好地安抚孩子的情绪。实验证明，婴儿更容易选择能理解他各种言语表情和身体语言的成人。

三、幼儿期心理卫生

此时期，幼儿的自我意识开始发展，心理卫生问题更多、更复杂。值得注意的问题如下。

1. 断奶 断奶对孩子来说是件大事，突然断奶或反复断奶，容易造成孩子情绪不稳，或哭闹、夜惊或拒食，甚至为以后患神经症埋下种子。因此，为孩子断奶要有计划，提前添加辅食，使断奶“水到渠成”。

2. 大小便的控制训练 对孩子大小便自我控制训练不宜过早，从孩子两岁半开始训练为宜。在训练的过程中，要耐心、和蔼，不要埋怨、斥责。通过严厉斥责甚至打骂来训练孩子大小便自我控制，不但训练过程长，而且容易造成心理创伤。

3. 人格训练 幼儿期孩子的人格开始形成。建立良好的母子依恋对于幼儿健康人格的形成非常重要。母亲要对孩子发出的信号做出积极的应答，要多向孩子表达情感，多和孩子进行社会性的互动，调整自己的行为适应幼儿的行为节律。针对幼儿不同类型的气质特点调整喂养方式，特别是对困难型幼儿，要特别的热情，富有耐心和爱心。

4. 促进幼儿认知能力的发展 为幼儿提供丰富多彩的适宜刺激和足够的活动空间，为他们今后的认知能力发展打下基础。

四、学龄期前期心理卫生

此时期，心理健康的孩子智力发育正常，喜学爱问，情感丰富，情绪开朗；行为活泼而有一定的自我控制能力；合群、乐群，能适应集体生活，能与同伴友好相处，有自尊心和一定的自信心。

对学龄期前期的孩子来说，形成健康的心理应注意以下问题。

1. 充分的抚爱 抚爱能带给儿童满足与温暖，并且会深切真挚地去爱别人。但要注意不能溺爱、娇惯孩子，以免孩子养成任性、自我中心、缺乏独立性的人格特点。

2. 和谐的环境 家庭平和，环境平稳，保证必要的物质生活，会让儿童产生充分的安全感。反之，处于逆境中的儿童，往往会缺乏教育引导，而在心理上抵抗不住冲击，容易出现异常心理。

3. 组织多种形式的游戏活动 鼓励孩子与同伴交往，通过丰富多彩的游戏活动，训练幼儿的协调能力、认知能力、人际交往能力、情绪表达能力和管理能力。不要为孩子安排过多的学习任务，致使孩子精神紧张，影响其人格的健全发展。

4. 培养独立性 学龄期前期儿童在心理发展上有个自我中心期，表现出独立的愿望，这是孩子独立性开始发展的表现，家长或者抚养者要因势利导，不要认为孩子做不好或者溺爱孩子而包办代替，也不要强加制止。

5. 注意不良心理和行为 学龄期前期出现的问题主要是口吃和遗尿等。口吃多因幼儿模仿或精神突然紧张而造成；5 岁以后的孩子尿床，除少数是生理原因以外，大都是由于精神紧张造成的，也有的是由于父母对孩子溺爱、不加训练而造成的。口吃和尿床的孩子往往容易形成孤僻、退缩、羞怯、自卑等不良性格特征。对于口吃和尿床的孩子，不要讥笑和打骂，要鼓励其树立信心，精神放松，慢慢纠正。

6. 正确对待孩子的过失和错误 对于孩子的过失和错误要心平气和，教育要耐心细致。特别需要注意的是，批评孩子的时候父母态度要一致，否则孩子会无所适从，甚至养成撒谎、投机取巧的性格。

第三节 学龄期心理卫生

学龄期儿童的早期教育与训练问题非常重要，是教育的关键年龄或关键期。这个时期儿童的心理卫生应注意以下几个方面。

一、支持儿童多做游戏

学龄期儿童的大脑兴奋过程仍占优势，容易兴奋、激动，宜组织游戏活动。这个阶段的游戏活动既增长儿童的知识，又可促进其思维能力和想象力。通过游戏还可以使儿童了解到人与人、人与物之间的各种关系，理解社会角色，学习社会交往，学习规则、纪律，受到道德教育。

二、训练孩子的学习

家长应对孩子进行入学教育。在学习态度上，注意培养孩子对学习的兴趣，进一步培养孩子对学习的负责态度，切不可用分数去逼压孩子，更不可让他们完成力不从心的学习任务；在学习习惯上，要教会孩子整理学习用品，遵守课堂纪律，完成作业；在学习方法上，教师和家长要从书写、阅读、记忆、预习、复习等技能上加以指导和训练。

三、人格训练

要教育儿童尊敬师长、爱护同学、关心集体，帮助儿童消除抗拒、疏远、冲突等不利因素的影响，避免儿童形成“两面人格”，甚至“学校恐怖症”。父母、老师和班级要对儿童提出合理的要求，教育儿童有规律地学习与生活，注意培养纪律性与责任感，训练其顽强的意志，使儿童逐渐形成健全、完善的人格，避免人格障碍的发生。要鼓励儿童敢于发表独立见解，不要把他们管得太死、太严。要客观评价听话的儿童，对淘气的儿童更要留心，他们往往兴趣更为广泛，知识面更广，思考问题的路子更广阔。

四、注意品行训练

对低年级学生侧重行为习惯的训练，高年级学生侧重社会公德、意志品质等的训练。要防止儿童形成不良行为。这个时期，儿童常见的不良行为有说谎、厌学、逃学、无理、打架等，学校、教师和家长应注意观察、及时发现，注意方法，加强教育。

五、性心理卫生

儿童的性心理问题意义重大。该时期要关注的性心理问题主要有以下几个方面。

（一）手淫

儿童期手淫是相当常见的现象，表现形式有许多种。比如，儿童喜欢骑在大人腿上或某种物体上向前后左右扭动身体，喜欢爬绳、爬竿并在绳、竿上滑动，年龄稍大的儿童则直接触弄生殖器等。

导致儿童手淫的原因有很多，主要有以下几个方面：①脑功能障碍。②传染性疾病或寄生虫病引起生殖器瘙痒。③家庭不和谐导致儿童情绪不良，从而用手淫的方式表示反抗或者自我安慰。④模仿成人行为。⑤仅仅是孩子对身体的一种研究。

对于儿童的手淫，家长或抚养者要采用淡化的方式，不经意地转移孩子的注意力，切忌采用简单粗暴的方式批评、责骂，以免孩子产生多疑、焦虑、自卑、紧张、恐惧、抑郁、自责、自罪等不良情绪，形成羞辱、沮丧、孤僻、不合群等不良性格，甚至导致青春期后学习成绩下降，或者自暴自弃。对于疾病导致的手淫要及时治疗。父母与孩子的亲近行为，特别是父母与异性子女的亲近行为要保持一定的限度。

（二）性身份的认同

性别认同一般在生命的最初 3 年就已确立。父母不能因为自己的好恶和愿望来打扮孩子，因为这样容易造成孩子性身份和性角色的认同障碍，甚至成年后成为性倒错、异装癖及同性恋患者。完整的家庭结构有助于给孩子提供性角色榜样，家长对性的态度会对儿童性观念、性取向产生影响。

（三）儿童间的性游戏

父母对孩子的性游戏普遍采取反对态度，甚至采取打骂措施。父母的这种过激反应容易使儿童产生性创伤，导致成年后对性生活的消极态度、性能力的障碍和对性生活的恐惧。家长不要阻止孩子的性好奇，不要当众盘问孩子，应与孩子做个别交谈，这样有助于纠正孩子的此类行为。孩子1岁半以后，父母要注意掩饰自己的性生活，否则孩子容易产生孤独感、罪恶感和恐怖感等复杂的心理体验，从而产生不良行为，甚至可能患神经症。

(四) 儿童的性虐待

性虐待在男女儿童中都是存在的。儿童时期的性创伤往往使儿童的身体受到严重损伤，造成孩子们在学校的学习成绩突然下降，不自重，成年后容易导致性失调，或者产生心理障碍。处理儿童性虐待事件，要用温暖、冷静而客观的态度，在道德上予以支持，减轻孩子可能产生的罪恶感和羞怯感。

第四节　青少年期心理卫生

青春期前期和青年期两个阶段合称青少年期。此时期个体在生理、心理和道德面貌上都是从幼稚向成熟过渡，内心充满了矛盾和冲突，是最不稳定、最不平衡的时期。他们在情绪、行为和性格方面容易出现问题，造成心理上的不良反应和行为偏差，也可能导致青春期的各种心理障碍。

一、青春期前期的心理卫生

该时期个体的生理、心理和社会性发展日趋成熟。

(一) 自我意识

青少年往往认为自己已经长大，开始把自己看成成年人，自觉地对自己有了更高的要求，但同时也会表现出反抗行为。成人要认识到这是个体发展中的正常现象，不能再把子女作为支配的对象，要调整与子女的关系，改善对待他们的态度，尊重其独立自主的要求，尊重他们的隐私，引导子女接纳自己的变化。

(二) 情绪心理卫生

青少年的情绪变化强烈而冲动，缺乏稳定性、深刻性、持久性，而且很难用理智控制。近年来自杀已成为我国青少年人群重要死因，其原因在于青少年所面对的社会压力比较大，在学校和家庭又缺乏必要的挫折教育和心理素质教育，面对压力缺乏相应的应对能力。因此，青少年要学会有意识地提高自身的心理素质和自控能力，学校和家庭在预防青少年自杀方面要积极参与、共同努力。

(三) 矛盾心理

青少年渴望独立，却又无法摆脱对成人的依赖；有理想、有目标，但对现实困难估计不足；他们期盼得到他人的理解，愿意与同龄伙伴推心置腹，可同时又更加关注自己的内心，表现出心理闭锁的特点，甚至固执、多疑。面对这些矛盾，青少年需要树立积极的人生态度，强化理智，但不要压抑情感。家庭、学校、社会应该充分尊重、理解、信任、爱护青少年，多指导、多帮助，少指责、少干涉。

（四）警惕不良嗜好

该时期青少年的不良嗜好主要有吸烟、酗酒、赌博、网络成瘾等。这些不良嗜好的成因主要有缺乏家庭的温暖、在生活中没有得到应有的重视和关注、缺少自信等。所以，家长、学校、社会要携起手来，共同关爱青少年。

（五）性心理卫生

青春期前期的性心理问题主要表现在以下几个方面。

1. 性认知的偏差与性冲动的困扰　部分青少年对性持有不正确的认识，视它为下流、肮脏，对自己的性冲动感到羞愧、自责、苦恼和困惑，并产生厌恶与恐惧心理。

2. 性焦虑　性心理的矛盾、冲突和各种性适应不良都可能引起性焦虑。这种性焦虑主要是指对自己形体变化的焦虑、性角色的焦虑以及性功能的焦虑。青少年对自身体貌的关注非常突出。

3. 遗精和痛经　有些男青年对遗精有不正确的认知和心理反应，每当出现遗精现象时，就感到不安、苦恼、困惑、羞愧和恐惧；少女在月经期间，由于各种因素的影响，可能有轻微的下腹及腰骶部沉坠感、腰酸、轻度腹泻或便秘等，有的还有疲劳、烦躁、情绪不稳、头晕、乳房肿胀等感觉。这使青少年焦虑不安，甚至对之恐惧万分。

4. 手淫　手淫是这个时期最为苦恼的事情，手淫后往往产生追悔、自责、自卑的心理。青少年应该认识到，手淫本身并没有什么不良影响，对手淫的不良认知才是引起心理问题的主要原因。

学校、家庭、社会要对青少年要进行正确的性知识和性道德的教育，其核心是性科学教育，使他们能正确对待和处理性方面可能出现的种种问题。

二、青年期的心理卫生

青年期的个体在认知、思维、社会化方面水平迅速提高，人格特征不断完善，人生观、世界观逐步形成。

1. 社会化发展　在道德观念、社会规范方面，同辈人的相互影响大于父母，对父母的关心表示反感。所以，父母在求学、就业、恋爱、婚姻方面要尊重子女的意愿和情感。家长不适当的干预往往会导致家庭不和，甚至形成代沟。两代人的思想存在差别是正常现象，父母不可把自己的意志强加于子女。青年人也应重视老一辈的经历、经验，从中汲取有用成分。

2. 情绪发展　虽然个体的自控能力有所增加，但依然容易产生情绪波动。个体往往过高估计自己的能力，有时又过分低估自己，产生自卑心理。要教育青年人正确认识自己，扬长避短，充分发挥自己的潜力。

3. 恋爱婚姻　恋爱是青年人的一个主要问题，恋爱受挫易使其情绪波动，严重时甚至会出现自残、伤人、自杀等不良后果。青年人应树立正确的恋爱观，认识到人格成熟可能落后于性成熟，所以青年人可以适当地推迟恋爱时间，能使他们对配偶的选择更理智些。青年人还要学会用相互尊重、信任、体谅和宽容的态度处理婚姻家庭问题。

第五节　中老年期心理卫生

一、中年期心理卫生

对于中年期的个体，其躯体和某些心理特征倾向于从成熟向衰老变化，是青年向老年过渡的阶段。由于该时期人们的智力达到最佳水平，知识积累达到一定程度，经验也比较丰富，是发挥创造力、在事业上多出成果的阶段。一般认为该时期是人生的黄金时代。

中年人的生理功能和心理状态都处于成熟阶段，各方面都比较稳定。但由于他们处在社会中坚的地位，并承担着家庭和社会的较大责任，心理冲突和困扰的发生较重、较频，故心理卫生问题更为突出，是一生中负荷最为沉重的时期。

1. 社会责任　在事业上，中年人处于“承上启下”的地位，具有较高的抱负水平，但是常常由于主客观的因素，在事业上又常会遭受挫折甚至失败；在生活上，中年人处于“上有老，下有小”的局面，家庭负担比较重，繁杂的家务劳动与社会重任常会引发许多矛盾，这些都集中到中年人身上，造成持续、过度的紧张。

中年人要正确认识自己的体力与智力，有所为有所不为，以坦然豁达的心理面对现实，正确认识他人优缺点，避免产生嫉妒和自卑心理；中年人还要注意调整自己的认知，对各种不平等因素有更合理的解释，而不要让哀叹抱怨的情绪困扰自己；中年人要调整自己的生活节律，拓展自己的业余兴趣，使生活充实，达到心身健康的状态。

2. 家庭心理卫生　在家庭里，中年人处于老年人和孩子之间，存在着年龄和时代造成的心理差距。这就需要家人之间多交流、多了解、相互信任、相互尊重，以缩短心理差距。夫妻之间应做到相互体贴安慰，以营造融洽的家庭气氛。

3. 个体保健　在繁重的工作、家庭、生活事务中，中年人更应做好自我保健，统筹安排，劳逸结合，消除疲劳，维持良好的心境。要加强体育锻炼，改善中枢神经和内分泌系统，促进新陈代谢。应定期体检，及时就医，对疾病应有正确的认识，无需过分担忧、恐惧。调整不良的生活方式，少喝酒、戒抽烟，不熬夜，注意饮食，切忌长期超负荷地工作。

4. 中年女性的心理卫生　部分中年女性往往将注意的中心转移到家庭，以丈夫和孩子为生活中心，最后感到失去自我，情绪陷入悲观迷茫之中。职业女性较为突出的心理压力主要来自角色冲突、工作冲突等，这些因素与心理健康、工作满意感密切相关。面对这些心理压力，中年女性常会因此感到力不从心，疲惫不堪，容易导致各种神经症、心身疾病等等。

因此，中年女性需要努力学习，增加自身的主动性和独立性，增强社会适应能力，做到既不失进取之心，又不过分争强好胜，以轻松愉快的心情面对生活。婚姻家庭对于中年女性的意义超过男性，最新的研究结果表明，痛苦的婚姻使得女性比男性更加抑郁，更容易罹患高血压、高血糖和高胆固醇等疾病。所以，中年女性要精心经营自己的婚姻家庭，用心处理好家庭成员之间的关系，为自己也为家人营造一个温馨的家。

二、更年期心理卫生

女性在45~55岁之间，男性在50~60岁之间会步入更年期。更年期是人生阶段中的必然过程，是生命周期中从中年向老年过渡的阶段。这个阶段，个体身体的各个器官和各个组织都发生退行性变化，以性腺功能的减退最为明显。

女性更年期的情绪反映明显，往往精神紧张、烦躁激动、忧虑多疑、易激惹；在躯体上也表现出忽冷忽热、眩晕头痛、失眠耳鸣、心慌手抖、神疲乏力等症状。更年期中年女性皮肤的弹性和外貌都有所改变，骨质疏松，血脂代谢出现异常，心血管病发病率亦明显升高，生活质量受到严重影响。研究证明，精神因素是更年期综合征的重要致病原因。因此，要避免或减少更年期的不适症状，应当注意自身的心理调节。除了遗传因素外，怀孕和生育、哺乳、常喝牛奶、多吃鱼虾和蔬菜、经常锻炼身体都会推迟更年期的到来。更年期妇女需控制体重，这样可以协助减少患骨质疏松、糖尿病等病症的发病概率，心情也会得到改善。

男性的更年期病态反应一般不明显，但也需要注意主动调节。

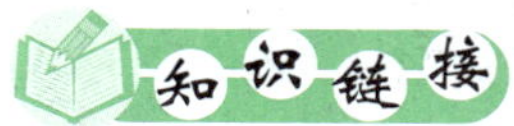

当青春期遇上更年期

现代社会，有很多人晚婚晚育，而孩子们的青春期又普遍提前，所以当孩子进入青春期时，父母也都往往开始步入更年期。青春期与更年期是人生中的两个特殊阶段，一个处于成长期，一个处于衰退期，都是生命过程中不稳定的阶段，各自会表现出特殊的心理特点与性格特征。这两个非常时期在一个家庭内相遇，孩子和父母年龄的差异、经历的差异、情趣的差异以及思想的差异几乎达到顶峰，使得孩子和父母之间原本就存在的矛盾表现得更为突出，于是我们看到了很多家庭里连绵的战火……

青春期的孩子面临很大的学业压力，孩子和家长均处于压力增大的紧张状态。家长对孩子的期望值很高，而此时孩子的心理承受力却异常脆弱。此外，青春期孩子心理上的成人感与半成熟现状之间的矛盾纠结，使孩子一方面不希望依赖父母，想从父母的庇护中挣脱出来；另一方面，又对父母存在习惯性依赖，这种矛盾的心理会使孩子产生不安全感。同时，孩子由于身体发育，精力过剩，情绪容易激动，心理上的攻击性增强，如果在学业和交友方面不顺利，自我得不到肯定，自尊心受挫，攻击性得不到化解，就会不自觉地寻觅发泄的对象，而最容易找到的发泄对象就是他们所依赖的父母。如果母亲正处于更年期，情绪也不稳定的话，就很容易产生矛盾冲突。

当婴儿呱呱坠地的那一刻，母子的分娩之痛与孩子的奋力挣扎，共同完成了人生的伟大一课；孩子青春期和家长更年期的“对峙”，则是人生要完成的又一伟大课程。如果处理得当，双方都会在课堂中成长和接受洗礼。从心理学角度看，青春期和更年期都是人生的必由之路，因此，充分的接纳和理解就显得格外重要。妈妈一方面需要理解自己这个年龄的特点，尽量避免在急躁情绪下与孩子交流；同时，尊重孩子作为成人的权利，也接纳孩子作为孩子的幼稚，涉及到孩子的事时尽量尊重孩子的想法，不露痕迹的给予指导。面对孩子的情绪和烦躁时，要多包容和理解。要知道，有的时候一个恬静的微笑比精准的道理更有效。

在这个时期，爸爸任务要艰巨一些，既要照顾好更年期的妻子，又要关注到青春期的孩子，充当好“和稀泥”的角色，以一种平和的心态陪着两位至亲的人度过人生中的特殊时期。

三、老年期心理卫生

老年人机体老化，疾病增多，心理活动也相应地发生变化。如感知觉能力衰退明显，记忆力下降，抽象思维能力降低，情感脆弱，情绪不稳定，易于焦虑、抑郁，性格、行为变得幼稚，工作能力下降，产生老朽感、无能感，丧偶或子女离巢的老人则容易产生孤独感和焦虑感。据研究，一般老年人在65岁左右精神状态处于低潮，如果顺利度过这一阶段，可以焕发“第二春”；如果这一阶段矛盾重重，心境不佳，或遇重大刺激，则会加速衰老，一蹶不振。我国老年人口在总人口中的比例不断上升，老龄化进程加剧，老年人的心理卫生问题更加突出。

老年人的心理卫生应该注意以下几个方面。

1. 维持心理上的适度紧张 老年人社会角色变迁，多年养成的行为习惯、生活模式一时难以改变，容易产生颓丧情绪和不安全感。因此，适度紧张的生活有益身心健康。老人可以从以下几个方面入手：一是关注外界，不断更新知识；二是重建新的人际关系，结识新朋友，切不可深居简出；三是树立生活目标，通过各种方式，走向社会，发展自我，在继续学习、工作和与人交往中摆脱空虚感和孤独感，求得精神上的充实与愉快。社会对老年人成就的肯定，以及对老年人的尊重，都会增强老年人的自尊心和荣誉感；四是坚持体育锻炼。有规律的体育锻炼不仅能增进身体健康，而且有助于维持心理上的适度紧张。

2. 生活起居节律化 老人的生活安排应张弛有度，要做些力所能及的家务及社会义务劳动，也可以根据自己的文化、爱好和条件，培养兴趣和爱好，体会人生的乐趣，陶情冶志，养生益寿。但要注意，老年人不可过分沉溺于某种嗜好，如通宵达旦地打牌、下棋，或长时间看电视，也不可过分操劳。老年人消化功能减退，心情不佳容易引起胃肠功能失调，因此，要特别重视饮食时的心理卫生。吃饭前后，应力求心情愉快，切忌生气。逢年过节，或碰上爱吃的东西，切忌过量食用，否则会加重消化系统的负担，容易诱发消化系统的疾病。

3. 做情绪的主人 在生活中老年人要多培养积极情绪，尽量减少消极情绪的发生；遇到矛盾挫折，要主动尽快摆脱，而不要钻牛角尖或者任消极情绪折磨、摧残自己；老年人还要加强积极自我暗示，减少、克服消极自我暗示。

4. 独立支配经济收入 老年人有无经济收入，和经济收入的多少，必然影响其在家庭中的地位。缺乏经济收入、社会地位不高的老年人容易产生自卑心理，再加上物价上涨及部分子女的态度不端，都会造成老人对生活保障的担心，影响老人的生活水平。所以，子女、社会应重视改善老人的经济条件，使其能有足够的经济来源以维持生活。

5. 家庭和睦　老年人将注意的中心完全转移到家庭内部，会变得小气，多疑，常为一些小事在家里发脾气，或者倚老卖老，指手画脚，容易造成家庭成员之间关系紧张。这种紧张又成为老年人恶性的心理刺激，诱发疾病或使旧病加重。所以，老年人应放宽心胸，承认“弱者”的地位，在家庭中适当“让权”；晚辈则应充分体谅、细心照料。子女不尊重老人，或者子女对老人的生活不闻不问，甚至在经济、精神、生活上虐待老人，都是不道德的行为。老夫老妻比起年轻夫妻更应相亲相爱，相互照顾。丧偶老人可以在自愿的前提下重组家庭。

6. 构建新的健康观　老人体弱多病是正常现象，但是因为疾病给老人带来种种躯体不适，使他们产生紧张焦虑，甚至有朝不保夕的感觉，有的人还会出现悲观、绝望的情绪。老年人往往担忧和怀疑自己的健康，同时又对检查身体有精神负担。健康对老年人幸福感的影响比经济水平的高低更大，关键在于老年人对待疾病的态度。事实上，老年人可以通过准确了解自己的健康情况、采取适当的保健措施来消除恐惧心理。因此，定期检查身体，早发现、早治疗，有助于老人正确了解自己的身体状况，并带来心理上的安全感。在老年人心身健康的实践指导中，应实事求是，指导老人正确评价自己的健康状况，对健康应持乐观态度。

总之，社会、家庭都应对老人给予关心和帮助，为老人建立起广泛的社会支持系统网，建立老人公寓、老人病院、老人门诊，方便老人的生活和保健需要，为老人开辟娱乐场所，在报刊、电视、电台的节目中增添老人所喜爱的内容，不断丰富老人的精神文化生活，形成尊老、敬老的社会环境。此外，还应加强老人的社会保险和法律保护，为维护老人的合法权益、欢度晚年提供社会保障。

第六节　社区心理卫生

一、家庭心理卫生

在现代社会，家庭是个体合情、合理、合法地满足生物需要、精神需要、社会需要的特殊社会功能组织。若能满足这三种基本需要，家庭则存；若不能满足，家庭则亡或者名存实亡。

家庭是个人成长的重要环境，是影响个体人格和将来社会化的重要因素。功能良好的家庭能够有效地解决家庭成员面临的问题，家庭成员之间可以自由地表达积极的或者消极的情感，家庭角色、职责分配公平且合适；而功能不良的家庭会使家庭成员关系紧张，家庭成员之间充满敌意，没有亲密感，更没有相互支持的功能。家庭心理卫生应注意处理好以下关系或问题。

（一）婚姻关系

家庭是社会的细胞，夫妻关系起着细胞核的作用，婚姻关系是家庭关系的核心。婚姻状况不仅关系到夫妻个人幸福，而且会影响家庭和睦与社会安定。夫妻关系和睦，有利于处理其他家庭成员关系，反之则会引起一系列矛盾。与传统婚姻相比，现代婚姻的功能有了很大变化，繁育后代退居其次，情感需求上升，其总体特点是趋向多元、务实、理性并带有享乐主义色彩。同时，夫妻在婚姻关系中更注重保持个性和追求男女平等。因此，夫妻双方了解对方的朋友、工作、事业、理想，培养相同的爱好和兴趣，增加共同语言变得非常重要。夫妻双方应该学会适当地表达感情，民主而妥善地处理好家庭经济、赡养父母、养育子女等问题。

（二）家庭暴力

家庭暴力中，施暴者大多是家庭中的丈夫或父亲，受害者往往是妇女和儿童。男性应调整自己的错误认知，改变不良的行为模式，学会处理不良情绪的办法，学习控制愤怒的技巧，注重用语言进行家庭沟通，给家人和自己以安宁和幸福的感受。

（三）家庭亲属关系

积极的家庭亲属关系会增强夫妻的紧密感和爱情，而家庭亲属间的冲突则会对夫妻关系起到破坏作用。每个家庭成员应该理智地认识这些可能的不健康因素的影响，并采取相应的补救措施。缔结婚姻关系后两人都成为彼此家庭中的一部分，应接受各自家庭原有的生活方式和生活习惯，找到适度的相处办法，就能避免或减少因各自家庭观念的差别所带来的矛盾冲突。

（四）亲子关系

良好的亲子关系是培养健康儿童的关键因素。父母要从以下几个方面注意改善亲子关系。

1. 改变管教理念和管教方式 父母的教养方式对儿童的人格形成、人际关系、事业发展等起着非常重要的作用。家长要改变过度溺爱、过高期望、过多保护、过重压力的教育误区，要把孩子看成具有自觉的主观意识和独立人格的主体，从根本上尊重孩子，与孩子平等相待，随着孩子年龄的增长，不断调整教育方法，与孩子一起成长，在孩子探索世界的道路上成为一名陪伴者。

2. 德智并举 父母要把引导孩子如何做人、富有爱心、责任心、应对生活和学习中的困难，放在教育孩子的首位，改变过去“重养育，轻教育”的教养方式，不仅要让孩子吃饱穿暖，更要重视满足孩子的心理需求。

3. 学会倾听 父母要花时间与孩子沟通，要做好情感交流。对于健康向上的孩子，其父母在教育子女方面往往都能因势利导，循循善诱，倾听孩子的心声，了解他的心理世界，帮助孩子宣泄情绪，给孩子以鼓励和支持。

4. 良好的家庭环境 家庭环境主要指家庭气氛、家长职业、家庭经济与社会地位、家庭住宅环境等等。一般来说，经济富裕或贫寒家庭出生的孩子比中层家庭出生的孩子有更多心理问题。家庭经济状况好，孩子的需求容易得到满足，生活有安全感，有自信心，但可能有骄娇二气，缺乏意志力；出身清贫的孩子，易自卑、胆怯，但也可能更有进取心和意志力。家庭中有亲人亡故、夫妻不和、分居或离异、子女与父母有分离经历等，都会对家庭成员造成心理伤害，容易导致情绪、人格的失调。单亲家庭子女容易出现心理障碍和不良行为，给家庭和社会带来危害。

（五）独生子女的心理卫生

由于中国各种社会因素的影响，独生子女成为较特殊的群体。相当数量的独生子女养成了一些不良的习惯，容易存在性格上的缺陷和一切以我为中心的自私心理，表现出任性、好发脾气、生活自理能力差或社会适应不良等心理健康问题。对于独生子女的心理卫生，要注意以下几方面。

1. 摆正独生子女在家庭中的位置 要维护独生子女的心理健康，首先必须摆正他们在家庭中的位置，使其认识到自己是家庭中的一员，要养成自我服务的习惯，参与家务劳动，改变以自我为中心的心理。

2. 合理地关爱子女 对子女的爱如果合理、恰当，可使子女感到安全、温暖，激发其求知欲及探索动机，而溺爱纵容实质上是父母满足自我心理需要的一种投射，不利于子女的健康成长。

3. 父母养育态度一致 父母养育孩子的态度和方法要一致，教育孩子要事先沟通，这样教育孩子才有说服力。如果父母的教育有差异，必然导致孩子在父母之间钻空子，养成撒谎、人格不协调等心理行为问题。学校与家庭，家长与老师之间亦须采取一致态度，相互联系、支持，方可取得较好的教育效果。

4. 同伴教育 同伴关系是发展儿童认知与社会技能，培养社会责任感的支柱，也是儿童社会化的必由之路。同伴之间是平等互惠的，而儿童的道德情感发展正是建立在这种平等合作的基础上的。父母要引导孩子融入集体之中，鼓励孩子健康交友，建立友谊，遵守社会规则，培养孩子的同情心和尊重他人的良好品德，并掌握一定的社交能力。

5. 培养挫折承受能力 家长要注意培养独生子女挫折的承受能力，有意识地锻炼其坚强的意志。

家长要学习一些心理学知识，了解各个年龄阶段儿童的心理发展特征，一旦发现孩子出现心理发育偏离现象，或者出现认知、情绪或行为等方面的障碍，应及时干预，或者寻求专业机构给予帮助。

二、学校心理卫生

学校生活是人生极为重要的一个阶段。从近年的各项研究可以看出，学生的心理问题日益突出，现状堪忧。1992 年，世界卫生组织已提倡把健康教育纳入学校教育和教学规划中。许多国家和地区都已将心理卫生作为健康教育中的一项基本内容，我国部分发达地区已经在中小学开设了心理健康教育课程，可以说在学校开展心理健康教育是大势所趋、势在必行。

（一）中小学生心理卫生

目前中小学生存在的主要心理卫生问题如下。

1. 学习困难和学习压力 主要因家庭和学校教育理念偏差导致。学校和家庭应当将学生的全面发展作为教育的目标，让学生在学习中体验到快乐，而不是将学生的学习成绩作为惟一的评价标准。

2. 人际关系困扰 中小学生中，同伴关系是他们最重要的人际关系之一。但是，由于年龄发展的心理特点，学生缺乏处理各种复杂人际关系的能力，容易产生心理困扰。学校和家庭要帮助他们建立合理的认知，培养人际交往的技能，构建健康、和谐的人际关系。

3. 情绪障碍 儿童青少年精神障碍的影响因素比较多，家庭不和睦、学习困难、不良习惯、不良性心理等是造成情绪障碍的主要原因。有调查显示，中小学生中有自杀念头者占9.69%。这需要整个社会、家庭、学校共同工作，为学生的成长营造好的心理环境。

4. 行为问题 中小学生的行为问题，主要有早恋、性困惑、多动症、吸烟、网络成瘾等。

对于早恋问题，家长和老师不要因为男女学生在一起就认为是在谈恋爱，应该认识到这只是孩子们走向成熟的探索和学习，对他们抱以宽容和理解，并加以指导和提醒。如果家长用批评、责骂等手段干涉、阻扰他们联系，可能会激发孩子的叛逆心理，结果适得其反。

学生网络成瘾导致的家庭悲剧、违法犯罪事件逐年上升，已经成为当今社会、学校、家庭不得不面对的问题。据调查，网络成瘾的原因主要是由于孩子在家庭、学校得不到应有的关心、理解和尊重，找不到自我的价值，只能从网络中寻求快乐和自我价值。要从根本上解决这个问题，还是要从家庭和学校入手，基本的原则就是要理解孩子、尊重孩子和肯定孩子。

学校在心理卫生工作中，应注意以下内容。

1. 科学地安排教育活动 学校要用发展的眼光、以人为本的观念对待学生，将心理健康的内容渗透到学科教学中，而不要用惟智育论评价学生。学校要注意培养和训练学生良好的学习行为和学习习惯，培养学生对学习的稳定兴趣，传授适合学生特点的学习方法。

2. 做好宣传工作 学校是获得心理卫生知识的主要场所，应将心理卫生知识的宣传、教育作为学校素质教育的重要内容，并制定有效措施提高学生心理卫生知识，增强学生心理健康自我保健意识。学校要通过课堂教学、活动课、个别辅导和集体辅导等形式，帮助学生解决实际面临的心理困扰，减少各类心理、行为问题的发生。学校还要做好心理卫生宣传工作，改变学生对心理咨询、心理辅导的偏见，让有心理困扰的学生主动寻求帮助。

3. 加强心理辅导工作 学校心理辅导的主要内容有：①学生所处心理发展阶段的年龄特点、发展任务和应对策略的指导。②学习规划、创造力培养、考试心理调适等学习心理指导。③培养良好情感品质、指导情绪调适策略等。④人际关系指导，包括同伴、师生、亲子交往的指导等。⑤培养与训练挫折承受力、应对技能等。⑥健全人格的培养。⑦自我心理修养与生活规划指导。⑧儿童青少年中常见的心理障碍问题及其防治等。

（二）大学生心理卫生

大学生在生理、心理上都有其独特的方面，其主要心理问题如下。

1. 新环境的适应　主要反映在大学新生当中。一方面是入学前对大学生活期望过高或不切实际，入学后感到失望，一方面因为失去了中学时的光环和亲人的关心照顾，因为地域变迁带来的语言、生活习惯等的差异，从而感到孤独失落。还有些大学生对大学学习方式不适应，从而产生自卑、逃避的心理。对于此类问题，大学生可以通过积极参与集体活动、社会活动，扩大人际交往，投入到专业学习当中，一般在两个月内就会得到解决。

2. 自我意识和个人发展　大学生是真正认识自我的时期，比较关注自我内心的体验，追求独立。但是，他们由于生活阅历有限，常常表现出爱幻想和不切合实际的特点，容易产生心理困扰。部分大学生中存在着人生目标不明确的问题，对自我的心理预期也变得不确定，导致学习缺乏动力，生活随波逐流，自我满足感低，容易产生迷茫和无意义感。

3. 学业、就业的压力　面对日益激烈的升学、就业压力，大学生要树立正确的人生观、世界观，对自己不要过分苛求，应将人生目标设置在自己的能力范围之内。

4. 情绪管理　大学生处于情绪的不平衡阶段，或自负，或自卑，或热情高昂，或沮丧懒散，所以要特别注意对负性情绪的管理，要学会表达负性情绪。大学生可以通过体育运动、培养业余爱好等方式转移注意力，保持乐观豁达的心态。

5. 性困扰与恋爱　大学生的生理发育已经成熟，性意识、性冲动明显成为困扰他们的主要问题。追求异性、满足性冲动是他们必须要解决的问题。大学生恋爱目的日益呈现多样化的特点，对于婚恋的观念越来越开放，空虚、寻求刺激等非情感因素增多，恋爱关系比较脆弱，其心身容易受到伤害，甚至会衍生出许多社会问题。

6. 人际关系　许多研究表明，人际关系问题是大学生遭遇的突出困扰，培养和训练他们的人际交往技能是大学生心理卫生教育的重要内容。

7. 构建良好心理健康氛围　高校要成立专业的心理咨询机构，以发展性咨询为主，治疗性咨询为辅，将心理健康教育纳入课堂教学中，利用各种渠道宣传心理卫生知识，建立良好的校风、学风和班风，消除不良因素的影响，逐步形成有利于心身健康的校园文化氛围。

（三）教师心理卫生

1. 教师自身的心理问题　教师是存在巨大心理压力的职业之一，教师心理健康已是一个不容忽视的问题。由于教师职业的特殊性，专业、学术方面要求较高，工作还要具有创新性，其自我形象塑造的压力也较大；升学压力、职称晋升、经济压力、生存竞争，这一切无形中都增加了教师的心理负荷。持续的高度压力可能导致高血压、心脏病等心身疾病，出现吸烟、喝酒、暴饮暴食、发脾气等不良行为，产生压抑、忧郁、焦虑、疲劳、紧张、愤怒和倦怠等负性情绪，甚至出现强迫倾向。

国家、社会要理解教师，改革现行的教育体制，减轻教师的工作负担。此外，还要关心教师的身心健康，丰富教师的业余文化生活。教师自身要正确地对待自己和他人，加强心理卫生知识的学习，学会合理地宣泄情感，进行自我调适。

2. 师源性心理污染 教师心理不健康，直接受害者就是学生。近几年相继发生了多起由于教师心理问题而导致的学生受害事件，引起社会的高度关注。有调查表明，教师是学生人际关系困扰的主要对象。他们的言语、态度、行为对学生产生极大影响。教师打骂学生、讲课死板、对工作不负责任、偏心等，被列为学生不喜欢的行为。部分教师的教育行为不当，易引发学生的心理困扰，如厌学、注意力障碍、焦虑等。在现有教育体制下，教师对学生的评价是结果式的而不是过程式的，教师只关心学生成绩，不关心学生个性发展，使孩子感到生活枯燥无味，从而对学习产生抵触情绪。教师出于某种个人原因偏爱或轻视学生，也给学生的健康成长带来不利影响。

教师要树立正确的自我概念，不应该把自己放在高高在上的位置，对学生要平视而不是俯视；要学会控制自己的情绪，不能把个人生活中的消极情绪转嫁到学生身上，让学生做自己消极情绪的垃圾桶，更不能做出伤害学生的行为。教师要注意，在情绪激动时不要批评学生，以防止产生过激言行。教师还要注意学习心理卫生知识，学习有关学生心身健康知识并将之运用到教学实践之中，建立和谐的师生关系，愉快地工作和生活。

一、单项选择题

1. 运用心理学的原理和方法维护和改进人们的心理状态，减少心理和行为问题与疾病，从而适应当前和发展的社会环境，称为

A. 心理卫生　B. 心理危机干预　C. 心理治疗　D. 心理咨询　E. 以上都不是

2. 心理卫生工作原则是指

A. 整体性原则　B. 伦理原则　C. 预防性原则

D. 社会文化性原则　E. 以上都是

3. 心理卫生工作应当从（　　）开始进行

A. 胎儿期　B. 婴儿期　C. 幼儿期　D. 新生儿期　E. 以上都不是

4. 新生儿期及婴儿期心理卫生应注意

A. 母乳喂养　B. 建立安全型的母婴依恋　C. 充足的营养　D. 充足的睡眠

E. 以上都是

5. 学龄期前期的孩子形成健康的心理应注意的问题不包括

A. 充分的抚爱

B. 和谐的环境

C. 组织多种形式的游戏活动

D. 培养独立性

E. 对待孩子的过失和错误要严厉批评和体罚

6. 学龄期性心理卫生要关注的性心理问题主要有

A. 手淫　　B. 性身份的认同　　C. 儿童间的性游戏

D. 儿童的性虐待　　E. 以上都是

7. 学校、家庭、社会要对青少年要进行正确的性知识和性道德的教育，其核心是

A. 性道德教育　　B. 性科学教育　　C. 性方法教育

D. 避孕手段的教育　　E. 优恋教育

8. 老年人的心理卫生应该注意的方面不包括

A. 维持心理上的适度紧张

B. 生活起居节律化

C. 构建新的健康观，做情绪的主人

D. 由子女或保姆等其他人支配经济收入

E. 家庭和睦

9. 良好的亲子关系是培养健康儿童的关键因素。父母要注意做到的方面是

A. 改变管教理念和管教方式　　B. 德智并举　　C. 学会倾听

D. 良好的家庭环境　　E. 以上都是

10. （　　）是发展儿童认知与社会技能，培养社会责任感的支柱，也是儿童社会化的必由之路

A. 同伴关系　B. 师生关系　C. 亲子关系　D. 人际关系　E. 以上都不是

11. 目前中小学生存在的主要心理卫生问题有

A. 学习困难和学习压力　　B. 人际关系困扰　　C. 情绪障碍

D. 行为问题　　E. 以上都是

12. 大学生的生理发育已经成熟，（　　）明显成为困扰他们的主要问题

A. 构建良好心理健康氛围

B. 性意识、性冲动

C. 人际关系

D. 自我意识和个人发展

E. 以上都不是

13. 学生不喜欢的教师行为有

A. 打骂学生　B. 讲课死板　C. 对工作不负责任　D. 偏心　E. 以上都是

二、填空题

1. 1843 年，美国精神病学家______明确提出了“心理卫生”这一概念。

2. 心理卫生工作应当从______开始进行。

3. 新生儿期及婴儿期心理卫生应当注意______、______、______。

4. ______和______两个阶段合称青少年期。

5. 青年期的心理卫生主要体现在______、______、______。
6. 在现代社会，家庭是个体合情、合理、合法地满足______、______、______的特殊社会功能组织。

三、名词解释

心理卫生

四、简答题

1. 心理卫生工作原则有哪些？
2. 健康的心理应包含哪些内容？
3. 心理卫生工作的范围有哪些？
4. 优生与胎教的心理卫生应该从哪几个方面入手？
5. 学龄期儿童心理卫生应该注意哪些问题？
6. 老年人的心理卫生应该注意以下几个方面？
7. 家庭心理卫生应注意处理好哪些关系或问题？

五、论述题

1. 结合实际，论述心理卫生工作的意义。
2. 试述大学生心理卫生存在的主要问题，并对照自己实际做一个分析。

（黄学军、林国军）

模块三

心理护理基本技能

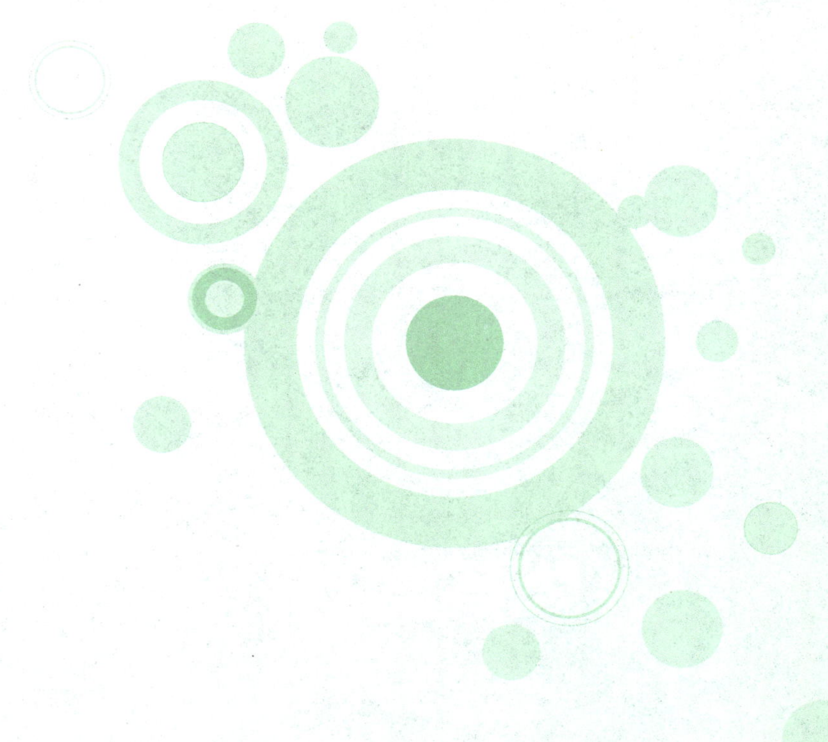

随着生物医学模式向生物、心理、社会医学模式的转变，人们对疾病的认识和观念在不断更新，对医疗和护理工作也提出了更高的要求。心理护理学作为一门新兴的学科，丰富了护理科学的内涵，成为心理学在临床应用方面的重要分支，对提高临床护理质量、推动临床医学的进步和发展，起到了重要的作用。同时，护理工作面临新的任务和挑战，对护士自身素质也提出了新的要求。

心理护理学在护理临床实践中形成了一套完整的心理学基本技能，主要包括心理评估、心理咨询、心理治疗、护患沟通、患者心理护理等，已成为护理工作不可或缺的知识和技能，被临床护理工作者高度重视。

第十章　心理评估

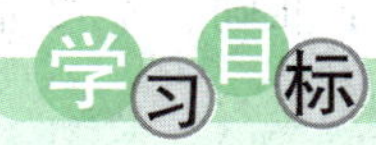

1. 了解心理测验的意义、分类、特点。
2. 熟悉心理测验的注意事项。
3. 掌握心理测验的概念；护理临床常用的心理测量。

第一节　概　述

评估，从字面理解就是评价、估计。心理评估是指应用多种方法获得的信息，对个体的某一心理现象做出全面、系统和深入的客观描述。心理评估的应用十分广泛，其目的有三个方面：第一，探索与寻求个体的心理活动，尤其在疾病发展过程中心理活动存在或潜在的问题；第二，从个体的个性方面，为护理诊断和治疗选择沟通方式提供依据及必要的信息；第三，评估个体的压力源，压力反应及其应对方式。

心理评估可采用的方法很多，常用的方法有观察法、晤谈法等，其中最主要的方法是心理测验法。

一、心理测验概述

心理测验是指依据心理学理论和原理，使用一定的操作程序，通过观察人的少数有代表性的行为，对于贯穿在人的全部行为活动中的心理特点，做出推论和数量化分析的一种科学手段。这个概念主要从四个方面进行理解。

（1）心理测验测量的是人的行为。

（2）心理测验在测量个别差异的时候，往往只是对少数经过慎重选择的行为样本进行观察，来间接推知被试者的心理特征。

（3）为了使不同的被试者所获得的分数有比较的可能性，心理测验需要标准化。

（4）个人在测验中所得到的原始分数并不具有什么意义，只有将它与其他人的分数或常模相比较才有意义。

二、心理测验的意义

（一）心理测验是重要的心理学研究方法之一

除实验法以外，心理测验法的出现是心理科学发展史上的一大进步，是心理学研究中不可缺少的方法之一。目前，许多高级心理过程的研究尚无法在实验室进行，这就要借助心理测验来完成，较好地弥补了实验法的不足。

（二）心理测验是决策的辅助工具

在进行升学、人力资源的决策等方面，传统的方法往往是不准确、不可靠的，科学性较差。若运用相应的心理测验，就可以提高工作的科学性。

尽管心理测验是心理学研究的必要手段，而且在实际生活中也得以广泛应用，但是心理测验从理论到方法还存在许多问题，过分夸大心理测验的科学性和准确性是不可取的。心理测验的最大问题是理论基础不够坚实。比如，关于智力和人格的定义，不同的学者、专家，观点不尽相同，还没得到一个统一公认的定义，但智力测验和人格测验已被广泛使用。因此，我们对心理测验的得分做出解释时要小心谨慎，尤其是用测验结果预测个别人的行为或心理活动时更应慎之又慎。其实，任何一种工具开始时总是非常粗糙的，即使被公认为最科学的物理学也是这样，只有在使用中才能发现它的不足，从而不断改进和完善。心理测验同样有待于在使用中发展，在使用中完善。我们的态度是，既要科学、自信地使用心理测验，又要承认心理测验有不完善、需要进一步改进的地方。

三、心理测验的分类

（一）按测验的功能、目的分类

1. 智力测验 测验的功能是测量人的一般智力水平。如比内－西蒙智力测验、斯坦福－比内智力量表、韦克斯勒儿童和成人智力量表等，都是目前常用的智力测量工具。

2. 特殊能力测验 此类测验偏重于测量个人的特殊能力，多为升学、职业指导以及一些特殊工种人员的筛选所用。常用的特殊能力测验有音乐、绘画、机械技巧、文书才能测验等。

3. 人格测验 这类测验主要用于测量性格、气质、兴趣、态度、情绪、动机、信念等方面的人格心理特征，亦即人格中除能力以外的部分。一般可分为两类，一类是问卷法，如 MMPI、16PF、EPQ 等；另一类是投射法，如罗夏墨迹测验、主题统觉测验等。

4. 症状评定量表 该类测验的目的多是评定与精神障碍有关的症状，目前广泛应用于心理咨询与心理治疗临床实践。常用的有 90 项症状自评量表、焦虑自评量表、抑郁自评量表等。

（二）按测量材料的性质分类

1. 文字测验 文字测验所用的测量材料是文字材料，它以言语的方式提出问题，被试者用言语做出反应。MMPI、EPQ、16PF 及韦氏儿童和成人智力量表中的言语量表部分均属于文字测验。此类测验的优点是实施方便，团体测验多采用此种方式编制，还有一些有肢体残疾而无言语困难的病人只能进行文字测验。其缺点是容易受被试者文化程度的影响，因而对不同教育背景下的人使用时，其有效性将降低，甚至无法使用。

2. 操作测验 操作测验也称非文字测验。测验题目多属于对图形、实物、工具、模型的辨认和操作，无须使用言语作答，所以不受文化因素的限制，可用于学前儿童和不识字的成人。如罗夏墨迹测验、主题统觉测验、瑞文智力测验及韦氏儿童和成人智力量表中的操作量表部分，均属于非文字测验。此种测验的缺点是大多不宜用作团体实施，在时间上不经济。

有时两类测验常常结合使用。例如比内－西蒙智力量表开始主要是文字测验，但后来修订的比内－西蒙智力量表（特别是最近的修订本）增加了操作测验成分。韦氏的三套智力量表（即幼儿、儿童和成人），每套均分成文字和操作两类测验。

（三）按测验的严谨程度分类

1. 客观测验 在此类测验中，所呈现的刺激词句、图形的意义明确，只需被试者直接理解，不需要发挥想象力来进行猜测和遐想，故称客观测验。绝大多数心理测验都属这类测验。

2. 投射测验 在此类测验中，刺激没有明确意义，问题模糊，对被试的反应也没有明确规定。被试者做出反应时，一定要凭自己的想象力加以填补，使之有意义。在这过程中，恰好投射出被试者的思维、情感和经验，所以称之为投射测验。投射测验种类较少，具有代表性的有罗夏墨迹测验、主题统觉测验、自由联想测验和句子完成测验。

（四）按测验的组织方式分

1. 个别测验 指每次测验是以一对一的方式来进行的，即一个主试测验一个被试。这是最常用的测验形式。优点是测验较准确，不易受干扰，缺点是在时间上不经济。

2. 团体测验 即一个或几个主试同时对多个被试实施测验，其优点是效率高，缺点是易相互干扰。

四、心理测验的特点

心理现象比较复杂，测量起来也更加困难。心理测验具有以下特点。

（一）间接性

科学发展到今天，我们还无法直接测量人的心理活动，只能测量人的外显行为，也就是说，我们只能通过一个人对测验项目的反应来推论出他的心理特质。

（二）相对性

在对人的行为作比较时，没有绝对的标准，我们有的只是一个连续的行为序列。所谓测验就是看每个人处在这个序列的什么位置上，一个人被测得的结果都是与所在团体或人群的大多数人的行为或某种人为确定的标准相比较而言的。

（三）客观性

心理测验的客观性，实际上就是测验的标准化问题。量表必须标准化，这是对一切测量的共同要求。测量的标准化包括以下内容。

第一，测量用的项目或作业、施测说明、施测者的言语态度及施测时的物理环境等，均经过标准化。测验的刺激是客观的，特别是对测验题目的选择不是随意的，而是在预测基础上，通过实证分析确定的。

第二，评分记分的原则和步骤经过了标准化，对反应的量化是客观的。评分方面的客观性随测验种类和项目类型而异。一般来说，投射测验的客观性差些，而选择题的客观性较好。

第三，分数转换和解释经过了标准化，对结果的推论是客观的。测验常模是通过对总体的代表性样本的预测确定的，测验的有效性也是在一定程度上经过实践的检验，依据这些资料所做出的推论，自然较为可靠和客观。

五、心理测验的注意事项

（一）必须由专业人员进行操作

心理测验必须由专业人员进行操作，以保证测验结果客观、准确。

（二）必须慎重地选择测验

每一种心理测验都有其特定的目的和应用范围，在选用测验量表时，应根据需要慎重考虑取舍。

（三）必须客观地看待测验结果

心理测验在理论和方法上都还存在许多有待完善的地方，绝不能将测验结果绝对化，还要结合实际具体分析，否则就会产生较大的消极影响。

（四）必须遵守职业道德

1. 对所使用的测验工具和内容要保密　不能随意将心理测验材料泄漏，否则会影响测验的客观性、有效性。

2. 对被试的测验结果要保密　测验结果是我们评价、诊断被试心理状态的参考依据，不能对被试周围人员随意提及测验结果。

3. 要尊重被试的人权　对其隐私保密，保护他们的合法权益不受侵害。

第二节　常用心理测验介绍

心理测验，作为心理问题诊断和心理卫生评定技术，在临床上有着广泛的用途。它可以帮助医护人员诊断疾病，评估个体心理卫生状况，评价治疗和护理效果，以及进行临床研究。

一、智力测验

（一）概述

智力测验是目前心理测验中应用广泛并影响最大的测验之一。智力测验不仅是为客观、科学的测定人们的智力而编制的测量工具，也是用测量的方式来衡量人的智力水平高低的一种科学方法。智力测验在临床上用途广泛，不仅在研究智力水平方面有重要作用，而且在研究其他病理情况时也是不可缺少的工具。

智力商数（简称智商，IQ）是智力量化单位，是用于衡量个体智力发展水平的一种指标。智商的形式主要有以下两种：

（1）比率智商（ratio IQ）：最初由美国斯坦福大学特尔曼提出，计算方法为：IQ =（MA/CA）×100。公式中 MA 为智龄，指智力所达到的年龄水平，即在智力测验上取得的成绩；CA 为实龄，指测验时的实际年龄。例如，某儿童智力测验的 MA 为 10，而他的 CA 为 8，那么他的 IQ 为 125；如果 MA 为 9，CA 为 10，则 IQ 为 90。

由于这一计算公式建立在智力水平与年龄成正比的假说基础上，所以在一定范围内是正确的。但是个体的智力发展到一定年龄便停止发展，呈平台状态。此后，随着年龄的增加，人的记忆力水平等开始缓慢下降，实龄和智龄不再同步增长。因此，比率智商只适用于 16 岁以下的少年儿童。

（2）离差智商（deviation IQ）：为解决上述问题，美国韦克斯勒提出了离差智商。计算方法为：

其中 X 是个人得分，$\bar{x}$ 是同一年龄组的平均值，S 是同一年龄组的标准差，公式是标准分 Z 的计算公式。韦克斯勒将离差智商的平均数定为 100，标准差定为 15。所以，离差智商建立在统计学基础上，它表示的是个体在其年龄组所处的位置，因而离差智商是表示智力高低的一种理想的指标。离差智商克服了比率智商计算受年龄限制的特点，现在已成为通用的智商计算方法。

（二）智力的分类和分级

心理测量学用各种方法对智力进行分类，如用统计方法分析出言语智力和操作智力；按照智力的本源论来分，可分为流体智力和晶体智力；按照智力的本体论来分，可分为抽象智力、具体智力和社会智力。

智力也可以按一定标准来分出种类和等级，目前智力主要采用 IQ 分级方法，这也是国际常用的分级方法。智商与智力等级的关系见表 10－1。

表 10－1　智力水平的等级名称与划分（按智商值划分）

智商等级名称	韦氏量表（S＝15）	斯坦福－比奈量表（S＝16）
极优秀	130 以上	132 以上
优秀	120～129	123～131
中上	110～119	111～112
中等（平常）	90～109	90～110

续表

智商等级名称	韦氏量表（S=15）	斯坦福-比奈量表（S=16）
中下	80~89	79~89
边缘（临界）	70~79	68~78
轻度智力缺损	55~69	52~67
中度智力缺损	40~54	36~51
重度智力缺损	25~39	20~35
极重度智力缺损	<25	<20

（三）常用的智力测验

1. 比奈量表 比奈量表是智力测验发展历史中最早的智力量表。该量表由法国心理学家比奈和西蒙二人于1905年发表，亦称比奈-西蒙量表，后于1908年及1911年分别作了修订。美国斯坦福大学的特尔曼教授于1916年进行修订后称斯坦福-比奈量表（Stanford-Binet Scale，简称S-B）。中国心理学家陆志伟和吴天敏自20世纪20年代开始从事斯坦福-比奈量表的中国版修订工作，经过了几次修订，形成了现在中国使用的比奈量表，称为“中国比奈量表”。

最初的比奈-西蒙量表主要是测试儿童的判断、理解和推理能力。该量表由30个难度不同的题目构成，其题目的安排顺序从易到难。每个题目测验某一方面的能力，以通过题目的多少作为鉴别智力高低的标准。测试结果不但能够明显地区分出正常儿童和低能儿童，还能将低能儿童区分为不同的等级，对正常儿童也能进行某种智力程度的划分。此量表后来经过多次修订，发生较大的变化，测验的题目由原来的30个项目增加到59个项目。该量表第一次将测验的结果用智龄来表示，智龄是指智力测验的每一个项目，都能提供与之相适应的年龄水平值，是一种评估智力的单位。如一个儿童的智龄是8岁，说明他的智龄与8岁儿童的平均智力相等。在每个年龄组中，个人的智龄大于实际年龄平均值为优秀，与实际年龄平均值相等者为正常，低于实际年龄平均值者为低劣。这样，测验不仅能区分正常儿童与低能儿童，还能对普通儿童及优秀儿童进行分类。

2. 韦克斯勒量表 韦克斯勒量表是与比奈量表不同类型的著名智力量表。它由美国心理学家韦克斯勒编制，目前已形成智力测验的系列量表，即韦氏学龄前儿童智力量表（WPPSI），适用于3岁10个月到6岁10个月的儿童；韦氏儿童智力量表（WISC），适用于6~16岁儿童；韦氏成人智力量表（WAIS），适用16岁以上者。这些量表均已成为世界上通用的智力量表。

以WAIS为例，它包括言语量表和操作量表。其中WAIS言语量表包括6个分测验（知识、领悟、算术、相似性、数字广度、词汇）；操作量表包括5个分测验（数字符号、填图测验、木块图、图片排列、图形拼凑），共计11个分测验，257个问题（表10-2）。每一个分测验旨在测量一个不同的智力侧面，根据这些量表计算出来的智商分别称为言语智商、操作智商。言语量表和操作量表合称全量表，以全智商代表总智力水平。故韦氏智力量表所测的一般智力是多种能力的综合测验。

表 10－2　韦氏成人智力量表主要内容

项目	分测验名称	题目数	测量的主要能力	最高分
言语量表	1 知识	29	知识的广度与保持	29
	2 理解（领悟）	14	实际知识与理解能力	28
	3 算术	14	计算与推理能力	18
	4 类似（相似性）	13	抽象概括能力	26
	5 数字广度	22	注意力与短时记忆能力	22
	6 词汇	40	言语理解能力	80
操作量表	7 数字符号	90	学习与书写速度	90
	8 绘画完成（填图）	21	视觉记忆与视觉理解力	21
	9 木块图	10	视觉及结构分析能力	48
	10 图片排列	8	对社会情景的理解力	36
	11 图形拼凑	4	处理部分与整体之间关系的能力	44

3. 联合型瑞文测验（CRT）　又称瑞文渐进测验，是由英国心理学家瑞文于 1938 年设计的一种非文字智力测验。瑞文测验共包括标准型、彩色型和高级型三套测验，在许多国家都有其修订本。我国 1986 年由张厚粲及全国 17 个单位组成的协作组完成了对瑞文标准型测验的修订，出版了瑞文标准型测验中国城市修订版。1989 年，李丹、王栋等完成了标准型与彩色型合并本联合型瑞文测验（CRT）。测验材料是 72 幅图案构成的图册，内分六个单元（A、AB、B、C、D、E），每单元 12 题，前三单元为彩色图案，后三单元为黑白单元图案（见图 10－1）。

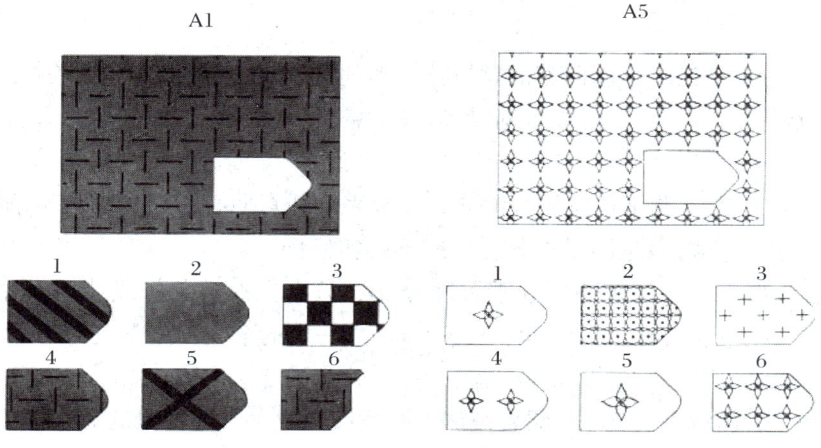

图 10－1　瑞文测验题目举例

本测验适用于 5 岁至 75 岁的儿童及成年。幼儿以及智力低下者和不能自行书写的老年人宜个别施测，一般可团体进行。此测验可用于有语言障碍者的智力测量，亦可作为不同民族、不同语种间的跨文化研究工具。

二、人格测验

评估个体人格的技术和方法很多，包括观察、晤谈、行为评定量表、问卷法和投射测验等。每一种人格理论都假定个别差异的存在，并假定这些差异是可以测量的。最常用的人格测验方法为问卷法和投射法。问卷法也称为自陈量表，临床上常用的人格自陈量表有明尼苏达多相人格调查表、艾森克人格问卷、加利福尼亚心理调查表、卡特尔十六种人格因素问卷等；常用的投射测验有罗夏墨迹测验、主题统觉测验等。

（一）明尼苏达多相人格调查表

明尼苏达多相人格调查表（MMPI）由哈慈威（Hathaway，S. R.）和麦金利（McKingley，J. C.）等人于20世纪40年代初期编制，其最初的目的是编制一套鉴别精神病患者的辅助调查表，后来发展为人格测验。该量表问世以来，应用非常广泛。1989年Butcher等人完成了MMPI的修订工作，称MMPI－2。我国宋维真等专家于20世纪80年代完成了MMPI修订工作，并制定了全国常模，MMPI－2已引入我国。

MMPI适用于16岁以上、至少有6年以上教育年限者，MMPI－2提供了成人和青少年常模，可用于13岁以上青少年和成人。即可个别施测，也可团体测查。

MMPI共有566个自我陈述形式的题目，其中有16个题目是重复的，实际为550个题目。1－399题与临床有关，其他属于一些研究量表。其题目内容范围很广，包括身体各方面的情况、精神状态、家庭、婚姻、宗教、政治、法律、社会等方面的态度和看法。被试根据自己的实际情况对每个题目做出“是”与“否”的回答，若确定不能判定则不作答。根据病人的回答情况进行量化分析，也可做出其人格剖面图。除了手工分析法以外，现在还出现了多种计算机辅助分析和解释系统。在临床工作中，MMPI常用4个效度量表和10个临床量表。

1. 效度量表

（1）?（Q）：被试者不能回答的题目数，如超过30个题目以上，测验结果不可靠。

（2）掩饰（L）：测量被试者对该调查的态度。高分反映防御、天真、思想单纯等。

（3）效度（F）：测量任意回答倾向。高分表示任意回答、诈病或确系偏执。

（4）校正分（K）：是测量过分防御或不现实倾向。高分表示被试者对测验持防卫态度。正常人群中回答是或否的机遇大致为50，只有在故意装好或装坏时才会出现偏向。因此对一些量表（Hs、Pd、Pt、Sc、Ma）加一定的K分，以校正这种偏向。

2. 临床量表

量表一，疑病量表（Hs）：测量被试者疑病倾向及对身体健康的不正常关心。高分表示被试者有许多身体上的不适、不愉快、自我中心、敌意、需求、寻求注意等。条目举例：我常会恶心呕吐。

量表二，抑郁量表（D）：测量情绪低落、焦虑问题。高分表示情绪低落，缺乏自信，自杀观念，有轻度焦虑和激动。条目举例：我常有很多心事。

量表三，癔病量表（Hy）：测量被试者对心身症状的关注和敏感，自我中心等特点。高分反映被试者自我中心、自大、自私、期待别人给予更多的注意和爱抚，对人的关系是肤浅、幼稚的。条目举例：每星期至少有一两次，我会无缘无故的觉得周身发热。

量表四，病态人格量表（Pd）：测量被试者的社会行为偏离特点。高分反映被试者脱离一般社会道德规范，无视社会习俗，社会适应差，冲动敌意，具有攻击性倾向。条目举例：我童年时期中，有一段时间偷过人家的东西。

量表五，男子气或女子气量表（Mf）：测量男子女性化、女子男性化倾向。男性高分反映敏感、爱美、被动等女性倾向，女性高分反映粗鲁、好攻击、自信、缺乏情感、不敏感等男性化倾向。条目举例：和我性别相同的人最容易喜欢我。

量表六，妄想量表（Pa）：测量被试者是否具有病理性思维。高分提示被试者常表现多疑、过分敏感，甚至有妄想存在，平时的思维方式就容易指责别人而很少内疚，有时可表现强词夺理、敌意、愤怒甚至侵犯他人。条目举例：有人想害我。

量表七，精神衰弱量表（Pt）：测量精神衰弱、强迫、恐怖或焦虑等神经症特点。高分提示有强迫观念、严重焦虑、高度紧张、恐怖等反应。条目举例：我似乎比别人更加难于集中注意力。

量表八，精神分裂症量表（Sc）：测量思维异常和古怪行为等精神分裂症的一些临床特点。高分提示被试者行为退缩，思维古怪，可能存在幻觉妄想，情感不稳。条目举例：有时我会哭一阵笑一阵，连自己也不能控制。

量表九，躁狂症量表（Ma）：测量情绪紧张、过度兴奋、夸大、易激惹等轻躁狂症的特点。高分反映被试者联想过多过快，夸大而情绪高昂，易激惹，活动过多，精力过分充沛、乐观、无拘束等特点。条目举例：我是个重要人物。

量表十，社会内向量表（Si）：测量社会化倾向。高分提示被试者性格内向，胆小退缩，不善社交活动，过分自我控制等；低分反映外向。条目举例：但愿我不要太害羞。

结果和应用：

各量表结果采用 T 分形式，可在 MMPI 剖析图上标出。一般某量表 T 分高于 60 即认为被试存在该量表所反映的精神病症状，比如某人抑郁量表（D）大于 60，就认为此人存在抑郁症状或倾向。但在具体分析时应综合各量表 T 分高低情况来解释，例如精神病人往往是 HS、D、Hy 和 Pt 分高。

MMPI 应用十分广泛，主要用于病理心理的研究。在精神医学领域主要用于协助临床诊断，在心身医学领域用于多种心身疾病（如冠心病、癌症等）病人的人格特征研究，在行为医学中用于行为障碍的人格特征研究，在心理咨询和心理治疗中也常用 MMPI 评估来访者的人格特点及心理治疗效果等，还可用于司法鉴定领域。

（二）艾森克人格问卷

艾森克人格问卷（EPQ）是由英国艾森克夫妇根据其人格三维结构理论，于 1975 年在其 1952 年和 1964 年两个版本基础上增加而成，在国际上已被广泛使用。EPQ 成人问卷适用于 16 岁以上的成人，儿童问卷适用于 7 ~ 15 岁儿童。国外 EPQ 儿童版本有

97 项，成人 101 项。我国龚耀先的修订本儿童和成人均为 88 项；陈仲庚修订本成人有 85 项。

艾森克人格问卷共有四个分量表，一个为效度量表，其余的 3 个分量表测量 3 种不同的人格维度。

1. L 量表（掩饰） L 量表是效度量表，高分说明受试者过分掩饰，影响到该份答卷的真实性。

2. E 量表（内外向维度） 艾森克认为 E 维度与中枢神经系统的兴奋、抑制的强度密切相关。E 维度属于双向特质，两端是典型的内向和外向，两者之间是连续不断的移行状态。具有典型外向特质（E 分很高）的人往往神经系统易于兴奋，且兴奋性高，常表现为爱社交、朋友多、喜冒险、爱冲动，具有积极的进取精神，回答问题迅速，乐观随和等；而典型的内向个性（E 分很低）的人则表现为安静、深沉、常内省、保守、不喜社交，常常喜欢一个人独处，好阅读和思考，做事计划性强，有时瞻前顾后、犹豫不决、规律、严谨等。

3. N 量表（神经质或稳定性维度） 艾森克认为 N 维度与自主神经系统的稳定性有关。N 维度也属双向特质，极端的情绪不稳定状态者很少，大多数人均处在中间移行状态。典型情绪不稳定者（N 分很高）表现为焦虑、高度紧张、情绪不稳、易变、大喜和大悲快速转换，对于各种的刺激反应往往过分。典型情绪稳定者（N 分很低）表现为情绪反应缓慢，强度很弱，有时给人一种情绪反应缺乏的感觉。

4. P 量表（精神质维度） 精神质维度是一种单向维度，P 分高提示精神质，常表现为孤独、不关心人、敌意、缺乏同情心、攻击行为、行为怪癖、捉弄人等。

（三）卡特尔十六种人格因素问卷

卡特尔十六种人格因素问卷（16PF）是美国伊州大学人格及能力测验研究所卡特尔教授经观察、实验，用因素分析的方法确定和编制而成的一种人格测验。卡特尔是持人格特质论的心理学家，认为人格基本结构的单元是特质。特质表现出特征化的、相当持久的行为特征，也代表行为的倾向性。卡特尔从许多行为表现中用因素分析法，共抽取出十六种根源特质，他称之为个性因素，根源特质是真正构造人格的基本材料，是解释个体行为具有规律性和一致性的原因。

卡氏十六种人格因素问卷英文版共有五种复本。修订后的中文版本共有 187 个陈述式测试题，共能测试 16 种根源特质和 8 种复合人格特质（表 10－3）。

表 10－3 16PF 结构及其意义

因素	低分者的特征	高分者的特征
乐群（A）	缄默孤独	乐群外向
聪慧（B）	迟钝、学识浅薄	聪慧、富有才识
稳定（C）	情绪激动	情绪稳定
恃强（E）	谦逊、顺从	好强、固执
兴奋（F）	严肃、审慎	轻松、兴奋

续表

因素	低分者的特征	高分者的特征
有恒（G）	权宜敷衍	有恒负责
敢为（H）	畏惧退缩	冒险敢为
敏感（I）	理智、着重实际	敏感、感情用事
怀疑（L）	信赖、随和	怀疑、刚愎
幻想（M）	现实、合乎成规	幻想、狂放
世故（N）	坦率、天真	精神能干、世故
忧虑（O）	安详、沉着、传统	忧虑、抑郁、烦恼
实验（Q1）	保守、服从、传统	自由、批评、激进
独立（Q2）	信赖、随群附众	自立、当机立断
自律（Q3）	矛盾冲突、不明大体	知己知彼、自律严谨
紧张（Q4）	心平气和	紧张困扰

（四）罗夏墨迹测验

罗夏墨迹测验是现代心理测验中最主要的投射测验，也是研究人格的一种重要方法。罗夏（Rorschach，H.）于1921年设计和出版了该测验，目的是为了对精神分裂与其他精神病做出临床诊断和鉴别，也用于研究感知觉和想象能力。20世纪40年代，罗夏墨迹测验才作为人格测验在临床上得到广泛应用。1990年龚耀先完成了该测验修订工作，现已有我国正常人的常模。

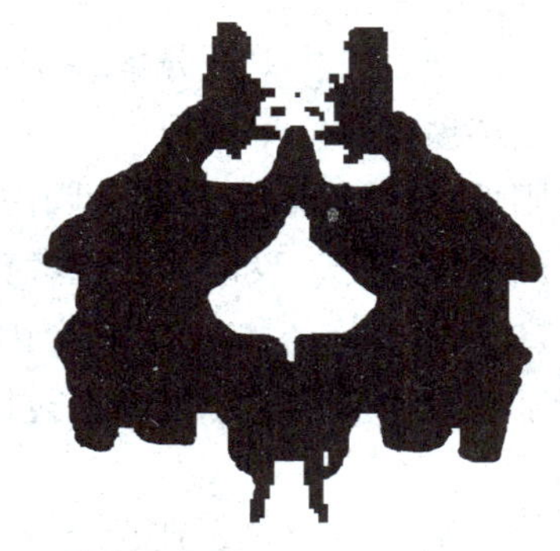

图10－2　罗夏墨迹测验图

罗夏墨迹测验材料由10张结构模棱两可的墨迹图（图10－2）组成，其中5张全为黑色，2张是黑色和灰色图外加了红色墨迹，另3张全为彩色。测试时将10张图片按顺序一张一张地交给被试，让被试说出在图中看到了什么，不限时间，尽可能多地说出来，也不限制回答数目，一直到没有回答时再换另一张，每张均如此进行，这一阶段称联想阶段；看完10张图后，再从头对每一回答询问一遍，问被试是看到整图还是其中的哪一部分，问为什么是这些部位。将他所说的内容，以及所指部位和回答的原因均记录下来，这一阶段称询问阶段。然后进行结果分析和评分。美国伊克斯纳（Exner，J.）于1974年建立了罗夏墨迹测验结果综合分析系统，目前常用于正常和病理人格的理论和临床研究。

虽然罗夏墨迹测验结果主要反映了个人人格特征，但也可得出对临床诊断和治疗有意义的精神病理指标，主要有抑郁指数、精神分裂症指数、自杀指数、应对缺陷指数及强迫指数等，这些病理指数都是经验性的，但在临床上作用很大。例如抑郁指数，对成年人可帮助诊断抑郁症，精神分裂症指数则对精神分裂症诊断很有帮助。

罗夏墨迹测验在临床上是一个很有价值的测验，但其计分和解释方法复杂，经验性成分多，需很长期的训练和经验才能逐渐正确掌握。

三、评定量表

评定量表是临床护理心理评估和研究的常用方法。评定量表具有数量化、客观、可比较和简便易用等特点。

（一）90 项症状清单（SCL－90）

又名 90 项症状自评量表（表 10－4），由德若伽提斯（Derogatis，L. R.）于 1975 年编制。本量表共有 90 个项目，包含有较广泛的精神症状学内容，从感觉、情感、思维、意识、行为直至生活习惯、人际关系、饮食睡眠等均有涉及，并采用 10 个因子分别反映 10 个方面的心理症状情况。

1. 该量表采取 5 级评分

（1）没有　自觉无该项症状（问题）。

（2）很轻　自觉有该项症状，但对受检查并无实际影响，或影响轻微。

（3）中度　自觉有该项症状，对受检查者有一定影响。

（4）偏重　自觉常有该项症状，对受检查者有相当程度的影响。

（5）严重　自觉该症状的频度和强度都十分严重，对受检查者的影响严重。

2. SCL－90 的统计指标主要为两项　即总分和因子分。

（1）总分：90 个项目单项分相加之和，能反映其病情严重程度。

总均分：总分/90，表示从总体情况看，该受检者的自我感觉位于 1～5 级间的哪一个分值程度上。

阳性项目数：单项分≥2 的项目数，表示受检者在多少项目上呈现有“症状”。

阴性项目数：单项分为 1 的项目数，表示受检者“无症状”的项目有多少。

阳性症状均分：（总分－阴性项目数）/阳性项目数，表示受检者在“有症状”项目中的平均得分。反应该受检者自我感觉不佳的项目，其严重程度究竟介于哪个范围。

（2）因子分：共包括 10 个因子，即所有 90 项目分为 10 大类。每一因子反映受检查者某一方面的情况，因而通过因子分可以了解受检查者的症状分布特点，并可作剖面图分析。

（3）各因子名称、所包含项目及简要解释

因子 1，躯体化：包括 12 个项目。该因子主要反映主观的躯体不适感，包括心血管、胃肠道、呼吸等系统的主述不适，以及头痛、背痛、肌肉酸痛和焦虑等其他躯体表现。

因子 2，强迫症状：包括 10 个项目。它与临床强迫症表现的症状、定义基本相同，主要指那种明知没有必要，但又无法摆脱的无意义的思想、冲动、行为等表现；还有以下比较一般的感知障碍，如脑子“变空”了、“记忆力不好”等，也在这一因子中反映出来。

因子 3，人际关系敏感：包括 9 个项目。它主要指个体的某些不自在感和自卑感，尤其是在与他人相比较时更突出。自卑、懊丧以及人际关系不良的人，往往在这一因子获得高分。

因子4，抑郁：包括13个项目。它反映的是与临床上抑郁症状群相联系的广泛概念。抑郁苦闷的感情和心境是代表性症状，还以对生活的兴趣减退、缺乏活动愿望、丧失活动力等为特征，并包括失望、悲观、与抑郁相联系的其他感知及躯体方面的问题。该因子中有几个项目包括了死亡、自杀等概念。

因子5，焦虑：包括10个项目。它包括一些通常在临床上明显与焦虑症状相联系的精神症状及体验，一般指那些无法静息、神经过敏、紧张以及由此而产生的躯体象征，那种游离不定的焦虑及恐慌发作是本因子的主要内容，还包括一个反映"解体"的项目。

因子6，敌对：包括6个项目。主要从思维、情感及行为三方面来反映受检查者的敌对表现，其项目包括厌烦、争论、摔物甚至争斗和不可抑制的冲动爆发等方面。

因子7，恐怖：包括7个项目。它与传统的恐怖状态或广场恐怖所反映的内容基本一致。引起恐怖的因素包括出门旅行、空旷场地、人群、公共场合及交通工具等。此外，还有反映社交恐怖的项目。

因子8，偏执：包括6个项目。偏执是一个十分复杂的概念，本因子只是包括了一些基本内容，主要指思维方面，如投射性思维、敌对、猜疑、关系妄想、被动体验与夸大等。

因子9，精神病性：包括10个项目。其中有幻听、思维播散、被控制感、思维被插入等反映精神分裂样症状的项目。

因子10，其他：包括7个项目，主要反映睡眠及饮食情况。

表10－4　90项症状自评量表（SCL－90）项目举例

1. 头痛
2. 感到自己所遭到麻烦，多半应有别人负责
3. 想结束自己的生命
4. 感到上当受骗，落入了别人的圈套
5. 对事情过分担心
6. 恶心或胃口不好
7. 入睡困难
8. 因为害怕不敢做某些事情，参加某些活动或某些地方不敢去
9. 不能集中注意
10. 必须重复相当的动作，如触摸、计算、洗涤

（二）抑郁自评量表

抑郁自评量表（SDS）由张（Zung，W. K.）于1965年编制。本量表含有20个反映抑郁主观感受的项目，每个项目按症状出现的频度分为四级评分，其中10个为正向评分，10个反向评分。

本量表可以评定抑郁症状的轻重程度及其在治疗中的变化，特别适用于发现抑郁症病人。其评定对象为具有抑郁症状的成年人。

（三）焦虑自评量表（SAS）

焦虑自评量表（SAS）于1971年编制。本量表含有20个反应焦虑主观感受的项目，用于反映焦虑症状的有无及其严重程度，适用于有焦虑症状的成人，也可用于流行病学调查。量表中每个项目按症状出现的频度分为四级评分，其中15个为正向评分，5个为反向评分。

（四）A型行为量表

A型行为是美国学者弗里德曼和罗斯曼在临床实践中发现的冠状动脉粥样硬化性心脏病易罹患者的行为模式。A型行为模式是一种行为与情绪的复合体。A型行为量表主要用来评估成人的行为模式，以了解被测者冠状动脉粥样硬化性心脏病的易患性。

题目举例（表10－5）：

请回答下列问题。凡是符合你的情况的就在“是”字上打对号；凡是不符合你的情况的就在“否”字上打对号。每个问题必须回答，答案无所谓对与不对、好与不好。请尽快回答，不要在每道题目上太多思索。回答时不要考虑“应该怎样”，只回答您平时“是怎样的”就行了。

表10－5　A型行为量表题目举例

题目	
1. 我常常力图说服别人同意我的观点	是，否
2. 即使没有什么要紧事，我走路也很快	是，否
3. 我经常感到应该做的事情很多，有压力	是，否
4. 即使是已经决定了的事，别人也很容易使我改变主意	是，否
5. 我常常因为一些事大发脾气或和别人争吵	是，否
6. 遇到买东西排长队时，我宁愿不买	是，否
7. 有些工作我根本安排不过来，只是临时挤时间去做	是，否
8. 我上班或赴约会时从来不迟到	是，否
9. 当我正在做事，谁要打扰我，不管有意无意，我都非常恼火	是，否
10. 我总看不惯那些慢条斯理，不紧不慢的人	是，否

计分及评估方法：

此量表包含60个题目，分成三部分：①TH：25题，表示时间匆忙感、紧张感，做事快等。②CH：25题，表示争强好胜、怀有戒心、敌意和缺乏耐心等。③L：10题，为真实性纠正题。前两部分50题包含了冠状动脉粥样硬化病人所具有的性格或行为表现的主要特征，L的10题专门用以测试被试者回答问卷的真实性。L量表≤7分者需要进一步调查其他两个量表的分数。A型行为量表评定的分数是以TH加CH的得分多少来计算的，得分超过29分为A型行为倾向。

一、单项选择题

1. 依据心理学理论和原理，使用一定的操作程序，通过观察人的少数有代表性的行为，对于贯穿在人的全部行为活动中的心理特点，做出推论和数量化分析的一种科学手段称为
   A. 心理测验　B. 心理咨询　C. 心理治疗　D. 心理应激　E. 以上都不是
2. 下列心理测验分类中，不属于按测验的功能、目的分的是
   A. 智力测验　B. 特殊能力测验　C. 人格测验
   D. 症状评定量表　E. 投射测验
3. 关于心理测验，下列说法不正确的是
   A. 心理测验测量的是人的行为
   B. 心理测验在测量个别差异的时候，往往只是对少数经过慎重选择的行为样本进行观察，来间接推知被试者的心理特征
   C. 为了使不同的被试者所获得的分数有比较的可能性，心理测验需要标准化
   D. 个人在测验中所得到的原始分数并不具有什么意义，只有将它与其他人的分数或常模相比较才有意义
   E. 心理测验无论从理论方面还是方法方面来说，都已经达到完美的状态
4．心理测验的注意事项有
   A. 必须由专业人员进行操作　B. 必须慎重地选择测验
   C. 必须客观地看待测验结果　D. 必须遵守职业道德
   E. 以上都是
5. 下列测验中，属于非文字测验的是
   A. MMPI　B. EPQ　C. SCL－90　D. 瑞文智力测验　E. 16PF
6. 按韦氏智力量表，智商在130以上的属于
   A. 极优秀　B. 优秀　C. 中上　D. 中等　E. 边缘（临界）
7. 按韦氏智力量表，智商在70－79之间的属于
   A. 极优秀　B. 优秀　C. 中上　D. 中等　E. 边缘（临界）
8. 关于韦克斯勒量表的描述错误的是
   A. 韦氏学龄前儿童智力量表，适用于3岁10个月到6岁10个月的儿童
   B. 韦氏儿童智力量表，适用于6～16岁儿童
   C. 韦氏成人智力量表，适用16岁以上者
   D. 韦氏智力量表所测的一般智力是多种能力的综合测验
   E. 以上都对

9. 下列测验中，属于人格投射测验的是

A. 罗夏墨迹测验 B. EPQ C. MMPI D. SCL－90 E. 16PF

10. 下列量表中，不属于评定量表的是

A. SAS B. SDS C. MMPI D. SCL－90 E. A 型行为量表

二、填空题

1. 心理评估可采用的方法很多，常用的方法有________、________等，最主要的方法是________。
2. 心理测验按测验的功能目的分类，可分为________、________、________和________。
3. 心理测验按测量材料的性质分类，可分为________和________。
4. 常用的智力测验有________、________和________。

三、名词解释

1. 心理测验
2. 智力商数

四、简答题

1. 心理测验有何意义？
2. 心理测验有何特点？
3. 临床上常用的人格测验有哪些？

五、论述题

心理测量的注意事项包括哪些内容？

（贾丁鑫、宋彩玲）

第十一章 心理咨询

1. 了解心理咨询的范围和形式。
2. 熟悉心理咨询的程序和技巧、心理咨询者应具备的条件。
3. 掌握心理咨询的概念、心理咨询应注意的问题。

心理咨询属于应用心理学领域，是一个新兴的科学和专业。一般来说，心理咨询是帮助他人解决工作、学习、生活、家庭、婚恋、升学、择业、疾病和健康等方面的心理问题，促进其潜能充分的开发和个性的全面发展，达到维护身心健康的目的。

第一节 概 述

一、心理咨询的概念

咨询含有商讨、会谈、征求意见、寻求帮助的意思。心理咨询是指咨询者运用心理学的理论方法，通过特殊的人际关系，帮助来访者解决心理问题、提高适应能力、促进人格发展的过程。这个定义有三层含义。

（一）心理咨询以心理学为理论基础

心理咨询是一系列心理活动的过程。从咨询者的角度看，帮助来访者更好地认识自我、接纳自我、发展自我，是一系列的心理活动；从来访者的角度看，需要接受新的信息，学习新的行为，学会解决问题的技能及做出某种决定，也是一系列的心理活动。要使心理咨询这项心理活动顺利、有效地开展，需要用心理学的有关理论做指导。

（二）心理咨询通过特殊的人际关系实现

帕特森认为："心理咨询是一种特殊的人际关系，在这种关系中，咨询者提供了一定的心理氛围和条件，使来访者发生变化，解决自己问题，形成一个有独立感的个体，从而成为一个更好的社会成员。"罗杰斯指出："许多用心良苦的咨询之所以未能成功，是因为在这些咨询过程中未能建立一种令人满意的咨询关系。"这就说明在心理咨询中起关键作用的不是咨询者的方法和技能，而是咨询者与来访者之间的关系。

（三）心理咨询是咨询者帮助来访者成长的过程

在心理咨询过程中，咨询者要帮助来访者解决具体问题，但仅仅解决具体问题还不是心理咨询。心理咨询不仅要帮助来访者克服其当前所面临的问题，而且要帮助来访者培养独立解决问题的能力，使之能够自己面对和处理自己人生的各种问题，成为一个健康、成熟且能自我实现的人。这反映出心理咨询“助人自助”的根本目标，即通过咨询者的帮助，来访者学会自己解决自己的问题，而不是咨询者代替来访者解决问题。

随着社会生活的变革和经济的高速发展，人们的物质生活不断得到改善，精神需求层次也越来越高。高效率、快节奏的工作和生活方式，激烈的竞争和商品经济的冲击，观念的变革和新型的人际关系等，使人们的心理负荷迅速增加，也促进了人们对自身健康的关注。在现实生活中，每个人都会碰到这样那样的心理矛盾和冲突，有的会引起心理障碍，甚至导致严重的精神异常。因此，人们开始注重寻求适应社会、调整情绪和改善人际关系方面的帮助。社会对心理咨询的服务要求越来越迫切，其内容和范围也越来越广泛。心理咨询业在发达国家开展的很普遍，近几年来在我国发展也非常迅速。

2001 年 8 月，经国家劳动和社会保障部批准，我国开始启动心理咨询师的职业化工作。国家颁发了《心理咨询师国家职业标准》（试用版），在该《标准》中，对心理咨询师的职业性质做出了界定：“心理咨询师是运用心理学以及相关知识，遵循心理学原则，通过心理咨询的技术与方法，帮助求助者解除心理问题的专业人员。”这一定义涵盖了心理咨询作为一种职业的全部内容。现在，全国各地纷纷成立了许多心理咨询工作机构，部分医院开设了心理咨询门诊，受到社会各界人士的普遍欢迎。

二、心理咨询的范围和形式

（一）心理咨询的范围

由于心理社会因素纷繁复杂，所以心理咨询的范围也非常广泛。在学习、工作、家庭、疾病、预防和康复等方面出现的心理问题，都属于心理咨询的范围，一般包括以下几个方面：

1. 各种情绪障碍 如焦虑、抑郁、恐怖、紧张等情绪问题的原因分析，指导应对策略，消除心理危机，解除疑虑，端正态度，树立信心。

2. 各种心身疾病 如冠心病、高血压、支气管哮喘、消化性溃疡等心身疾病的病因、诊断、治疗以及预防等问题的咨询，帮助病人了解和认识疾病，尤其是认识到心理社会文化因素对心身疾病发生与发展的影响。

3. 对各种心理障碍作出诊断 弄清来访者心理障碍的性质，指导正确的求医行为，协助来访者制订有效的治疗方案。

4. 恋爱、婚姻、家庭方面的指导 如失恋、婚姻破裂、家庭冲突所致的心理压力、性心理变态的指导、家庭成员如何相处、计划生育和独生子女的教育问题等等。

5. 学习和学校生活 如学习方法和学习效率的提高、某些学习障碍（如注意力分散、记忆减退）的克服、新生对新环境的适应、师生关系和同伴关系、课程选修和专业选择等等。

6. 职业选择和工作效率的提高　如工作单位中上下级及同事人际关系的协调、工作过程中疲劳与厌倦、业余爱好等的指导。

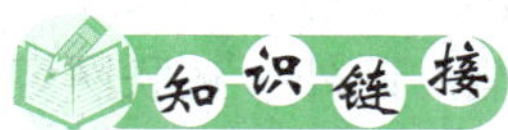

心理咨询的模式

模式一：障碍性心理咨询模式　这是指对各种较重的心理障碍和心理缺陷进行的一种心理咨询。

模式二：适应性心理咨询模式　系指对正常人的生活、学习、工作、环境等方面的心理咨询。

模式三：发展性心理咨询模式　广义的系指对毕业生发展的心理咨询；狭义的是指对儿童、青少年所遇到的心理问题和心理困惑的咨询。

（二）心理咨询的形式

1. 门诊咨询　指在门诊开展的心理咨询。如在综合性医院、专科门诊医院所开设的心理咨询门诊，这是心理咨询最常见的形式。由于咨询者与来访者直接面谈，能进行深入的交流，容易找出问题症结，并给予有效的疏导和支持，咨询效果较好。门诊咨询的不足之处在于，对于异地来访者而言多有不便。

2. 现场咨询　指咨询者到某一现场进行的心理咨询。例如，到学校、机关、部队、工厂、农村、家庭、病房等现场，对咨询对象提出的各种心理问题给予咨询帮助。现场咨询为那些有心理问题但由于种种原因不能到门诊咨询的人提供了方便。现场咨询的缺点是增加了咨询者的劳动量，且某些问题无法深入交谈。

3. 信函咨询　指以通信方式进行的咨询。咨询者根据来信者的描述或提出的问题，以通信方式解答疑难、疏导教育。其优点是简单方便，对于路途遥远或有心理问题但羞于面见咨询者的人而言非常适合。其缺点是有些来信者由于文化程度较低或相关知识较少，对问题、症状描述不全或欠准确，咨询者不能全面深入地了解情况，不利于问题的解决。

4. 专栏咨询　指针对公众关心的较为普遍的心理问题，通过报刊、杂志、网络、电台、电视等大众传播媒介进行的专题讨论和答疑。这种方式便于普及心理卫生知识，具有教育面广的特点。其缺点是只能针对某些共性的问题进行解答。

5. 电话咨询　指利用电话开展的心理咨询。主要适用于有心理危机、自杀观念或自杀行为的人。自从 1963 年美国洛杉矶自杀防治中心开通应用以来，电话咨询现已普及世界各国，并取得了很好的效果。目前，我国的一些大城市也开通了电话咨询，电话机旁日夜有咨询者守候，随时帮助咨询对象解决心理冲突、度过心理危机。其优点是快捷、方便、保密性强。但由于缺乏面对面的直接交流，难以进行准确的心理评估，限制了咨询者的咨询效果。

6. 互联网咨询 指借助互联网进行的咨询。这是近年来逐渐兴起的一种新型的咨询方式。它与信函咨询有某些相似之处，如对语言文字的依赖性强，咨询效果受文化程度和相关知识的影响大等等。其不同点在于，网上咨询比信函咨询迅速、快捷。对于那些不能面见咨询者或不愿面见咨询者的人来说，互联网咨询尤为合适。其缺点是需要一定的设备条件，还需要咨询师具有比较熟练的电脑操作技能。此外，互联网咨询需要进一步的专业规范。

以上各种咨询方式是各有优缺点、互为补充的。在现实生活中，许多来访者通过专栏咨询，认识到自己的心理问题或症状，再进行电话咨询、信函咨询、门诊咨询或互联网咨询；有些门诊咨询的来访者，回到异地学习、工作和生活处所后，通过信函咨询、电话咨询、互联网咨询继续得到咨询者的帮助；现场咨询中发现的心理问题严重的人，则根据需要转到医院进行门诊咨询甚至住院治疗。因此，多种形式互相配合，有助于心理咨询的广泛开展和咨询效果的提高。

三、心理咨询的原则

心理咨询的原则是心理咨询人员在工作中必须遵循的基本要求。比较重要的原则有：信赖性原则、整体性原则、针对性原则、综合性原则、发展性原则和保密性原则。

1. 信赖性原则 心理咨询是针对人的工作，是一种特殊的人与人之间的交往方式。因此，与来访者建立一种良好的、相互信任的人际关系，是心理咨询工作顺利开展的基础。在咨询过程中，必须使来访者感到心理咨询人员是可信任的、诚恳的和有能力的，这样才可以使心理咨询工作取得圆满结果。从某种意义上讲，建立良好的信任关系比咨询技术还重要。

2. 整体性原则 在心理咨询过程中，心理咨询人员要有整体性念，对来访者的心理问题作全面考察、系统分析。人是心身相统一的，来访者不仅是生物的人，还是社会的人。咨询师不仅要把握来访者的心理活动，还要了解其生理活动表现；既要重视心理活动诸要素的内在联系，又要考虑心理因素、生理因素和社会因素的相互制约和影响。

3. 针对性原则 每一个来访者都是独特的，所以要遵循针对性原则，做到“对症下药”。在心理咨询过程中，心理咨询人员既要注意来访者的共同表现和一般规律，对大多数来访者特定阶段普遍存在的共性的心理矛盾和适应问题，作广泛的一般性的咨询；又要注意每个来访者的特殊心理问题，采取特殊的有针对性的措施。在进行心理咨询时，心理咨询人员要认识到个体存在的差异性，在心理困扰方面的表现也不尽相同。即使是同一类型的问题，由于各人的经历、个体心理特征和所处的环境不一样，其表现形式也不一样。咨询者不仅要了解来访者存在的主要问题，更重要的是要了解其在这些问题中的特殊表现。咨询者要根据来访者的不同年龄、性别、人格、文化背景等，采取不同的咨询方法和步骤，因人、因时、因地、因事而宜，灵活制订不同的咨询方案。

4. 综合性原则　心理咨询工作以各种不同的心理学理论为基础，在实践中发展了各种咨询和方法，形成了不同的咨询模式。研究表明，不同方法适合于不同的个体和不同的心理问题，不可用一种方法去解决所有的心理问题。现在，心理咨询人员中已经很少有人只运用一种理论和方法，大多数心理咨询人员都采用综合方法，以求达到最好的效果。即使那些声称自己只遵循某一种模式、方法的咨询者，实际上其咨询过程也包含了其他方法的内涵，只不过主要用某一方法而已。

5. 发展性原则　心理咨询就其本质来说，是一种教育的、发展的咨询。作为咨询人员，要用发展的眼光去看待来访者，相信每个人都有发展、改变的愿望和可能。心理咨询本身就是帮助来访者更好的发展、成长。

心理咨询与心理治疗的范围都包括障碍性咨询和发展性咨询，两者的重要区别在于，心理咨询以发展性咨询作为工作的主要内容，而心理治疗则以障碍性咨询作为工作的主要内容。另外，在障碍性咨询中，心理咨询把矫治障碍仅作为咨询的初级目标。它把障碍的矫治和促进人的发展结合起来，把促进人的发展作为自己更高的目标，把初级目标与高级目标结合起来。心理咨询人员只有明确了这一点后，才能将咨询工作做得更有成就。

6. 保密性原则　尊重来访者的权利和隐私，是心理咨询工作最基本的职业道德之一。在心理咨询过程中，由于来访者对咨询者的高度信任和心理咨询的特殊性，常常把自己从不被人知道的隐私全部暴露出来。这本身是对咨询者的信任，心理咨询人员应以来访者的利益为重，对来访者负责，为来访者保密。

保密性原则包括在任何场合不谈论来访者的隐私，未经来访者同意不向任何人谈及其隐私，不得在报刊上全文报告来访者的隐私等。当然，对这一原则不能片面、孤立地理解，以来访者利益为重的同时，不应损害他人和社会的利益。

第二节　心理咨询的程序和技巧

一、心理咨询的程序

（一）建立关系、收集资料

建立关系即咨询者与来访者建立良好的关系，这是进行有效咨询的首要环节，并且咨询关系的发展贯穿于整个咨询过程中。收集资料是指咨询者明确来访者需要解决的基本问题及其与之有关的心理、躯体和社会方面的情况。收集资料的内容与来访者的问题有关，也与咨询者的理论取向有关。需要收集的资料一般包括以下内容。

1. 来访者的一般情况　如姓名、性别、年龄、职业、文化程度、民族、宗教信仰、婚姻状况和经济收入等。这些内容可由来访者以表格形式填写。

2. 来访者面临的主要问题　包括来访者的心理、躯体方面的主要症状，想要解决的心理问题，近期重大的生活事件，想要达到的咨询目的等。在此阶段，咨询者要弄清来访者当前究竟被什么问题所困扰，问题的严重程度如何，问题持续时间多久，产生的原因是什么，他本人对此有无明确的意识等等。来访者的期望目标尽量要明确。同时要注意，并非有心理困扰的人都愿意坦诚的接受心理咨询，也不是所有的来访者都是适合咨询的对象。

3. 来访者心理问题的背景资料 围绕来访者的主要心理问题，进一步了解其有关的背景资料。如工作环境、学习能力、生活习惯、生活史、个人和家庭成员的健康状况，社会人际关系、个性特征、兴趣特长，生活的转折点和对未来的看法，以及性发育的情况等。如有必要，可进行心理测试和其他检查。

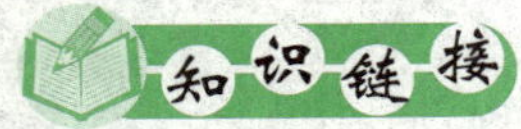

心理咨询中怎样选择恰当的心理测验

选择恰当的心理测验时，应该注意以下几点：①为对求助者临床症状的严重程度数量化，应选择与其临床症状表现直接有关的量表。②当求助者所处的环境与外界因素不足以引起别人有相同的症状表现时，应当选择和症状表现有密切关系的心理测验、问卷和量表，如人格量表。③为满足确定诊断和制定临床治疗方案的需要，应选用病因探索性量表，如生活事件量表。④如果求助者临床的症状表现超出了心理问题的常规，为了排除其他疾病，可以选择使用量表。如神经心理学测评量表。

（二）诊断分析、拟定方案阶段

该阶段的主要任务是根据所收集的资料，结合心理学的有关知识，对来访者的问题进行分析和诊断。明确来访者的问题属于什么类型。同时要对其严重程度进行评估，明确来访者心理问题的原因。之后，咨询者以简明的语言把自己对问题的了解和判断反馈给来访者，通过讨论等方式与来访者达成共识，共同确立咨询目标，并制定出一个切合实际的、有效的咨询方案。

（三）帮助和改变阶段

该阶段是心理咨询的关键阶段，主要任务是咨询者应用心理学方法和技术帮助来访者减轻或消除心理问题。常采用的方法有领悟、支持、解释、行为指导和改变认知等，对于比较严重的心理障碍者，则要采取专业化的心理治疗技术。在咨询时要注意，咨询者不能使来访者成为一个被动、接受、依赖的角色。咨询者一般不要直接、具体的告诉来访者如何做，而要提出建议和多种可能解决的办法，让来访者通过比较，自己选择其中最适合解决自己问题的办法。

（四）评估、结束阶段

这个阶段的工作是对整个咨询过程作一个总结性的评价。咨询者帮助来访者重新回顾咨询的要点，检查咨询目标的实现情况，使来访者对自己的情况有更加清楚的认识，对咨询过程中所接受的有益帮助、启示和领悟记得更加深刻。咨询结束后，最好对来访者进行跟踪观察，以便总结经验。

总之，心理咨询是一个过程，是由不同阶段、步骤构成的，各个阶段有不同的侧重点，各阶段之间相互交叉链接、相互关联，形成统一的、完整的咨询过程。

二、心理咨询的技巧

（一）尊重

尊重意味着接纳对方，信任对方，保护对方的隐私。尊重是建立良好咨询关系的基础，它表示了对来访者存在与价值的承认与肯定，传递的信息是："我敬重你"，"你对我很重要"。在咨询中要体现尊重的态度，尽量不要使用命令式、旁观式的语言交谈。

（二）真诚

真诚指咨询者在心理咨询过程中对来访者真挚诚恳，不刻意取悦对方，不因自我防御而掩饰、修改自己的想法和态度，真实的表达自己的想法。真诚的感情基础是发自内心的"爱"与"善"。真诚能带来信任和喜爱，还可给来访者一种安全感，而且为来访者提供了一个榜样。

但要注意，不能把真诚理解为简单的实话实说，面对来访者，咨询者的言行必须是有助于来访者成长的，不能说一些可能会伤害对方的话。真诚与其说是技巧，不如说是一种人生态度。

真诚的态度，一般表现为：

（1）讲话自然、亲切，所讲的话、所表达的态度真实可信。

（2）能站在对方角度考虑问题。

（3）语言的表达与非语言的表达含义一致。

（三）共情

共情被人本主义心理咨询家认为是影响咨询进程和效果的最关键的咨询特质。此词有多种中文译法，比如投情、神入、同感心、同理心、通情达理、设身处地等等。按照罗杰斯的观点，共情是指体验别人内心世界的能力。它包括三方面的含义。

（1）咨询师借助来访者的言行，深入对方内心去体验它的情感、思维。

（2）咨询师借助于知识和经验，把握来访者的体验与他的经历和人格之间的联系，更好地理解问题的实质。

（3）咨询师运用咨询技巧，把自己的共情传达给对方，以影响对方并取得反馈，

共情在咨询中意义重大，其重要性主要表现在以下几个方面：①咨询师能设身处地的理解求助者，从而更准确的把握资料。②求助者感到自己被理解、悦纳，会产生愉快感、满足感，这对咨询关系会有积极的影响。③促进求助者的自我表达、自我探索，从而达到更多的自我了解和咨询双方更深入的交流。④对于那些迫切需要获得理解、关怀和情感倾诉的求助者，有更明显的咨询效果。

（四）积极关注

积极关注是对求助的言语和行为的积极面予以关注，从而使求助者拥有正向价值观。

积极关注涉及到人的基本认识和基本情感。凡是助人工作，首先必须拥有一种信

念，即受助者是可以改变的。他们身上总会有这样那样的长处和优点，每个人的身上都有潜力的存在，都存在着一种积极向上的成长动力，通过自己的努力、外界的帮助，每个人都可以比现在更好。这一观点对于心理咨询师来说非常重要。

积极关注不仅有助于建立咨询关系，促进沟通，而且其本身就具有咨询效果。尤其对那些自卑感太强或因面临挫折而“一叶障目，不见泰山”者，咨询师的积极关注往往能帮助他们积极的认识自己和周围，看到自己的长处、光明面和对未来的希望，从而消除迷茫，树立自信心。

（五）参与性技术

1. 倾听 倾听是心理咨询的第一步，是建立良好咨询关系的基本要求。倾听既可以表达对求助者的尊重，同时也能使对方在比较宽松和信任的氛围下诉说自己的烦恼。倾听时，咨询师要认真、有兴趣、设身处地的听，并适当地表示理解，不要带有偏见，不要做价值评判。

2. 封闭式询问 封闭式询问通常使用“是不是”、“对不对”、“要不要”、“有没有”等词，而来访者的回答也是“是”、“否”式的答案。

3. 开放式询问 开放式询问通常使用“什么”、“如何”、“为什么”、“能不能”、“愿不愿意”等词来发问，让求助者就有关问题、思想、情感给予详细说明。

4. 鼓励 鼓励即直接的重复求助者的话，或者以某些词语如“嗯”、“讲下去”、“还有吗”等，来强化求助者叙述的内容，并鼓励其进一步讲下去。

鼓励除促进会谈继续外，另一个功能是通过对求助者所述的内容的某一点、某一方面作选择性关注，从而引导求助者的会谈朝着某一方向作进一步深入。比如，一位求助者说：“我和女朋友已经相爱多年了。可我父母有不同意见，我母亲喜欢我女朋友，但我父亲反对我大学里谈恋爱，我为此很烦恼，书也看不进去，晚上常失眠，不知怎么办好。”此例有许多个主题。咨询师可选择任何一个给以关注，“你说你们俩相爱多年了？”“你母亲喜欢你女朋友？”“你父亲不赞成你大学里谈恋爱？”“你失眠了？”“你说你现在看不进去书？”等等，鼓励不同的主题就可以引导求助者朝着不同的方向达到不同的深度。因此，咨询师应把握求助者所谈的内容，根据经验并结合需要有选择的给予鼓励。咨询师虽然是听，但是一种主动的、积极的、参与式的倾听。上例中，选择“你不知道怎么办才好”作为重复或许是最好的，因为，一方面抓住了求助者现状的核心，理解求助者，另一方面鼓励求助者对其困扰的问题作更进一步的描述和分析。一般来说，求助者长篇大论地描述其困惑的最后一个主题，往往有可能是最重要的，可对此做出鼓励。

5. 内容反应 内容反应也称释义或说明，是指咨询师把求助者的主要言谈、思想加以综合整理，再反馈给求助者。咨询师选择求助者的实质性内容，用自己的语言表达出来，最好是引用求助者言谈中最有代表性、最敏感、最重要的言语。释义使求助者有机会再次剖析自己的困扰，重新组合那些零散的事件和关系，使会谈内容更加深入。

此外，咨询师以简明的方式反馈求助者的思想，有助于求助者更清晰地作出决定。

如前面的例子，咨询师可释义："你认为你和女朋友谈恋爱，你的母亲也同意，你的父亲不赞成，因为他不希望你在大学期间谈恋爱，是这样吗？"释义使求助者所述内容更加明朗化。

6. 情感反应 情感反应与上述释义很接近，但有所区别，释义着重于求助者言谈内容的反馈，而情感反应则着重于求助者的情绪反应。情绪往往是思想的外露，通过对求助者情绪的了解可推测出求助者的意思、态度等。

一般来说，释义与情感反应是同时出现的。比如，"你说你的同事在背后挑拨是非"，这是"释义"。而"你似乎对他非常气愤"，是"情感反应"。若是"你的同事在背后挑拨是非，你为此感到非常气愤，是这样吗？"则是综合了释义与情感反应两种技巧。情感反应的最有效方式，是针对求助者现在而不是过去的情感。比如，"你此时的情绪似乎是对你丈夫非常不满"比"你一直对他不满"更有效。

情感反应最大的功能就是捕捉求助者瞬间的感受。但有时这种针对此刻的情感反应可能会对求助者冲击太大，反而不如以过去的经验作为情感的对象为宜。

面谈中，求助者往往会出现混合情感和矛盾情绪，如既爱又恨的感情，既有吸引力又有排斥力，如"一方面喜欢我哥哥，另一方面我又恨他。""我很想去找个女朋友，可心里又有害怕，感到很矛盾。"发现求助者身上的混合情绪有重大意义。富有技巧的咨询师常善于寻找求助者困扰中的矛盾情绪，并予以突破。求助者的情绪性用词是观察其对周围环境的认知的有用线索。比如某求助者谈及某个同事时，可能用"他可真有趣"或"他真讨厌"，这些词语往往表达了求助者的心境。咨询师可由此了解到求助者的思想、情感，同时通过情感反应，使求助者更为清晰地感受到自己的情感。

7. 具体化 具体化即咨询师协助求助者清楚、准确地表达他们的观点、所用的概念、所体验到的情感以及所经历的事件。不少求助者所叙述的思想、情感事件常常是混乱、模糊、矛盾、不合情理的。这些常常是引起求助者困扰的重要原因之一，同时也使问题变得越来越复杂，纠缠不清。咨询师借助于具体化这一咨询技术，澄清求助者所表达的那些模糊不清的观念及问题，把握真实情况。同时，亦使求助者弄清自己的所思所感。没有具体化这一步，咨询师就难以有针对性地开展工作，因为把握的信息很可能是模糊的、错误的。在问题模糊、过分概括、概念不清时可采用具体化技术。

（六）影响性技巧

在心理咨询过程中，如果仅仅运用参与性技巧，那么对来访者的帮助作用将是十分有限的。咨询者要更积极地投身于会谈过程，主动采用影响技巧，用自身的人生经验、咨询训练、洞察力、感受力以及所拥有的专业知识和技术来促进与来访者的交流，使其人生体验更加丰富、成熟。将咨询过程变成一种人际之间的相互作用、相互影响的过程。影响技巧包括解释、指导、劝告、自我揭示、反馈等。

1. 解释 解释即运用某一种理论来描述求助者的思想、情感和行为的原因、实质等。解释是求助者从一个新的、更全面的角度来重新面对困扰、周围环境及自己，并借助于新的观念和思想来加深了解自身的行为、思想和情感，产生领悟，提高认识，促进变化。

解释被认为是面谈技巧中最复杂的一种，它与释义的差别在于，释义是从求助者的参考框架来说明求助者表达的实质性内容，而解释则是在咨询师的参考框架上，运用自己的理论和经验，来为求助者提供一种认识自身问题以及认识自己和周围关系的新思维、新理论、新方法。解释与内容表达亦有关，但解释侧重于对某一问题作理论上的分析，而内容表达则是指咨询师提供信息、建议、反馈等。

咨询师进行解释时，首先应了解情况，把握准确信息，否则，解释势必偏离真实情况。此外，解释必须循序渐进，经过一定的过程后，来访者有了足够的思想准备，然后用恰当的理论给予解释，而不能匆匆忙忙的将来访者不能理解的解释强加在他的身上。解释既要讲究科学性又要考虑对来访者的影响，尽可能消除、减少消极影响，不要让来访者因接受心理咨询而背上更沉重的心理负担。

2. 指导 指导是指咨询者直接指示来访者想什么、怎样想、做什么、怎样做。指导是影响来访者最强的技巧之一，其内容可以是一般建议，也可以是来自某一流派的特殊技术、程序。指导的作用在于直接造成来访者的认知、情感、行为甚至性格改变。

指导可分为一般指导和作为某一疗法的实用技术指导。一般指导，主要是告诉来访者怎样看待自己的心理问题及心理困惑，如何与咨询者合作共同改进行为、解决问题。某一特殊疗法的指导包括各种行为疗法的矫正程序、认知行为作业、家庭系统疗法的家庭作业、森田疗法、音乐疗法、放松训练等等。

运用指导方法应注意：指导方向正确，避免失误，必要时要给予解释；指导要简单明了，通俗易懂，可操作性强，目标具体、明确、易评估；个别化，根据不同的人，选用不同的方法，运用不同的指导语。此外，咨询者在运用指导方法时，应让来访者真正理解指导的内容，而不能以权威的身份出现，强迫来访者执行。否则，不仅不会收到预期的效果，还可能使来访者反感。

3. 情感表达 咨询师告知求助者自己的情绪、情感活动状况即为情感表达。

情感表达与情感反应有所不同。前者是咨询师表达自己的喜怒哀乐，而后者是咨询师反映求助者叙述中的情感内容。咨询师的情感表达既可以针对求助者，如“我觉得你很坦然”，也可以是针对自己的，如“我很抱歉没有听清你刚才说的话”，或针对其他事物，如“我喜欢与人交朋友”等。正确使用情感表达，既能体现对求助者设身处地的反应，又能传达自己的感受，使求助者感受到一个活生生的咨询师形象。同时，咨询师的这种开放的情绪分担方式为求助者做出了示范，有利于促进求助者的自我表达。

4. 内容表达 内容表达是指咨询师传递信息、提出建议、提供忠告，给予保证、进行褒贬和反馈等。

其实，咨询过程中各种影响技巧都离不开内容表达，都是通过内容表达起作用。广而言之，指导、解释、影响性概述、自我开放等都是一种内容表达。

内容表达与内容反应不同，前者是咨询师表达自己的意见，而后者则是咨询师对求助者的叙述做出反应。提出忠告和建议也是内容表达的一种形式，但要注意措辞要和缓、尊重，比如“我希望你……”、“如果你能……或许就会更好”。

5. 自我开放 自我开放亦称自我暴露、自我表露，指咨询师提出自己的情感、思想、经验与求助者共同分享。它与情感表达和内容表达十分相似，是二者的一种特殊组合。

自我开放在面谈中十分重要。咨询师的自我开放与求助者的自我开放具有同等价值。它可以建立并且促进咨询关系，能使求助者感到有人分担他的困扰，感受到咨询师是一个普通的人，能借助于咨询师的自我开放来实现求助者更多的自我开放。

自我开放一般有两种形式，一种是咨询师把自己对求助者的体验、感受告诉求助者。若感受是积极、正面、赞扬性的，则为正信息，如“对于你刚才的坦率，我非常高兴。”一般地，正信息能使求助者得到正强化，使求助者心情愉悦、受到鼓励。但传达的正信息须是实际的、适度的、真诚的，不然会适得其反。若感受是消极的、反面的、批评性的，则为负信息，如“你迟到了 20 分钟，我觉得有些不愉快。或许你有什么原因，你能告诉我吗?”传达负信息的自我开放时，应注意可能会产生负作用。咨询师不能只顾自己表达情绪而忽视了体谅求助者的心情。所以，上例中后半句是必要的。

第二种形式的自我开放是咨询师暴露与求助者所谈内容有关的个人经验。例如，“你所提到的考试前紧张，我以前也有体验。每当大考前，我就开始烦躁不安，晚上睡不好……但不知这个时候你看书的效率怎么样?”一般来说，这种自我开放应比较简洁，因为目的不在于谈论自己，而在于借助自我开放来证明自己理解并愿意分担求助者的情绪，促进其更多的自我开放。为此，咨询师的自我开放不是目的而是手段，应始终把重点放在求助者身上。

此外，自我开放需要建立在一定的咨询关系上，有一定的会谈背景。若突如其来，可能会超出求助者的心理准备，反而效果不好。自我开放的内容、深度、广度都应与求助者所涉及的主题有关，若咨询师自我开放的数量太多，就可能占用求助者太多的时间，故应适可而止。总之，自我开放应以有助于促进关系、促进求助者进一步自我开放和深入地了解自己、加强咨询效果为准则。

6. 面质 面质又称质疑、对质、对峙、对抗、正视现实等，是指咨询师指出求助者身上存在的矛盾。当求助者言行不一致、理想与现实不一致、前后言语不一致、咨访意见不一致时，咨询师可采用面质技术。

咨询中使用面质的目的，在于协助求助者促进对自己的感受、信念、行为及所处情况的深入了解；在于激励求助者放下自己有意无意的防卫心理、掩饰心理来面对自己、面对现实，并由此产生富有建设性的意见或建议；在于促进求助者实现言语与行动的统一，理想自我与现实自我的一致；在于使求助者明了所具有而又被自己掩盖的能力、优势，即自己的资源，并加以利用；在于通过咨询师的面质给求助者树立学习、模仿的榜样，以便将来自己有能力去面对他人或者自己，而这一点是健康人生所需要学习的课题。

第三节　心理咨询人员应具备的条件及注意事项

一、咨询人员应具备的条件

来访者来自社会各个阶层，其职业、文化程度、社会经历、性格特点、人生观和信仰各不相同，面临问题和需要也各不相同，这就对心理咨询人员提出了更高的要求。

1. 高尚的职业道德和高度的责任感　心理咨询人员应富有同情心和爱心，要真诚、平等、友好地对待咨询对象，尊重和维护咨询对象的权益、隐私。

2. 广博的知识和娴熟的咨询技能　心理咨询人员应具备有关专业的知识技能，如医学、心理学、社会学、伦理学、社会科学和行为科学的知识和技能，还应具备一定的临床实践经验。《心理咨询师国家职业标准》要求心理咨询人员掌握的基础知识包括：普通心理学、社会心理学、发展心理学、心理健康与心理障碍、心理测量学、咨询心理学以及与心理咨询相关的法律知识等。要掌握的实践技能包括：心理诊断技能、心理测验技能和心理咨询技能。

3. 优良的心理品质和言语表达能力　作为心理咨询人员自身应有良好的心理素质，良好的情绪控制能力、敏锐的观察力、较强的记忆力、分析和综合能力及流畅的言语表达能力。要善解人意，体贴别人，能与不同气质、不同性格的人交往，并与之建立和谐的人际关系。此外，深沉、真挚的情感，轻松、愉快、自信的表情，在咨询过程中都会对咨询对象产生积极的暗示作用。

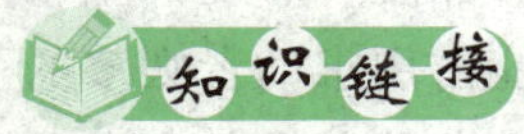

心理咨询师国家职业标准

申报条件

心理咨询员（具备其中条件之一者）

（1）取得本专业或相关专业中专以上毕业证书，经心理咨询员正规培训达规定标准学时数，并获得毕（结）业证书者。

（2）连续从事心理咨询工作满5年并能出具可靠证明者。

心理咨询师（具备以下条件之一者）

（1）取得心理咨询员职业资格证书后，连续从事本职业工作5年以上，经心理咨询师正规培训达规定标准学时数，并获毕（结）业证书者。

（2）心理学、教育学、医学大专毕业；或其他专业本科毕业，经心理咨询师正规培训达规定标准学时数，并获得毕（结）业证书者。

（3）具有心理学、教育学、医学专业的中级职称，经心理咨询师正规培训达规定标准学时数，并获得毕（结）业证书者。

高级心理咨询师（具备以下条件之一者）

(1) 具有本科学历并取得心理咨询师职业资格证书后连续从事本职业工作5年以上，经高级心理咨询师正规培训达规定标准学时数，并获得毕（结）业证书，在国家核心学术杂志发表论文两篇以上者。

(2) 获心理学、教育学、医学硕士学位，见习本职业工作半年以上，经高级心理咨询师正规培训达规定标准学时数，并获得毕（结）业证书，在国家核心学术杂志发表学术论文一篇以上者。

(3) 获心理学、教育学、医学博士学位，经高级心理咨询师正规培训达规定标准学时数，并获毕（结）业证书者。

(4) 具有心理学、教育学、医学专业副高职称以上，经高级心理咨询师正规培训达规定标准学时数，并获得毕（结）业证书者。

国家劳动和社会保障部

二、心理咨询的注意事项

(1) 尊重来访者，严守秘密　咨询师应尊重来访者的意愿，不要把自己的主观想法强加于人，不向他人泄露咨询的内容。

(2) 控制咨询时间　多数情况下，每次咨询时间为50分钟至1小时。心理障碍的形成并非一日所致，所以不要期望通过1～2次的咨询、晤谈就能解决问题，而是需要有一个长期的过程。

(3) 咨询工作人员要态度冷静，情绪稳定，回答问题准确、谨慎。

(4) 咨询环境安静、舒适，有安全感，不华丽，无新异感。

复习思考题

一、单项选择题

1. 心理咨询是指咨询者运用心理学的理论方法，通过（　　），帮助来访者解决心理问题、提高适应能力、促进人格发展的过程。
   A. 心理治疗　B. 特殊的人际关系　C. 心理测验
   D. 恋爱、婚姻、家庭方面的指导　E. 以上都不是
2. 心理咨询的形式有
   A. 门诊咨询与现场咨询　B. 信函咨询与电话咨询　C. 专栏咨询
   D. 互联网咨询　E. 以上都是
3. 心理咨询工作顺利开展的基础是
   A. 与来访者建立一种良好的、相互信任的人际关系
   B. 心理咨询人员要有整体性观念，对来访者的心理问题作全面考察、系统分析
   C. 做到“对症下药”

D. 采用综合方法

E. 用发展的眼光去看待来访者

4. 心理咨询的技巧有

A. 尊重 B. 真诚 C. 共情 D. 积极关注 E. 以上都是

5. 下列描述，不属于心理咨询范围的是

A. 学习和学校生活　　B. 职业选择和工作效率的提高

C. 对各种心理障碍作出诊断　　D. 恋爱、婚姻、家庭方面的指导

E. 精神疾病

6. 心理咨询的原则有

A. 信赖性原则、整体性原则　　B. 针对性原则　　C. 综合性原则

D. 发展性原则和保密性原则　　E. 以上都是

7. 下列哪类心理咨询者比较适宜使用信函咨询

A. 年幼的心理咨询者

B. 要求对咨询内容进行保密的人员

C. 路途遥远或有心理问题但羞于面见咨询者的人

D. 情绪处于危机状态有自杀意图的人员

E. 对咨询人员持怀疑态度的咨询者

8. 专栏心理咨询比较适用于

A. 急性情绪危机，有自杀倾向

B. 外地要求咨询者

C. 被咨询者有隐私，要求保密

D. 公众普遍关心的、带有代表性的问题

E. 以上都不是

9. 关于自我开放，下列说法不正确的是

A. 需要建立在一定的咨询关系上

B. 要有一定的会谈背景

C. 其内容、深度、广度都应与求助者所涉及的主题有关

D. 咨询师可以随时自我开放

E. 应适可而止

10. 关于咨询中使用面质的目的，下列说法正确的是

A. 协助求助者促进对自己的感受、信念、行为及所处情况的深入了解

B. 激励求助者放下自己有意无意的防卫心理、掩饰心理来面对自己、面对现实，并由此产生富有建设性的活动

C. 促进求助者实现言语与行动的统一，理想自我与现实自我的一致

D. 使求助者明了所具有而又被自己掩盖的能力、优势，即自己的资源，并加以利用

E. 以上全是

11. 关于咨询人员应具备的条件，下列说法不正确的是
    A. 高尚的职业道德和高度的责任感
    B. 广博的知识和娴熟的咨询技能
    C. 优良的心理品质
    D. 必须获心理学硕士或者博士学位
    E. 优良的言语表达能力

二、填空题

1. 心理咨询的形式主要有________、________、________、________、________、________。
2. 心理咨询的技巧包括________、________、________、________、________、________。

三、名词解释

心理咨询

四、简答题

1. 简述心理咨询包括哪些程序？
2. 简述心理咨询的原则。
3. 心理咨询人员应具有什么样的条件？
4. 心理咨询的注意事项有哪些？

五、论述题

试比较不同心理咨询形式的优缺点。

（贾丁鑫、焦迎娜）

第十二章 心理治疗

1. 了解心理治疗的概念与分类。
2. 熟悉心理治疗的原则。
3. 掌握精神分析疗法、行为疗法、认知疗法、森田疗法的主要内容。

第一节 概 述

心理治疗日益受到人们的重视。对临床工作者来说，心理治疗是不可缺少的技能。心理治疗不仅是改变病人不正确的认识活动、情绪障碍和异常行为的重要疗法，而且被广泛地应用到生活、学习、家庭、人际关系等方面，成为“了解自己，帮助别人”的重要工具。

一、心理治疗的概念

心理治疗亦称“精神治疗”，指应用心理学理论、技术、方法，通过言语、表情、举止行为或结合其他特殊的手段，改变病人不正确的认知活动、情绪障碍和异常行为，消除心理问题的一种治疗方法。

在传统医学模式的影响下，长期以来，人们对疾病的治疗只重视药物、手术、理疗等治疗方式，对心理治疗并没有深刻认识。直到现代的生物－心理－社会医学模式出现后，心理治疗的重要性和必要性才逐渐被人们所认识。医疗实践有力地证明了心理治疗与药物治疗、手术治疗等同样具有治疗作用，有时是非常有效的。因此，心理治疗作为一种独立和专门治疗技术被广泛应用于临床各科之中。

心理治疗与医学上的其他疗法一样，有其治疗疾病的机制。尽管心理治疗的学派不同，方法各异，但是，其实质都与以下因素有关。

（一）言语的作用

言语与心理活动有着密切的联系，即人的心理活动借助言语（有声言语、无声言语、书面言语等）进行传递信息、协调思维活动、回首往事、展望未来……，因此，言语会引起一系列心理活动，并由此引起情绪和行为的改变。

（二）脑的生理与心理活动的关系

就心理的实质而言，心理是脑的功能，是人脑对客观现实的能动反映。大脑通过神经系统支配身体的各个系统、器官。因此，人的各种心理活动，如认知、记忆、思维、情绪等对躯体的生理功能有直接的影响。这就是说，心理活动既能使躯体由正常向病理方向变化，也可以使其从病理向正常方向变化，即心理活动不仅可以致病，而且也能治病。心理治疗就是利用心理活动对躯体生理和生化过程产生积极而有利的影响作用，使疾病向痊愈方向转化。

（三）高级神经系统条件反射的建立与行为的关系

根据巴甫洛夫的学说，行为的产生是因为大脑的高级神经系统建立了神经联系，即形成了条件反射。通过建立新的条件反射，可以实现改变或建立新行为的目的，行为主义疗法就是应用这个原理改变人的行为方式、纠正病态行为。

二、心理治疗的发展历程

追溯心理治疗的历史，可谓源远流长。在医学发展史上，国内、外都有关于心理治疗内容的记载。古代，人们对心理现象尚无科学的认识，也没有合理的解释，如果有人生病则被认为是“神灵”降灾所致，采取祭祀神灵、还愿赎罪等方式，通过神秘而庄重的宗教仪式，运用所谓神灵的力量为病人驱邪除魔。在这个过程中，部落首领、族长、巫师、神父等人不自觉地运用了心理学中的保证、暗示、宣泄、安慰等规律和手段，给病人带来希望和信心，对因恐惧而受到影响的情绪起了稳定作用，从而使症状减轻或消失，部分病人得到治愈，其实这是心理治疗的作用。

两千多年前，我国第一部医学著作《黄帝内经》就特别强调心理的作用，认为“精神不进，意志不治，病乃不愈”。这种认识充分体现了心理治疗的理念。由此可见，中医学关于心理治疗的理论就已经有了雏形，并在临床中广泛应用，比较盛行的方法有运用符咒和语言祈祷祛除疾病的祝由、言语开导、情志相胜治疗、激情刺激和气功治疗等。

在国外，心理治疗的历史也非常悠久。《圣经》里有耶稣基督对盲、聋、哑和不能行走的瘸子实施抚摸后残祛病除的记载，通过“诚则灵”的虔诚信仰达到恢复健康的目的。早在古埃及和古希腊时代，就有人强调医生的言语在疾病治疗中的作用，曾提出把“言语”作为治疗疾病的一种工具。还有人把惊吓作为一种手段，达到治疗疾病的目的，如“疯人之桥”，即让精神病人在特别搭制的桥上走过，当走到桥上的亭子时突然落水，受惊后病情就会有所好转。中世纪，神学和宗教有了至高无上的权威，阻碍了科学和医学的进步，心理治疗也受到影响。这种局面持续很久，直到中世纪末期才被欧洲的文艺复兴运动所打破，1792 年法国医学家、近代精神病学的先驱和革新者、心理治疗的倡导者比奈提倡用人道主义治疗精神病，从此心理治疗才重获发展。

心理治疗的历史虽然久远，但是现代心理治疗在近一百余年才逐渐发展起来，通常以弗洛伊德创立的精神分析治疗为起点。弗洛伊德曾经从事神经病学，使用催眠术治疗歇斯底里病人，让病人通过自由联想的开放式交谈来疏泄，应用释梦和移情分析等技术发掘潜意识领域中的冲突和压抑。他提出了人格结构的本我、自我和超越的理论，其经典的精神分析学说建立在对焦虑症病人的临床研究之上，后经他的学生荣格和克莱因的修正，发展成新精神分析理论，不再强调性本能作用，而是看重人际关系的需要。在二十世纪上半叶，在抗精神病药物在临床应用之前，精神分析治疗曾经是精神科的主要治疗方法。

二战时期，英国为了处理士兵因战争创伤应激创立了集体心理治疗，后来经完善形成心理治疗小组和治疗社区的大集体治疗。二战后，由北美的精神病学家提出，逐步形成家庭治疗。

20 世纪 50 年代，心理学家根据学习理论治疗神经症性症状的实验，发明了行为疗法。行为疗法的主要代表是交互抑制心理疗法的创始者沃帕，他采用放松状态下接触恐怖事件的方法治疗恐怖症。后来新行为主义的代表人物、行为矫正技术的创始人之一斯金纳应用强化原则改变不良行为。20 世纪 60 到 70 年代，行为疗法广泛应用于精神科临床。其特点在于侧重改变外显行为，但是对神经症障碍存在的隐匿性心理过程问题，特别是认知－思维方式障碍难以解决，故在 20 世纪 70 年代出现了认知疗法。

早在 20 世纪 50 年代末，美国心理学家艾利斯提出的合理情绪疗法中就考虑了认知因素。1976 年美国认知心理学家贝克首次提出了认知疗法。在 20 世纪 80 年代后，很多行为治疗学者用认知理论和技术，将传统的行为疗法进一步发展和完善。

目前，临床上采用的大多是认知行为治疗。由于认知心理学的发展，精神动力治疗的学者借鉴了认知信息学习过程的理论，在 20 世纪 80 年代后期，提出了认知分析治疗，改变了从前精神分析治疗与行为疗法的对立局面。从此，心理治疗学家将心理治疗的方法进行系统“整合”，依病人的实际问题，应用不同的治疗技术，其疗效颇佳，故不再强调单独的方法和流派已成趋势。

我国心理治疗的深入开展和广泛的临床应用，只是近 20 年的事。20 世纪 90 年代，国内逐步系统地介绍了西方的心理治疗方法并应用于临床实践，心理治疗、危机干预已经明确提到医疗卫生工作的日程工作中。

三、心理治疗的分类

本书将着重从以下两个方面进行分类。

（一）根据学派理论分类

心理治疗的学派和理论很多，其方法和技术也比较复杂。其中影响较大的三大流派是：精神分析学派、行为主义学派和人本主义学派。

1. 精神分析学派的心理治疗　以弗洛伊德为代表的精神分析学派认为，心理障碍不是由躯体疾病导致，而是心理和情绪紊乱的结果。该学派特别强调动力因素的重要性，提出人的心理障碍是某些幼年时期所受的精神创伤压抑在“潜意识”中所致。让病人领悟来改变原来的行为模式，重建其人格达到治疗目的，此即经典的精神分析疗法。后经弗洛伊德的弟子霍妮、弗洛姆等人的修正，把文化、社会条件和人际关系等因素提到了精神分析的人格理论和治疗原则的首位，摒弃了弗洛伊德的泛性论和本能论，保留了弗洛伊德学说中的潜意识、压抑、抵抗、移情、自由联想等基本概念，坚持潜意识和先天潜能的主导作用，成为新精神分析学派。

2. 行为主义学习理论的心理治疗　这是建立在行为主义学习理论基础上的一类心理治疗方法，称为行为主义疗法或行为矫正法。其理论根据来源于巴甫洛夫的经典条件反射、桑代克和斯金纳的操作性条件反射、班杜拉的社会学习理论。该学派认为异常行为和正常行为一样，都是通过学习获得的，并因为强化而保持下来。因此，病人的异常行为可通过另一种学习来消除和矫正。由于环境因素对行为的获得和保持有重要作用，所以应当考虑病人所处的环境因素。

3. 人本主义理论的心理治疗　这是以现象学和存在主义哲学为基础、根据人本主义心理学原理建立的一种心理治疗方法。它与精神分析和行为疗法不同，不是通过探究潜意识的情结和改变反应形式来纠正不正常的行为，而是着重于调动主体内在的潜能进行自我治疗。人本主义治疗以 1942 年罗杰斯创建的“来访者中心疗法”为代表。这个方法的实质是促进和协助病人依靠自己的力量自己解决问题。此外，还有交朋友小组、现实疗法、真实疗法、自我实现疗法等。

（二）根据沟通方式分类

1. 个别心理治疗　即在治疗过程中医生和病人采用一对一的治疗方式。如弗洛伊德的精神分析疗法等。

2. 集体心理治疗　心理治疗时，医生和病人采用一对多或多对多的方式进行交谈。当然，医生和病人，连同家属、亲戚及同事在一起谈话，对病人而言是治疗性的，对其他人来说则是教育性的，这种集中治疗的效果可能会更好。家庭疗法、夫妻疗法、婚姻治疗等，均属于此种疗法。

四、心理治疗的原则

临床上通常把心理治疗分为一般心理治疗和专门心理治疗两个层次。前者适用于所有的病人，是每个医护人员都应当掌握的，如对病人给予安慰、劝解、支持、保证、疏导及环境调整等，亦称为支持疗法，如医疗教育、音乐治疗、书法绘画治疗、运动治疗等。后者指按一定学派理论体系，运用严格的技术和方法进行专业化的心理治疗。专门心理治疗有一定的适应症，实施者要经过专门的训练，如精神分析疗法、系统脱敏法、催眠疗法、生物反馈疗法、森田疗法等。

无论哪种心理治疗，都是借助密切的医患关系进行的，因此，在心理治疗的过程中必须保持良好的医患关系，并遵循以下的原则。

1. 认真、耐心地倾听　倾听和倾诉是心理治疗的环节之一，病人把内心想要说的话无拘无束地诉说出来，具有宣泄情绪、消除心理郁结的功效。心理治疗师应当重视和启发病人的倾诉。同时，治疗者要耐心而认真地倾听病人的讲话，做到认同其内心体验，接纳其思维方式，设身处地的理解，取得病人的信任，为彼此间的沟通打下良好的基础。在倾听的过程中，治疗者要做到不随便插话，不评论，不争辩，要发现问题和主要矛盾；与病人保持适当距离，太近会有威胁感，太远又会令人感到疏远。由于倾听是治疗的开始，因此治疗者应当以同情、理解、鼓励和启发式的提问引导病人，万不可让病人感到冷漠、鄙视或嘲笑，这样才能取得病人的信任，获得理想的治疗效果。

2. 真诚的支持 心理治疗师必须给病人以真诚的支持，指导病人有效地去适应和应对各种环境，积极主动地和疾病斗争，度过危机战胜疾病。由于病人处于困境之中，常常会表现出胆怯、颓丧、失去信心和茫然不知所措。在这种情况下，病人特别需要帮助和支持。治疗师可以帮助病人看到自己的优点，树立自信。在细心倾听的时候，治疗师要给予适当的解释或指导，帮助病人纠正不正确的认识，并提供必要的应对方法。这种实事求是的支持，可使病人消除疑虑，增强自信和希望，其实这也是一种强烈的社会支持。

3. 中肯的保证 保证对病人来说有减轻焦虑，唤起信心，促进病情好转的作用。对病人和家属而言，他们对病情的严重程度，疾病的发展和治疗结果等非常关注。因此，在经过一系列检查和诊断后，治疗者必须给予科学、实事求是、恰如其分的结论与保证。医生要以肯定的语气向病人做出明确的解释，这些解释要合情合理，令人信服，如疾病可以治愈、症状可以消除等。但治疗所需时间方面的保证要保守一些，以免引起病人的失望和挫折感，甚至产生怀疑。当然，也要向病人提出积极配合的要求，充分发挥和调动其主观能动性。在治疗取得进展、病情好转时，应当及时给以肯定和赞扬，以求获得更好的疗效。

4. 科学性 心理治疗的实施一定要讲究科学性，要以心理学理论为指导，遵循心理学规律来进行。

首先，心理治疗方案的制定必须有针对性。虽然心理治疗的方法很多，其适用范围不如药物或手术的规定那样严格，但每种心理治疗都有一定的适应症，尤其是行为疗法更是如此。因此，在选择心理治疗方法时，必须根据病人的具体问题和现实条件，有针对性地确定疗法和医疗方案，并且有周密的计划，对估计出现的问题制定应对方案，这是取得疗效的必要保证。

其次，在进行心理治疗过程中，应当不断地发现问题，修正治疗方案，必要时，可将各种心理治疗方法整合。由于病人的心理活动受很多因素影响，不但不同病人存在很大差异，就是同一个病人在不同时期也有很大心理变化，应随时对心理治疗方案做必要的变更。

5. 保密性 由于心理治疗往往涉及病人的隐私，根据我国的有关规定，对病人的姓名、职业、文化、病情及治疗情况进行保密是心理治疗应当遵循的原则。医生在非经病人允许的情况下，不得将相关材料公布于众，即使在学术交流中也不能暴露病人的相关材料。

第二节　心理治疗的常用方法

一、精神分析疗法

精神分析疗法亦称心理分析疗法，是奥地利精神病学家、精神分析学派创始人弗洛伊德于19世纪末创立的一种心理治疗方法。

（一）基本理论

精神分析的基本理论包含以下4方面内容：意识和无意识理论、人格结构理论、本能理论和心理防御机制理论。精神分析理论经历过两次较大的修正，第一次是关于性力的说法，认为性力不是精神动力的来源，人的精神动力是一种社会性的，追求优越的要求，性力的本质不是性，而是一种普遍的生命力，性力仅仅是其中的一部分而已。第二次修正是20世纪30～40年代，这次修正的主要论点是，在系列活动中起重要作用的不仅仅是生物学因素，更应当强调的是社会学因素，被称为新精神分析学派。

（二）临床应用

在临床应用方面，精神分析治疗的目的是通过对早年情绪问题的解决和人格再建来消除症状。即在分析症状产生和发展的过程中，启发病人的自我意识，澄清无意识冲突的影响，通过解释使其领悟，转变态度，纠正其人格中不成熟的情感体验，消除神经症性的心理防御机制，最终达到症状明显改善或消除的效果。

精神分析疗法的适应症主要是强迫症、恐怖症、焦虑症、癔症等神经症及某些心身疾病。其禁忌症是偏执型人格障碍、精神分裂症和严重的抑郁症。此外，对实施精神分析的病人的自身条件也是有选择的，如要求病人有一定的文化和智力水平，具有“内省”能力，有求治和改变现状的动机，接受或同意自己的症状与精神因素有密切联系的观点等等，且年龄不宜过大。

（三）治疗方法

1. 了解心理活动　治疗开始之前要仔细询问病史，了解家庭背景、生活经历、心理发展、病情的发现与进展、生活环境、人际关系、重大生活事件、个人遭遇的挫折等。

2. 会谈方式　安静、温暖的治疗室内，病人斜躺在睡椅或沙发上，面朝上，治疗者坐在病人一侧或身后，每次会谈时间在45～50分钟，治疗时间半年以上，甚至可达2～3年之久。长期的会谈可获得病人充足的心理资料，密切医患关系，使治疗者全面了解病人的生活经历、成长过程、性格形成和处事方式。同时病人也能加深对自我的认识，为改变自己性格上的弱点，找到方向。

（四）治疗技术

精神分析的治疗技术有以下6种。

1. 自由联想　这是精神分析治疗的基本方法。治疗者让病人以放松的心情躺在睡椅上，用完全自由的方式，把联想到的一切事情都讲出来。治疗者根据病人谈吐中所泄露的词句、事件和想象，推论其中的联系，把病人压抑在潜意识中的冲动、痛苦记忆召回到意识中来，以得到宣泄。这是对病人潜意识进行探索的一种投射的工具，也是病人抒发情绪、进行精神分析和解释的重要方法。

2. 梦的解析 亦称释梦。弗洛伊德认为，梦具有重要的含义，代表未被承认的愿望，是被压抑的欲望寻求获得满足的手段。由于梦的真实内容和含义被隐蔽和伪装起来，要想了解它们，必须对出现在梦境中的象征形式加以分析和解释。弗洛伊德主张将梦分解，然后让病人进行自由联想，认为这是通向无意识领域的捷径，通过梦的解析获得无意识的内容。

3. 解释 亦称“阐释”、“释义”、“解析”等，指治疗者揭示病人的自由联想、梦、症状、口误或笔误、抵抗和对治疗者移情所隐蔽着的潜意识含义或被压抑的愿望等，是深层次疗法的重要技巧之一。治疗者如能正确而巧妙地掌握解释的技巧，对深入探讨和剖析病人的问题、找到合适的解决办法是相当重要的。

4. 移情 在精神分析会谈中，病人把治疗者作为情绪发泄和反映的对象，这种现象称为移情。如有的病人将对父母或过去生活环境中重要人物的情感、态度和属性关系转移到治疗者身上，并相应地做出反应。弗洛伊德认为移情是病人重复儿童期的一个特殊阶段，反映了其对父母或哺育者的态度。病人把治疗者看成早年生活环境中和他有重要关系的人，把那时的情感移植到治疗者身上，对治疗者的依赖很强，要求甚多，或有孩童时代的表现，体验到了儿童样的思维和情感，从而领悟到了潜意识的内容。当病人出现移情时，治疗者应及时向其解释这些表现的本质，指出这是儿童时情感的重演，并由此进行联想，才能使其在感情上有所变化。可见，移情对治疗至关重要，掌握移情是精神分析成功的关键。

5. 阻抗 阻抗指病人对精神分析治疗进行阻碍，使治疗达不到目的的努力，也有人称之为“抵抗”、“抗拒作用”、“阻力”。在治疗中，病人的自由联想不顺利，说话吞吞吐吐，语言中断，或避开一些问题，或和治疗者辩论，甚至迟到等，都是对分析治疗的阻抗。弗洛伊德认为，这是由于病人不愿把潜意识的心理活动暴露出来造成的，所以阻抗是潜意识的，治疗者只有帮助病人逐渐克服这种妨碍自由联想的阻力，才能充分发挥自由联想的作用。精神分析的疗程之所以需要很长时间，其原因就是需要反复地应用移情、自由联想、解释的积极作用，克服不断出现的阻抗。

6. 贯通 也有人称之为“工作修正”。由于精神分析治疗要经历很长的时间，在这个过程中，治疗者要逐步解决病人的内心冲突，并使其自知力与人格逐步得到改善，病人由自己对病情的了解进而改变从前的态度、做法及适应方式。这个过程需要反复强化，再三督促，重复练习，才能逐步改善自己的心理状态，促进情绪上的成熟，这个过程被称为“贯通”。

精神分析理论和精神分析疗法的产生，无疑为心理学在医学治疗方面开辟了一个新的领域，是迄今为止对人格最为深刻的解释。精神分析疗法的特点在于提高我们对人深层心理的了解。实践证明，这个疗法在帮助病人控制焦虑和克服无意义的内疚方面是很奏效的。

由于精神分析方法并不完美，所以在评价和认识这个疗法时，应当看到精神分析理论上的不足和在临床应用方面的局限。

总之，精神分析疗法虽然有些缺点，但它毕竟为认识和治疗心理与行为障碍，提出了新的理念和观点，至今仍然普通使用。

二、行为疗法

行为疗法是根据实验心理学的成果和心理学的学习理论，帮助病人消除或建立某种行为，以达到治疗目的的一类心理治疗。

行为疗法始于20世纪20年代，许多学者与医生致力于行为理论的临床实践，对行为疗法起了极大的推动作用。行为疗法在20世纪50年代末60年代初发展起来，是继精神分析学派心理治疗领域中的第二大流派。

（一）理论基础

行为疗法的理论颇多，没有一个统一贯通的理论模式，归纳起来主要有以下几个方面。

1. 经典条件反射 巴甫洛夫经典条件反射理论为行为疗法奠定了重要的理论基础。他发现，从一个无关刺激转变为具体的某种信号属性的过程就是条件反射形成的过程，也是一个新的行为模式形成的过程。此外，他还发现了条件反射一旦形成后，又能作为“无条件反射”引起和建立第二级条件反射，以及条件反射的泛化和消退等规律。利用这些实验结果，很好地解释了行为的建立、改变、消退等问题。

2. 学习理论 该理论的代表人物是行为主义学派的创始人华生。他从老鼠走迷津的实验中观察到学习的作用，认为无论简单的还是复杂的行为都是学习的结果，并且提出行为的形成遵循频因律和近因律两条规律。学习理论特别强调学习的意义，认为任何行为既可以通过学习获得，也可以通过学习弃掉，突出了学习的作用。

3. 强化 美国心理学家桑代克认为，行为的目的不是为了获得奖赏就是为了逃避惩罚。他认为：当个体反应后得到满足的效果时，刺激－反应间的联结就得到加强；反之，当个体反应得到惩罚的效果时，刺激－反应间的联结就被减弱。

4. 操作条件反射 斯金纳的操作条件反射实验证明了这样一个事实：行为反应的后果对该行为的增多或减少有直接的影响。如果后果是奖励性的，该行为发生的频率倾向于增加；若后果是惩罚性的，则该行为的发生频率减少。他把前者称为正性强化，后者称为负性强化。根据这个原理，可使行为朝预期的方向改变，建立新的、原来没有的行为模式。

（二）临床应用

以学习原理和实验证据为基础的行为疗法比传统的心理治疗有较高的科学性，由于该疗法有整套定型化的治疗形式，可以进行客观的检验和量化，因此临床效果比较显著和稳定。其特点为：治疗是以当前的有关问题进行的；特定的行为目标是行为疗法的靶子；治疗技术都是以实验为基础；根据病人的具体问题和本人的情况有针对性地采用适当的治疗技术。行为疗法在临床上应用至今已近半个世纪，一般来说，常用于精神科、内科等心理问题的干预处理。

在临床上，行为疗法主要适用于以下方面。

（1）神经症　如恐怖症、焦虑症、强迫症、抑郁性神经症。

（2）心身疾病　如原发性高血压、头痛、支气管哮喘、消化性溃疡、甲亢、神经性皮炎、风湿性关节炎等。

（3）人格障碍的适应不良行为　如人际交往不良等。

（4）酒依赖、药物依赖。

（5）精神发育迟滞。

（6）儿童精神障碍　如孤独症和儿童多动症等。

（7）不良习惯　如口吃、拔毛、咬指甲、遗尿等。

（8）精神分裂症病人的获得性适应不良行为。

但是，行为疗法对于精神病性抑郁和分离性障碍（癔症的一种形式）基本无效。

（三）治疗步骤

在行为疗法中病人应当学会矫正自己的不良行为，治疗者则要帮助病人确定需要做什么，学习哪些自助技术，并布置作业，使病人每天坚持练习巩固新习得的行为。这就需要病人有强烈的求治动机和接受这种治疗方法。在行为疗法的全程中，均应遵守循序渐进、行为分析和不断实践的原则。其治疗步骤如下。

（1）确定需要加以纠正的靶行为作为治疗目标。

（2）评定靶行为的严重程度及出现的频率，用来做评定疗效的重要依据。

（3）了解靶行为发生的条件，主要是掌握和行为关联的先行条件。

（4）了解支持行为持续的因素，特别对后继的正、负强化因素更要给予充分的注意。

（5）经选择确定一组方法，对靶症状进行改变或改造。

（6）制定分阶段的目标计划和具体的行为疗法日程表。

（7）定期评定疗效并进行行为分析，确定下一阶段的治疗目标和制定计划，直到症状消除。

（四）治疗方法

行为疗法的方法繁多，这里只介绍常用的行为技术和方法。

1. 系统脱敏法　也叫“交互抑制法”，由美国心理学家、行为疗法的主要代表人物沃尔夫于1958年创立。所谓系统脱敏，就是让病人逐步接近令他引起焦虑或恐惧的特定情境或客体，同时进行放松，使焦虑或恐惧反应逐渐减弱直至消失。其具体操作分以下三个步骤。

（1）放松训练：教给病人放松的方法，如按一定顺序逐步放松身体各部位肌肉群的渐进式放松法，也有人采用催眠使其病人放松，或者配合录音指导病人放松。

（2）建立脱敏等级：要求病人对引起焦虑或恐惧的情境进行主观评定，按引起反应的强度，以由弱到强的顺序对这些情境进行排列，建立等级序列。

（3）系统脱敏：即让病人在深度放松的状态下，想象身临等级表上的每一级别的场合，从而完成接触每一级产生焦虑或恐惧情境的去条件化，在治疗过程中，去条件化要始终坚持由轻到重的原则，逐渐使症状缓解。

这个方法适用于恐怖症的治疗，也可用于行为障碍的治疗，如口吃、强迫症及某些性问题等。

2. 暴露疗法 即让病人暴露在感到强烈恐惧或不适的刺激情境中，使其逐渐耐受并能适应，从而达到治疗目的的一类行为治疗方法。与系统脱敏的区别在于：不需要学习放松技术，而且一开始便接触引起强烈焦虑或恐惧反应的情境。此法的一种特殊形式叫冲击疗法或满灌疗法，即让病人长时间暴露在引起最大焦虑或恐惧反应的情境中，鼓励病人坚持下去，不许逃避，直至焦虑缓和为止，可使恐惧在短时间内消失。冲击疗法因其反应强烈，要事先征得病人同意，谨慎使用。认知行为治疗学派认为，错误的信念和认识、诱发焦虑恐惧反应的自我暗示等在恐惧症的产生中起重要的中介作用，故主张在治疗中增加认知方面的干预措施，以增加暴露疗法的疗效。

3. 厌恶疗法 利用令人厌恶的刺激消除不适行为的方法，即利用“惩罚”矫正某一特定目标行为或症状。当某种不适行为出现时，立即给予一定的痛苦刺激，使病人产生厌恶的体验。经反复实施后，不适行为与厌恶体验建立了条件反射，为了避免厌恶体验，病人只有改变原有的不适行为。临床上常用于戒酒、戒烟，也有用于治疗异性服装癖、露阴癖等。

4. 阳性强化法 根据操作性条件反射的原理，当某一行为获得奖励后果时，就会被强化并保持下来。故利用正强化物的奖赏效应，对其行为强化，增加其发生频率以建立新的行为，取得疗效。阳性强化物常用代币制疗法，当病人表现出所要求的行为时就会得到代币，而在代币积累到一定数额时，可以换得实物奖励或享受某种权利，如回家度周末、外出游玩等。运用代币制疗法一定注意及时强化，奖励内容要具有吸引力，在物质奖励的同时应给以言语赞赏，增加病人的自信和进取心。此法常用于慢性精神分裂症、儿童孤独症、癔症、神经性厌食及贪食症等。

5. 自我控制法 即鼓励和促使病人学会控制自己的感情和行为，达到治疗目的的方法。治疗可分为两个步骤。

（1）自我监督：令病人对自己的不适行为做详细记录，逐渐认识其严重性。

（2）自我强化：即病人在自我控制成功时奖励自己，但奖励的多少与成功的大小要相适应。此法的重点是把病人自己训练成为治疗者，常用于酗酒、吸烟、贪食等的治疗。

6. 模仿法 又称“示范法”、“示范作用”，就是通过观看他人的行为，让病人进行模仿，矫正现存的行为，培养和建立新的正常的行为。如对狗恐惧的儿童在示范者的作用下，逐步敢于和狗接近。反复示范和重复几次，他的焦虑和恐惧反应便会逐渐消失。此法常用于儿童恐怖症、孤独症、口吃和其他行为障碍的治疗。

7. 消退法 由学习原理可知，当某一行为得不到强化时，其发生频率就会逐渐减少直至完全消失。因此，对某种行为不给予强化，不予理会，这种行为渐渐地就会发生自行消退，这也是消除不良行为的一种方法。除了强化物有强化作用外，从某种意义上讲，注意也是一种强化。别人对不良行为的关注、指责与反复强调的实质对该行为起到了强化，病人为了吸引他人注意便将不良行为保持下来。消退法利用这个道理，对不良行为干脆不管以使其消退。

8. 否定练习法 亦称“消退性实践法”。治疗者有意地让病人对自己的不良习惯或行为反复重复，使病人意识到不良习惯或行为给自己带来的影响，由于过多重复，反而起了抑制作用，达到消除不良行为的治疗目的。例如对一位强迫洗手的病人，采用否定练习法治疗时，令他每天洗手次数照常，但每次洗手由 10 分钟延长到 15 分钟，不久病人强烈的洗手欲望便逐渐减弱，甚至厌烦了，强迫洗手症状也纠正了。此法适用于习惯性肌肉抽动、口吃、强迫症、神经性厌食和性心理障碍等。

9. 预防法 即病人在治疗者鼓励与监督下，努力克制自己不良行为的发生。病人开始会有明显的焦虑烦恼，经克制后就会有所减轻。当成功地完成一次预防后，病人将会增强信心，治疗者应给以鼓励。随着预防成功的次数增加，治疗者也逐渐撤销监督，让病人继续效法自己的成功。病人单独实践获得成功经验后，即可消除不良行为，达到治疗目的。此法主要适用于强迫症。

三、认知疗法

认知疗法是通过改变病人适应不良的认知过程和由此产生的观念，纠正其适应不良的情绪或行为，促使心理障碍和心理生理障碍好转的一类心理治疗方法的总称。所谓适应不良的认知，是指影响病人保持内心和谐、适应环境，并引起不良情绪反应的思维方式、观念、信念等。不正确的认知常产生不良情绪和行为，如果对此进行改善，则可使症状消除或减轻，这种对扭曲认知的矫正称作认知疗法。认知疗法在 20 世纪 60 ~ 70 年代，由美国认知治疗学家贝克及其同事首创，并应用于临床，目前已经形成较完整的理论和系统的治疗方法。

认知疗法与行为疗法的区别在于：它不仅仅重视异常行为的矫正，更重视病人认知和态度的重要性。与精神分析疗法的区别是：它重视意识过程中的事件而不是潜意识。

（一）理论基础

认知疗法的理论基础来自于多方面，贝克认为直接有关的理论源于三个方面。

1. 心理学的观察法 有些古希腊哲学家认为，人对自己及周围人际关系的观点和对周围环境的认识，决定了他的行为。后来这一哲学观点被奥地利人本主义心理学先驱阿德勒、奥地利精神分析学家兰克及美国新精神分析学家霍妮的发展，使认知疗法的理论概念具有了实际意义。

2. 结构理论与深层心理学 弗洛伊德的结构理论和深层心理学对认知疗法的发展有相当大的影响。弗洛伊德关于认知阶段结构的概念认为，认知分为原发的和继发的两个过程，而贝克则把认知过程分为原始的和高层的两个过程，就其意义看，二者非常类似。

3. 行为科学的理论和方法 美国心理学家、现代社会学习理论创始人、认知行为主义的代表班杜拉提出社会学习理论，即通过观察学习建立新的行为模式的理论，对行为疗法向认知疗法领域的渗透，起了巨大的促进作用。同时，贝克在治疗过程中处理问题的方式，对待病人态度的观点和做法，部分来源于罗杰斯的人本主义理论。

（二）临床应用

认知疗法已广泛用于治疗很多疾病。主要用于抑郁性神经症、惊恐发作、广泛性焦虑、恐怖症、强迫症、自杀、进食障碍、睡眠障碍、酒精或药物依赖、心身疾病，如偏头痛、慢性疼痛、哮喘、高血压等。此外还可用于儿童品行与情绪障碍的治疗。但对幻觉、妄想等精神病性症状和思维障碍、记忆障碍等器质性精神障碍、严重的人格障碍患者的治疗效果不佳。

（三）治疗程序

贝克认为认知疗法的关键是思维。如果不良思维得到改变，则情绪或行为也随之改变。认知疗法从自动思维、潜在设想和基本信念三个不同的水平纠正病人的认知。自动思维是最容易接近的表面思维，往往是某种特殊情境下立即出现的思维；潜在设想是较深层的思维，是基于原有的条件，以及相关的情况形成的信念，也可能是自动思维的根源；基本信念是最深层的思维，复杂的思维模式。认知疗法的目的就在于纠正这三级水平的错误认知。

认知疗法的治疗过程可分为以下三个阶段。

1. 治疗早期　在建立了良好医患关系的基础上，介绍认知疗法目的和方法，要求病人充分了解并主动配合。

2. 治疗中期　主要任务是用全力挖掘病人的自动思维，在此过程中让病人做认真的回忆与思考，找出当前的主要问题和有关的思想、情感反应，说明自己认为与发病有关的心理因素和躯体因素。然后将找出的自动思维在现实生活中进行体验和修正，提高病人的社会适应能力。

3. 治疗后期　在治疗中期的基础上，进一步帮助病人确定产生上述自动思维的认知方式，并用能够适应现实环境的认知方式加以更换。同时要注意巩固和强化，防止复发。

（四）治疗技术

1. 识别自动性思维　认知疗法过程中，病人首先要学会识别自动思维，尤其是在愤怒、焦虑和悲观情绪出现之前的特殊思维。治疗者可通过提问、指导病人想象或角色扮演来发掘和识别自动思维。由于自动思维是介于外部事件与自己不良的情绪反应之间的思维过程，这种内部的意识过程往往被忽略。由于这种认识推理过程忽略了很多判断，故显得片面、模糊、跳跃式和武断。

2. 识别自知性错误　治疗者在听取、记录、分析病人诉说的自动思维和不同情境及问题后，帮助病人归纳出其中的规律，找出认知上的错误。

3. 真实性检验　这是改变病人认知错误的关键步骤。在完成前面的识别任务后，治疗者与病人要共同设计和进行严格的真实性检验，通过检验，让病人发现和认识自己的消极认知和不符合实际的信念。

4. 去注意 该技术要求病人和原来一样地生活和行动，记录他人对自己反应的次数，让病人在事实面前，认识到其实别人并不特别注意自己，以解除焦虑或抑郁病人以为自己是大家注意的中心，怕引起别人议论的想法。

5. 监察苦闷或焦虑水平 由于焦虑的发生具有波动性，有一个开始、高峰和消退过程，让病人对自己的焦虑水平进行监测，认识焦虑的波动特点，增强抵抗焦虑的信心，就能比较容易控制焦虑情绪，这是认知疗法常用的手段。

（五）治疗方法

认知疗法的历史虽然不长，但发展很快，种类亦比较多。常用的治疗方法有：

1. 贝克的认知转变法 贝克创立的认知转变法的主要内容，是探察和纠正导致不良行为和情绪的观念的认知过程。贝克提出，在认知过程中常见的认知歪曲有：任意推断、选择性概括、过度引申、夸大或缩小、“全或无”的思维，共五种形式。正是这些逻辑性推理意义解释方面的错误，才导致病人出现不适应情绪反应。贝克的认知转变法，经过多年的临床实践，在改变抑郁症病人的消极认知方式上，取得了令人满意的疗效。

其基本过程是：

（1）监察消极的自动性思维。

（2）搞清认知、情感、行为三者之间的关系。

（3）检验不正确的自动性思维的真实性。

（4）使用接近现实的解释替代消极的认知。

（5）让病人学会掌握自己认知和改变导致不正确情感的错误信念的方法。

2. 艾利斯的合理情绪疗法 是美国心理学家艾利斯于20世纪50年代创立的，适用于焦虑症、性和婚姻问题、神经症性障碍、人格障碍、青少年犯罪和心身疾病等的治疗。

该疗法的基本假设是，人天生具有歪曲的非理性思考的倾向，个体对刺激事件的判断和理解，是产生问题的原因。但是，人也具有克服这些不良倾向的潜能，用理性哲学对抗非理性思考，使思想改变，即可使情绪和行为改变，达到治疗的目的。合理情绪疗法的基本核心为ABCDE理论或称ABC技术。其中A为刺激性事件，B是个体的信念系统，C是对事件的情绪和行为后果，D是治疗过程所进行的争辩或对抗，E是最后的效果。

该疗法的实施可分为四个阶段：

（1）心理诊断阶段。帮助病人搞清非理性信念与情绪困扰的关系，并能识别自己的信念。

（2）领悟阶段。让病人领悟到自己的情绪障碍不是外界事件引起的，而是由自己的非理性信念造成的，只有改变非理性信念，才能消除情绪障碍。这样便确立了病人对自己不良情绪和行为负责的意识，促使其积极配合治疗。

（3）修适阶段。在治疗者的指导和建议下，帮助病人自己改变不合理想法，主动放弃自己的非理性信念。

（4）再教育阶段。让病人学习合理的信念，并内化为自己的认识与行动。

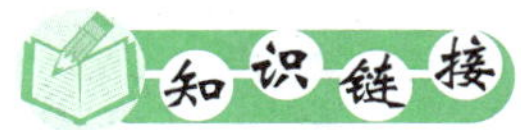

认知行为疗法的由来

认知疗法的主要代表人物贝克（A·T·Beck）曾说过："适应不良的行为与情绪，都源于适应不良的认知，因此，行为矫正疗法不如认识矫正疗法"。这种认知决定人的情绪、动机和行为的观点被行为矫正学派接受。同时，认知治疗学派也接受了行为矫正法，因为行为矫正是通过学习帮助病人改变不良行为习惯的行为方法，所以认知疗法吸收了行为矫正疗法可操作性的优点，从而便产生了认知行为疗法。

认知行为疗法中使用了很多行为技术，这些行为方法一般以家庭作业方式完成。美国心理学家艾伯特·艾里斯（A·Ellis）在合理情绪疗法中就成功地应用了行为技术。从20世纪60年代到80年代，该疗法迅速发展，美国约有三分之一的心理治疗师使用认知行为治疗这个疗法。

3. 认知疗法中的行为技术 由于认知和行为有紧密的联系，所以，在临床治疗中使用认知疗法时，经常要用行为技术的帮助，以获得理想的疗效。临床常用的行为技术如下。

（1）控制力和愉快疗法。要求病人对自己在某一段时间内的所有活动进行记录，然后把每种使自己获得控制力体验或愉快体验的活动进行标记。结果，病人会发现，自己的生活中有很多事情可以给他带来控制力和愉快的体验，从而提高对积极体验的感受力，降低消极体验的敏感性。

（2）梯级任务作业。即将病人应当完成的工作分成若干等级，让他一步一步像上阶梯那样去做，逐级提高，最后完成任务。当病人每完成一步，治疗者都应当给予积极的鼓励和反馈，以帮助病人树立信心。

（3）应对技巧训练。这种方法主要适用于具有诱发性焦虑的病人，具体做法是让病人从低到高逐级想象诱发焦虑的情境或事件，同时采用积极想象应对策略来减轻焦虑。

（4）自我依赖训练。此法多用于住院病人，要求病人自己完成一些简单的工作任务，以减少对他人的依赖，如整理床铺、购物、做饭、打扫卫生等。

（5）角色扮演。这个行为技术要求根据病人的真实经历设计一个事件，让病人按生活中的实际情况扮演自己的角色，治疗者或其他人员扮演配角。演出完毕后，大家对病人的表演发表意见和看法，然后病人再根据改进意见重新表演一遍，以学习新的行为反应模式。这个技术可以帮助病人找出自己的自动性思维，产生领悟，同时对练习新的行为和应对策略也有帮助。

（6）转移技术。为帮助病人度过困难阶段，当其遇到难以克服的困难产生情绪困扰时，通过体育活动、社会交往、劳动、娱乐等方式，使其注意力转移，以缓解心理紧张状态。

四、来访者中心疗法

来访者中心疗法由美国心理学家卡尔·罗杰斯创立，着重强调运用主体内在的潜能进行自我治疗。

（一）理论基础

罗杰斯的人格理论是来访者中心疗法的理论基础，其核心是自我实现的概念。罗杰斯认为，一切人都对个人的成长、健康、心理适应，以及所谓的“自我实现”具有强烈的驱动力。防御性、紧张以及焦虑都会干预这些驱动力。治疗者的任务就是创造一种气氛，使来访者能体验个人的成长，为此，治疗者用降低或解脱如焦虑和防御等破坏性力量来达到这个目的。此时，来访者在一种完全接受的气氛中，最终接受真实的自我，增加了自主性与个人的成长。

罗杰斯把经验和意识加以区别。他所谓的经验是指一切持续发生在个体环境中，包括内部环境和外部环境的各种事情，经验有可能被人意识到。他认为，如果个体生活中的经验被歪曲或否认，就会出现心理失调。若这种失调现象达到了一定程度，就会导致心理上的适应不良。由此可知，适应水平低的人相对于适应水平高的人而言，对经验的歪曲、否认较多，准确感知的较少，即在很大程度上偏离了自身的经验。

（二）临床应用

此疗法的适应症主要是神经症，其治疗目标是人性的实现和人格的改变。

（三）治疗方法

由于来访者中心疗法始终让来访者处于治疗的中心地位，治疗者主要依靠动员来访者自身的潜力来治疗疾病。为此，罗杰斯强调成功的来访者中心治疗的气氛应当具备三个必要的条件。

1. 真诚 即指治疗者在治疗过程中，毫不伪装地表达自己的真实的感情与想法。

2. 感情移入 即要求治疗者进入来访者的内心世界，从来访者角度观察问题和感知事物，准确地体验来访者经历的情感，理解来访者对所发生过事情的个人意义的感受和思考，并能和来访者把对他的理解进行沟通。

3. 无条件积极关怀 即指治疗者不论来访者的思想情绪多么混乱、不合理、不可思议，都要不加任何条件地接受和赞同，始终表示关注和理解。治疗者不能用自己的判断做权威的说明，防止来访者的依赖性。只有这样，来访者渐渐学会以同样的态度对待自己，其否认和歪曲的经验、体验逐渐减少，倾向于自我探索、自我理解，自我概念与自己的经验、体验逐渐趋于一致，来访者就在这样的过程中改变和成熟了。

概括起来，来访者中心疗法的特点是：以来访者为中心；本疗法只是来访者的转变过程；治疗者严格掌握非指令性治疗技巧。此疗法的治疗时间和次数都不固定，由来访者自行安排。集体治疗时，治疗者只能以集体中成员的身份出现。

（四）治疗过程

罗杰斯将来访者中心疗法的全过程分为七个连续的阶段，可供治疗时检验进程。

第一阶段：来访者对自身和外界已经形成了固定看法，对内心的直接体验十分生疏，以致完全觉察不到，对存在的问题缺乏认识，没有任何改变的要求和进步的愿望。

第二阶段：来访者能够对与己无关的问题发表意见，有时把感情说成不属于自己或是过去的事情，认为自己的想法就是事实，刻板不变。

第三阶段：来访者感到治疗者对他已经完全接受，逐渐消除顾虑，能自由地谈自己，甚至谈论与其有关的体验，更多的是谈到从前的感情和意图，把体验说成是过去或与自己相距甚远。

第四阶段：开始把感受说成当前的事，体验也不再那样遥远，有时稍为延迟就会出现。此时对体验可以做出解释，并对体验的准确性开始产生疑问，初步认识到自己对存在问题负有责任，并对朦胧觉察到或偶尔泄露出来的情感体验感到震惊和惶惑。

第五阶段：来访者在咨访关系中感到安全，对内心活动被发现已不再那样震惊，能够自由地表达当时的感情。来访者认识到其真实的体验和自我概念不一致，并开始意识到他的自我应当调整以适应现实。

第六阶段：这是转变的关键阶段。来访者把过去的体验接受下来变成当前的体验，且往往被这种体验打动，常伴有叹气、流泪、肌肉松弛等生理变化。此时不再把自我当成客体，自我就是体验本身，这是一个正在发生变化的过程。曾被来访者奉为生活指南的原则，在直接的体验中开始动摇，来访者因而产生一种失落感，心灵也受到震撼。

第七阶段：治疗的趋势和最终目标。这个阶段的来访者对感情可以作直接而充分的体验，不再感到威胁，对自己抱接纳的态度，相信自己的感情，比单纯从理智方面考虑更为明智。来访者变得和谐一致，其体验与体验在意识和交往中的象征呈现协调，从而保证了一致性。

五、森田疗法

1920 年，日本慈惠医科大学森田正马开始倡导森田疗法。历经半个多世纪的临床应用，影响范围不断扩大。1992 年 4 月在日本召开了第一届国际森田疗法学术会议，有 11 个国家的代表参加，这对森田疗法向国际推广起了促进作用。我国于 1989 年引进了该项技术，采用森田疗法治疗神经症取得了很好疗效。目前已经作为整合性心理治疗的一种方法。

（一）理论基础

森田疗法的理论来自森田本身的神经症体验和多年的临床经验，重点内容如下：

1. 森田神经质　森田用森田神经质代表神经症这一概念，其神经症理论简单讲是一种素质论，他认为任何人都有神经症的倾向，并把这种倾向强烈者称为神经质。

2. 疑病性素质　森田把神经症发生的基础称为疑病性素质，具有这种素质的人过分担心自己的心身问题。有时，病人把大家常有的感受、情绪、想法等过分地认为是病态，并对之以倾注和感到苦恼，而实际上什么病也没有，却在主观上逐渐地构成了病。也就是说，疑病性素质的人把自然的生理、心理的现象人为地认为是病态，并把注意力集中在这种感情上，使其感觉愈发敏感，进一步导致注意力的集中。

3. 生的欲望和死的恐怖 森田认为具有疑病性素质的人，生的欲望过分强烈，这里所指的生的欲望包括自我保存、食欲等本能，也包括想获得被人们的承认、向上发展的社会心理的欲望。而死的恐怖系指在对欲望追求的同时，怕引起失败，此外，还包括对死亡和疾病的恐怖、怕具有心理价值的东西失去等。这种恐怖也可称为焦虑，死的恐怖和这种焦虑的意义相同。

4. 心理机制 – 精神交互作用和思想矛盾 森田认为使神经质发病最重要的原因是疑病性素质，而对症状发展起重要作用的是精神交互作用，所谓精神交互作用是指在疑病基础上所产生的某种感觉。由于注意力的集中使这种感觉更加敏感，过敏的感觉使注意力更加集中和逐渐固定，从而形成症状和疾病。森田称人的主观与客观，情感与理智，理解与体验之间的矛盾为思想矛盾。当用理智去解决这些矛盾时，就会导致精神交互作用。精神交互作用是一种心理机制的表现，思想矛盾是促使精神交互作用发生和持续下去的动力学机制。

（二）临床应用

森田疗法的适应症主要是神经质症。神经质症是神经症中的一部分，按精神疾病分类，应当包括神经衰弱、广泛性焦虑、抑郁性神经症、强迫性神经症、恐怖性神经症、疑病性神经症、惊恐发作等。目前在日本医院应用森田疗法已经不是原来的经典形式了，取而代之的是新森田疗法的操作。这个方法不仅限于神经症的治疗，其适应症在不断扩大，如药物依赖、酒依赖、精神分裂症、抑郁症等。此外，还可以在家庭治疗中应用。

（三）治疗方法及其特点

住院式森田疗法可分为四期。

第一期：绝对卧床期。

第二期：轻作业期。

第三期：重作业期。

第四期：社会康复期。

治疗从单人病室内的绝对卧床开始，此期共 7 天，病人卧床，除进餐、洗漱、大小便外均应安静地躺在床上，禁止一切消遣活动，由护理人员对患者监护、主管医生每天有一次短暂的查房。病人在这个阶段主要经历安静期、烦闷期和无聊期。轻作业期一般需 1 ~ 2 周，这个时期仍是隔离、禁止谈话、会友、游戏等，白天到室外活动、散步，晚上写日记。所谓轻作业或轻活动是指禁止使用肌肉活动。重作业期是在护理人员指导下，根据病人的身体情况，参加较重的体力劳动或体育活动，这个时期也要 1 ~ 2 周。社会康复期也可称为生活训练期。这是指为了回归社会所进行的各种生活训练，以适应生活和工作的需要，必要时可回到社会适应生活。

（四）治疗特点

1. 不追溯过去，而是重视现实生活 即通过现实生活获得体验性认识，启发病人“从现在开始”、“让现实生活充满活力”、“像健康人一样生活就会变得健康”，要求病人回到现实中，去追求健康人的生活。

2. 弱化对疾病的看法 强调神经症的症状只不过是由于情绪变化，把正常心身状态的变化视为病态而已。

3. 强调行动的作用 由于森田疗法理论认为人的情绪不可能由自己的力量左右，而行动则可由自己的意志支配，因此在治疗中强调通过病人的行动，促使其情绪的恢复，用“顺其自然”、“为所当为”的原则指导病人。

4. 在普通生活中治疗 森田疗法不用特殊设施，就是在现实环境中、做正常人，过普通人的生活，给他们以生活指导式的治疗，通过现实活动，使病人从症状的约束中解救出来。

5. 注重生活方式的训练 通过治疗中生活方式的训练，指导病人发扬自身的长处，避免短处，逐步陶冶其性格。

6. 治疗者的示范作用 医生要身教重于言教，治疗中要求病人做的，不仅仅是理解，而且要身体力行，医生的示范和榜样作用尤为重要，只有这样，才容易形成融洽、健全、和谐的医患关系。

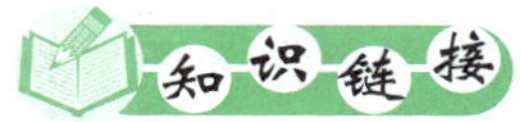

森田疗法的“顺其自然”

森田疗法的“顺其自然”就是老老实实地接受症状，对现实抱着协调的态度，对症状不加压抑、不予理会。为此要求认识情感活动的规律，接受自己的情感，让症状自生自灭；认清精神活动的规律，接受自己存在的邪念、嫉妒、狭隘的事实，不陷入激烈的心理冲突之中；认清症状形成和发展规律，接受症状，这样做不会强化对症状的主观感觉。由于使自己的注意不固着在症状之上，打破了精神交互作用，致使症状减轻或消除。所谓精神交互作用，是指因为疑病素质，病人把原本正常的感觉看成异常，为排斥和控制这种感觉，就把注意集中或固着在上面，造成注意和感觉相互加强的恶性循环。此即精神交互作用；认清主客观的关系，接受客观规律，人的主观感想只有符合客观事物的规律，才能跳出思想矛盾的怪圈，以此痊愈。

六、生物反馈疗法

生物反馈疗法是在20世纪60年代末期，随着控制论、系统论、信息论的兴起，在行为疗法的基础上发展起来的一种认知行为治疗技术。生物反馈疗法利用现代电子仪器，把与心理生理过程有关的人体机能活动的生物学信息，如肌电活动、皮肤温度、血压、心率、脑电活动等予以描记，经处理和放大后，转换为声、光等反馈信号显示给受试者，训练其根据反馈信号学习调节体内不随意的内脏功能及其他躯体功能，有意识地控制自己的心理生理活动，达到调解机体功能防病治病的目的。

（一）理论基础

生物反馈疗法作为一种心理生理的自我调节技术，是学习理论与控制论等与电子技术相结合的成果。

大脑皮层的意识（随意）活动和皮层下的无意识（不随意）活动的基础是皮层与皮层下丰富的神经联系，这是不随意的生理活动接受随意控制的解剖基础。皮层下边缘系统既具有调节情绪的作用，又有调节内脏功能的作用。这个事实充分说明了心理（情绪）反应和生理（内脏）活动之间的内在联系。巴甫洛夫等人关于内脏活动的条件反射实验研究，都证实了由自主神经系统支配的不随意（非自主的）活动，是能够随意控制和调节的。

美国耶鲁大学的 Schwarty（1984）提出生物反馈治疗的理论基础。

1. 稳态控制的自身调节。
2. 经典条件反射。
3. 操作条件反射。
4. 运动技巧学习。
5. 辨别力训练。
6. 认知、情感、行为、环境的自我控制策略。
7. 教育和顿悟。
8. 动机和态度改变。
9. 社会交往训练。

生物反馈治疗使病人通过反复的学习与训练，不仅认识到各种心理社会因素，如情绪反应、人际关系、环境影响等，与躯体生理变化的关系，而且通过反复实践，正性强化和定型，逐渐形成不依赖反馈仪，对原先不能随意控制的生理活动或情绪反应，实行自我控制或调节，从而改变原有的不利于心身健康的信念、情绪、行为模式或生活方式，建立新的认知行为模式，提高自己对应激的抵抗力，达到预防和治疗疾病的目的。

（二）临床应用

目前生物反馈的临床应用主要有以下几个方面。

1. 易化放松训练的抗应激作用 应用肌电生物反馈、皮肤温度生物反馈，均能达到深度放松，缓解紧张的抗应激作用。

2. 心身疾病的治疗 如高血压、冠心病、糖尿病、紧张性头痛与血管性头痛。

3. 神经症的治疗 其中对焦虑性神经症疗效更好。

4. 失眠的治疗

5. 癫痫发作的治疗

6. 康复医学中的应用 骨骼肌的再训练，大便失禁或便秘。

7. 职业训练 用于运动员、飞行员消除紧张情绪，提高神经系统的稳定性，提高智能效率和技能训练效果。此外，利用反馈训练的肌电值稳定性来预测被试的自控能力，使被试充分发挥智力和体力潜能。

（三）治疗方法

由于生物反馈属于认知疗法，是心理治疗的一种。因此，在治疗中必须贯彻心理治疗的原则，应当建立良好的医患关系，千万不要把生物反馈仪看成理疗仪器。

生物反馈仪的诊室训练程序如下。

（1）准备好安静无声光刺激、无干扰的诊室，室温应相对恒定在18～25℃。

（2）治疗前病人应有充分的思想准备：了解治疗的原理，相信其有效性，训练前不能喝酒、咖啡或浓茶等刺激性饮料，饭后30分钟后才能训练，避免紧张、饥渴、大小便的影响。

（3）训练前后可做心理、生理参数测量：如EPQ、A型行为问卷、SAS、SDS、暗示性、呼吸、脉搏、血压、心电图、脑电图、脑诱发电位、血尿儿茶酚胺含量、免疫指标、主观症状的评定等级等等。

（4）病人取放松体位，衣着要松紧适度：两脚落地平放，两手分放在大腿上或椅子扶手上。

（5）安放电极。

（6）基线测量。

（7）训练次数与疗程：一般4～8周为一个疗程，每周训练2～3次，每次30分钟为宜。

此外，生物反馈也可在家庭训练，日常生活中也可在不使用仪器的情况下训练。

（四）治疗禁忌

以下一些人不适合做生物反馈治疗：对此疗法不信任、不愿意配合治疗者；有智力缺陷或年龄太大者，或不能辨别反馈信息、不理解反馈意义者等等。对急性重症精神病患者及诊断不清者，也不宜施行这种治疗。

（五）疗效评定

对生物反馈疗效的评定可以从以下几个方面进行。

1. 症状改善程度 可从主观和客观两个方面进行。用症状等级评定，也可以病人用药量的改变程度评定，或用病人受损功能恢复程度评定。

2. 心理行为指标的改变 使用心理测验或有关量表，做客观评定。

3. 生理生化指标的改变。

七、催眠疗法

催眠疗法是应用催眠术使病人进入催眠状态，然后应用心理分析、疏导、阐释或采取暗示、模拟、想象、年龄倒退等方法进行治疗的一种心理治疗法。

（一）理论基础

催眠借助于暗示，使人进入一种特殊的意识状态。在这个状态下，可以使人的心理和生理状态改变，从而达到治疗疾病促进健康的目的。关于催眠的理论假说很多，主要的理论观点如下。

1. 神经性催眠说和“暗示说” 前者是19世纪英国医生布雷德提出的观点，他认为催眠是一种不自然的、人为引发的催眠状态；提出暗示是引起催眠的要素。南锡派的代表人物李厄保主张“暗示说”，认为催眠现象是被试者按催眠师暗示而产生的一种现象。

2. 角色理论 这种理论由沙宾提出，他认为：被试者是按照催眠师的指导语，失去了现实的自我意识，自己进入了某种角色。

3. 生物学理论 巴甫洛夫学派从生理学角度，以高级神经活动学说为基础对催眠作了这样的解释。他认为催眠是觉醒和睡眠之间的过度状态。脑的抑制过程是普遍睡眠的基础，也是催眠的条件，催眠与睡眠之间并无本质的区别，催眠只是部分的睡眠。他指出，“如果在大脑两半球皮层中发展着的抑制过程没有遇到任何障碍的话，那么，人就可以获得普遍的睡眠；如果抑制过程只笼罩在大脑两半球部分皮层的话，人就可能进入局部性睡眠，通常称为催眠。”

4. 分离理论 让内是分离理论的主要代表，他接受催眠是人为产生的精神病和神经症的观点，认为可被催眠的人都有精神病理基础。他指出，正常人的活动受意志支配，而人的整个意识和人格，由许多分离的部分组成。正常人依靠一种强有力的综合心力把各个分离的部分联系在一起，如果人的综合心力薄弱，无力整合各个分离部分，就会出现人格和精神的分离状况，并从他的行为中表现出来。催眠就是用人为的方法使人的综合心力衰弱到不能用意志控制冲动的观念，使观念脱离完整的、正常的人格。

5. 遵从和信任理论 瓦格斯达福于 1981 年从社会心理学的角度论述了催眠现象产生的原理。他认为，遵从与信任是催眠行为出现的两个原因。所谓遵从是被催眠者按照催眠师的要求作出反应，表现了符合催眠师要求的外显行为。信任则比遵从更进一步，被催眠者在催眠过程中沉浸到催眠情景之中，从内心接受催眠师的暗示，此时的外显行为与内在信息是一致的。

6. 催眠的精神分析学说 弗洛伊德精神分析学说对催眠现象的一个解释是“移情”；另一个解释是，催眠实质上是一种适应性退行，即一种自我服务性退行；还有一种解释是自我接受。所谓自我接受是指个体在进入催眠状态时，就像人们处于白日梦、各种松弛状态、感觉剥夺状态、夜梦状态、精神专注、冥想状态，以及精神病的幻觉状态一样，丧失了正常状态时对所有信息主动加工处理和操纵的能力，而完全处于被动接受信息的状态。

（二）临床应用

催眠治疗主要用于：促使松弛，为行为疗法准备条件；应用强暗示消除癔病性症状；重现被抑制的记忆。

本疗法的适应症主要是神经症和某些心身疾病：如癔症性遗忘症、癔症性失音或瘫痪、恐怖症、夜尿症、慢性哮喘、痉挛性结肠、痉挛性斜颈、口吃等。用来消除某些心身障碍和顽固性不良习惯效果更好。也可用于集中催眠治疗酒精中毒症或麻醉药成瘾。

（三）实施程序

1. 建立良好的医患关系。
2. 诊断病情。
3. 向病人讲解及解答有关催眠的问题。
4. 了解病人治疗背景。
5. 对病人进行暗示性测验，使其进入放松状态。

6. 导入，使病人进入催眠状态。

7. 在催眠状态下进行心理分析与心理治疗。

8. 催眠状态的唤醒。

（四）操作要点

1. 催眠的环境　催眠的环境对催眠的效果有很大的影响作用。催眠室的面积要大小合适，一般约10平方米左右为宜。室内布置应简单素雅，室温舒适，环境安静。催眠治疗使用床或沙发、躺椅均可。

2. 催眠前的准备　准备工作主要包括：对病人治疗背景的了解。如感受性、人格特点、既往病史、对催眠治疗的态度和认识，确定是否可以实施催眠治疗。对病人的生活背景也要做详细的了解，如文化水平、个性特点、成长环境等。这些对确定催眠暗示指导语的内容有所帮助，比如对一个从来没见过大海的病人就不能暗示海浪，否则将是没有意义的暗示。耐心向病人解释催眠治疗的原理和治疗过程及回答问题，解除其担心和疑虑，以建立良好医患关系，增强信任感。治疗时如男性治疗者对女性病人催眠时，要留一名女助手增加安全感。另外，病人不应戴隐形眼镜，以防意外。

3. 催眠的导入　即将病人导入到催眠状态。其要点是，一方面要诱使病人的意识进入一种全面抑制的状态；另一方面又要保持治疗者与病人的信息联系畅通。催眠分自我催眠和他人催眠，这里介绍的是他人催眠。具体的导入办法很多，如凝视法、语言暗示法、进行性肌肉放松法、触摸法、点穴法，此外还有感应法、自由联想法、深呼吸法、数数法、反阻抗法、睡眠法等。一般在催眠中，以催眠效果最佳为目的，有时几种方法结合使用。

（1）凝视法：这是传统的催眠导入法。具体操作是让病人静躺或静坐，全身呈放松状态，病人双目凝视天花板或墙壁高处超过病人视平线的某一点，在治疗者语言暗示下，病人逐渐感到自己的双眼开始疲劳，眼皮发重，最后把眼睛闭上，并难以睁开，进入催眠状态。

（2）语言暗示法：即治疗者使用语言诱导病人逐步进入催眠状态。这是最基本的催眠治疗手段。具体操作是病人在床上或椅子上静卧或静坐，全身放松，闭目之后，治疗者开始用语言诱导病人体验和感觉自己的躯体和意识在放松，想象并体验达到充分放松的情境，直到病人跟随诱导语逐步进入催眠状态。这种方法要求较高催眠技巧，语调轻柔，声音低沉缓慢，单一重复的词句，要使病人感到枯燥、疲劳，容易达到放松效果进入催眠状态。

（3）渐进式肌肉放松法：即让病人在治疗师暗示指导下，逐步放松躯体的各部分肌肉，最后达到全身肌肉完全放松，并带动全身放松，最终进入催眠状态。此种方法花费时间较长，催眠效果稳定可靠。

4. 催眠状态的唤醒　这是催眠治疗过程的必要环节。唤醒时不能操之过急，过于突然，容易使病人感到心悸、无力、眩晕等不适。如果唤醒方法得当，使病人感到身体舒适，精神放松，精力充沛，头脑清新，使治疗效果增强。唤醒的方法通常用计数暗示法和定时暗示法。计数暗示法唤醒时，治疗者先暗示病人说：“下面我将把你从催眠中唤醒，我从20数到1，当我数到10时，你会慢慢苏醒，当我数到1，你已经完全清醒，清醒后你会感到头脑清新，身体非常舒服”，然后开始倒记数。定时暗示法即在催眠治疗即将完成时，暗示病人说：“催眠治疗就要结束了，你现仍然睡得很沉、很沉，再过15分钟，你自己将从催眠状态慢慢清醒过来，当你清醒时会睁开双眼，当你完全清醒时，会感到头脑清新，心情舒畅。”然后治疗者离开，病人会自然醒过来。此外，还有自然苏醒法、转入睡眠法、快速唤醒法等。

催眠疗法的治疗次数一般是初期每周2～3次，以后每周1次，一般不超过10次。

（五）治疗禁忌

（1）精神分裂症及其他重性精神病患者　避免在催眠状态下诱发幻觉妄想，使病情恶化。

（2）器质性意识障碍患者　如脑炎后遗症、痴呆症、癫痫等，在催眠状态下容易诱发病症及出现副作用。

（3）有自杀企图的严重抑郁症患者。

（4）对催眠治疗者有严格的怀疑、恐惧和阻抗者。

（5）严重的心血管疾病患者。

（6）人格有严重缺陷的患者。

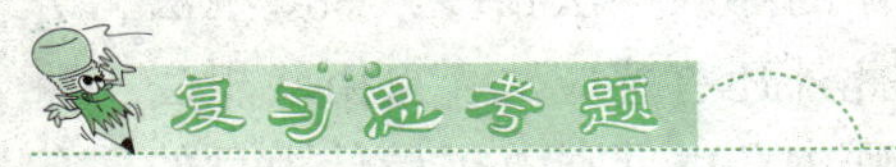

一、单项选择题

1. 心理治疗的原则是
   A. 认真、耐心地倾听　B. 真诚的支持　C. 中肯的保证　D. 科学性与保密性
   E. 以上都是
2. 下列技术中，属于精神分析疗法治疗技术有
   A. 梦的分析　B. 生物反馈　C. 系统脱敏　D. 厌恶治疗　E. 奖励法
3. 精神分析治疗者让病人以放松的心情躺在睡椅上，用完全自由的方式，把联想到的一切事情都讲出来。这种技术称作
   A. 梦的分析　B. 自由联想　C. 解释　D. 移情　E. 阻抗
4. 在精神分析会谈中，病人把治疗者作为情绪发泄和反映的对象，这种现象称为
   A. 梦的分析　B. 自由联想　C. 解释　D. 移情　E. 阻抗
5. 在精神分析过程中，病人对治疗进行阻碍，使治疗达不到目的的努力，这种现象称为
   A. 梦的分析　B. 自由联想　C. 解释　D. 移情　E. 阻抗
6. 让病人暴露在感到强烈恐惧或不适的刺激情境中，使其逐渐耐受并能适应，从而达到治疗目的。这一类行为治疗方法称作
   A. 自由联想　B. 暴露疗法　C. 系统脱敏　D. 厌恶治疗　E. 生物反馈

7. 让病人逐步接近令他引起焦虑或恐惧的特定情境或客体，同时进行放松，使焦虑或恐惧反应逐渐减弱直至消失。这种治疗方法称作

A. 否定练习法　B. 暴露疗法　C. 系统脱敏　D. 厌恶治疗　E. 生物反馈

8. 治疗者有意地让病人对自己的不良习惯或行为反复重复，使病人意识到不良习惯或行为给自己带来的影响，由于过多重复，反而起了抑制作用，达到消除不良行为的治疗目的。这种治疗方法称作

A. 否定练习法　B. 暴露疗法　C. 系统脱敏　D. 厌恶治疗　E. 生物反馈

9. 在吸指严重的患儿手上涂上辣椒油，属于哪种治疗方法？

A. 系统脱敏疗法　B. 满灌疗法　C. 厌恶想象疗法

D. 厌恶疗法　E. 生物反馈疗法

10. 关于合理情绪疗法，下列说法不正确的是

A. 由美国心理学家艾利斯创立

B. 适用于焦虑症、性和婚姻问题、神经症性障碍、人格障碍、青少年犯罪和心身疾病等的治疗

C. 合理情绪疗法的基本核心为 ABCDE 理论或称 ABC 技术

D. 其核心是自我实现的概念

E. 该疗法的基本要点是：人天生具有歪曲的非理性思考的倾向，个体对刺激事件的判断和理解，是产生问题的原因。但是，人也具有克服这些不良倾向的潜能，用理性哲学对抗非理性思考，使思想改变，即可使情绪和行为改变，达到治疗的目的

11. 下列技术中，不属于认知疗法的是

A. 移情　B. 识别自动性思维　C. 真实性检验

D. 去注意　E. 监察苦闷或焦虑水平

12. 关于来访者中心疗法，下列说法不正确的是

A. 以来访者为中心

B. 本疗法只是来访者的转变过程

C. 治疗者严格掌握非指令性治疗技巧

D. 此疗法的治疗时间和次数都不固定，由来访者自行安排

E. 集体治疗时，治疗者以指导者或者领导者的身份出现。

13. 关于生物反馈疗法，下面哪项描述不正确？

A. 是一种心理生理的自我调节技术

B. 患者通过训练，逐渐形成不依赖反馈仪，对原先不能随意控制的生理活动或情绪反应，实行自我控制或调节

C. 可以把生物反馈仪看成理疗仪器，不用考虑医患关系等问题

D. 对急性重症精神病患者及诊断不清者不宜施行这种治疗

E. 可用于神经症的治疗，对焦虑性神经症疗效更好

14. 关于森田疗法的特点，下列说法不正确的是

A. 不追溯过去，而是重视现实生活
B. 弱化对疾病的看法
C. 注重生活方式的训练
D. 在普通生活中治疗
E. 不注重治疗者的示范作用

二、填空题

1. 心理治疗的学派和理论很多，其方法和技术也比较复杂。其中影响较大的三大流派是________、________和________。
2. 尽管心理治疗的学派不同，方法各异，但是，其实质都与以下因素有关：________、________和________。
3. 心理治疗根据沟通方式分类分为________和________。
4. 精神分析疗法的创始人是________。
5. 行为疗法中常用的行为技术和方法有________、________、________、________、________、模仿法、消退法、否定练习法、预防法。
6. 合理情绪疗法是由美国心理学家______于20世纪50年代创立的。
7. 来访者中心疗法是美国心理学家______创立的。
8. 森田疗法的适应症主要______。

三、名词解释

1. 心理治疗
2. 系统脱敏法
3. 生物反馈疗法
4. 催眠疗法

四、简答题

1. 心理治疗的原则有哪些？
2. 精神分析治疗的主要技术有哪些？
3. 行为疗法的理论基础有哪些？
4. 行为疗法的治疗步骤是怎样的？
5. 系统脱敏的基本步骤有哪些？

五、论述题

尽管心理治疗的学派不同，方法各异，但是它们存在共同之处。请论述在心理治疗中起作用的共同因素主要有哪些？

（贯丁鑫、焦迎娜）

第十三章 心理护理

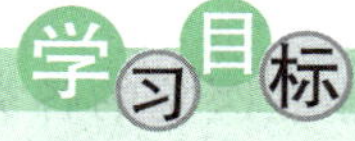

1. 熟悉人际沟通的概念、护理工作中的关系沟通、无声语言沟通运用。
2. 掌握不同病人心理特点及护理要点。
3. 熟悉护理人员应具有的良好心理品质，能够进行自主培养。

第一节 概 述

一、心理护理的概念和意义

心理护理是心理护理学研究的重要内容，是实施整体护理不可缺少的重要组成部分。随着现代医学模式从单纯生物医学模式向生物－心理－社会医学模式的转变，人们的健康观也发生了改变，已逐渐认识到疾病产生的复杂因素。传统的护理模式已不能适应患者的护理需要，心理护理便应运而生，并成为当前临床护理实践中的重要内容。

心理护理是以心理学的理论为指导，以良好的人际关系为基础，运用心理学的方法，通过语言和非语言的沟通，改变护理对象不良的心理状态和行为，促进康复或保持健康的护理过程。

心理因素具有致病和治病的两重性。正确的认知和积极的情绪有利于康复和健康，反之，则不利于康复并可致病，这也就决定了心理护理在整个护理工作中的必要性。近年来，心理护理研究发展较快，主要是研究临床护理工作中患者的心理健康问题。实践证明，心理护理具有十分重要的意义。如怎样解除患者在疾病过程中所产生的紧张、焦虑、恐惧、悲观及抑郁等不良情绪，调动其主观能动性，树立战胜疾病的信心，积极与疾病作斗争；怎样满足患者的心理需求，把握其心理变化的规律性；怎样帮助患者适应医院的生活环境，建立新的和谐的人际关系，等等。随着医学模式的转变和心理护理学研究的逐步深入，为护理对象提供心理护理，在现代护理中显示出越来越重要的意义。

二、心理护理的对象与任务

（一）心理护理的对象

心理护理是整体护理不可缺少的重要组成部分，毫无疑问应贯穿于临床护理工作的全过程，遍及护理实践的每一个角落。另外，心理护理也正逐渐步入家庭护理、社区护理等更广阔的领域。因此，心理护理的对象除了包括在综合性医院就诊的心身疾病患者、躯体性疾病患者等健康不良人群（包括门诊和住院患者），还包括社会上更多的健康人群。

心理护理的实施者并不限于专业的护理人员，护理员、医生、医院的各类工作人员，患者的家属、朋友都可以为护理对象提供心理护理。

（二）心理护理的任务

护理人员在实施心理护理的过程中，可通过各种言语和非言语的沟通方式影响患者，促进患者的康复或病情的好转。具体而言，心理护理的任务主要如下。

1. 提供良好的心理环境 心理护理能够帮助患者建立和谐的心理环境，创造一个有利于患者康复的心理氛围，为躯体疾病的治疗创造有利的条件。南丁格尔认为，“护理人员要做的就是把患者置于一个最好的条件下，让身体自己去恢复”，因此，良好的心理环境是做好心理护理的前提条件。

2. 满足患者的合理需求 和健康人相比，患者的需求更加复杂，而且还会随着病情的发展不断变化。了解和分析患者的不同需求，采取措施满足患者的合理需求，是心理护理要达到的首要目标。

3. 消除不良的情绪反应 患者在疾病过程中经常会产生紧张、焦虑、恐惧及抑郁等不良情绪，对治疗和康复非常不利。“良好的心情胜似一剂良药”，护理人员应及时发现，及早采取措施，以消除不良情绪对患者的不利影响，这是做好心理护理工作的关键所在。

4. 提高患者的适应能力 调动患者的主观能动性，使其积极主动地参与到治疗与护理的活动中来，学会自我护理的方法，改变不合理的观念，矫正不健康的行为，构建健康的生活方式，以提高患者的整体适应能力，最终战胜疾病，这是心理护理的最终目标。

三、心理护理的特点与原则

（一）心理护理的特点

心理护理不同于生理护理，主要表现在以下几个方面。

1. 心身统一性 人是心理和生理的统一体。因此，心理护理与生理护理相互结合、相互依存又相互影响，二者都是整体护理不可缺少的重要组成部分。要做好心理护理，护理人员必须树立心身统一的整体观。

2. 心理能动性 人对客观事物的反映是一个能动的过程，心理护理就是要充分发挥患者的心理能动作用，通过改变外部因素，如给予患者帮助和指导，来促进“内因”

发生变化，使患者变被动为主动、变不适应为适应、变消极悲观为自尊自信，从而达到心理护理目的。

3. 广泛连续性 心理护理的范围非常广泛，护理人员与患者接触的每一个阶段、每一个过程、每一项操作中都包涵着心理护理的内容。心理护理贯穿在护理过程的始终，在心理护理的目标、方法、时间及技巧方面都具有连续性。

4. 前瞻性 任何事情做到“防患于未然”都非常重要，心理护理也不例外。护理人员可以通过早期的评估，及时发现患者的心理问题，对不同情境下可能出现的心理问题及其发展变化做出预测，以便能尽早采取防范性的心理干预措施，减轻心理因素对健康的不良影响。

5. 个体差异性 患者的角色特点使他们具有一些共性的心理特征，如特殊的需要、不良的情绪、异常的行为等，相似年龄、相似疾病的患者会有更多的共同点。但由于每个人的成长环境、阅历、个性特征及目前处境等不同，所表现出来的心理需要和反应又有着明显的个体差异性。因此，要求护理人员必须根据每一个患者的不同心理需求，在不同的情景下，采用有针对性的护理措施，切忌千人一面地采用死板固定的护理模式。

6. 复杂性 每个人的心理活动都会受到多种因素的影响，患者更是如此，所以心理护理显得更为复杂。护理人员面对患者复杂多变、隐喻深刻的心理活动，需要仔细观察、深入分析、全面考虑，不被表面和片面现象所迷惑，要善于抓住心理问题的症结所在。

7. 综合技术性 随着社会科学技术水平的发展和人的需求层次的提高，心理护理的内容与技术也将不断丰富和发展，对护理人员自身素质的要求也会越来越高，护理人员除了应掌握心理护理技术外，还必须不断加强心理学等理论知识方面的学习，提高自身的心理品质，同时注重在临床护理工作中不断探索和实践，才能促进心理护理工作的发展。

目前，心理护理工作已在多数地区规范开展，但在心理评估、心理护理评价等方面还存在很大差异。但是，随着心理护理学学科的不断成熟和学科人才队伍的逐渐壮大，心理护理学在各层次护理教育中的广泛普及，心理护理工作在临床实践中的将会发挥更大的作用，展现出更加可喜的前景。

（二）心理护理的原则

在临床心理护理实践中，护理人员主要应该遵循以下基本原则。

1. 整体性原则 整体性原则要求护理人员从人与外环境相互统一和人体内外环境相互协调这一辩证观点出发，注意处理好患者与社会环境和自然环境的关系，提高患者对外界环境的心理适应能力，消除因心理与生理因素相互影响而形成的恶性循环，维护患者心身功能的协调性和平衡性。

2. 保护性原则 任何护理措施，包括心理护理措施，都必须注意对患者的心身保护，保持患者心理状态稳定。护理人员应经常与患者沟通，多给予关心，患者的隐私要严格保密；对健康影响较大的诊疗问题，要根据患者的心理承受能力，与医生及家属共同商讨，采取适当的处理方式，尽可能地保护其不再遭受心理刺激，保护患者安全度过心理危机期。

3. 服务性原则 心理护理的宗旨是尽力为患者服务。护理人员在“高度负责并富于爱心”这一职业精神的影响下，为患者提供综合性的服务，其热情的态度、严谨的作风及精湛的技术，对患者起到心理安慰和支持的作用。

4. 主动性原则 心理护理是在心理护理的实施者与患者的交往过程中完成的。护理人员与患者建立良好的人际关系有利于护理工作的顺利开展，对于维护护理人员和患者的心理健康都有非常重要的意义。在护理人员与患者的交往中，要想赢得好感，同患者建立良好的人际关系，就必须处于主动地位，做交往的启动者。

5. 启迪性原则 在给患者进行心理护理的过程中，护理人员作为主导的一方，必须主动地运用科学的理论、通俗的语言和灵活的方法，对患者进行宣传教育，给患者以启迪，消除患者对疾病的错误观念、错误认识和消极情绪，使患者对待疾病、对待治疗的态度由被动变为主动。

6. 针对性原则 心理护理没有统一的模式。护理人员应当认真了解、分析每个患者的心理需要，掌握他们在疾病不同阶段可能出现不同心理状态的规律，根据患者的具体情况采取有针对性的措施。为了使心理护理具有针对性，护理人员在与患者交往过程中，要有意识的运用心理评估的方法，不断地观察、交谈，必要时还可以使用心理测验等手段，及时掌握患者的病情和心理状态。

7. 平等性原则 在心理护理过程中，护理人员对患者应做到一视同仁，公平对待，双方保持平等的关系。无论患者在住院前是何种社会角色，来自哪个行业，都仅仅是社会分工的不同，决无高低贵贱之分。护理人员必须尊重每一位患者的人格，做到和蔼可亲、平易近人，绝不能训斥患者，讥讽患者，更不能向患者索取好处。

8. 自我护理原则 自我护理是美国护理学家于 1971 年提出的一种护理理论，是一种为了自己的生存、健康及舒适所进行的自我实践活动，包括维持健康、自我诊断、自我用药、自我治疗、预防疾病和积极参加保健工作。它要求护理人员不仅要帮助患者减轻痛苦、恢复健康，还应调动患者的主观能动性，启发、帮助和指导患者尽可能地进行自我护理。良好的自我护理是心理健康的表现。患者在护理人员的帮助指导下，以平等的身份参加对自身的治疗和护理活动，有助于维持患者的自尊、自信，也可以满足患者的某些心理需要，为战胜疾病创造有利的条件。临床研究证实，那些能够坚持自我护理的患者，比被动依赖护理人员的患者恢复得要快。

四、心理护理的程序

心理护理程序是以增进和恢复患者心理健康、确认和解决患者心理问题为目标所进行的一系列连贯的、有目的、有计划、有评价的系统活动，是一个综合的、连续的、动态的、具有决策和反馈功能的过程。它以现代护理观为指导，以护理程序为核心，为患者提供心理护理。具体包括五个基本步骤：进行心理护理评估、确立心理护理诊断、制定心理护理计划、实施心理护理计划、评价心理护理效果。在护理实践中，只有严格执行心理护理程序，才能有效达到心理护理的目标。

（一）心理护理评估

心理护理评估，是心理护理程序的第一个步骤，是根据心理学的理论和方法对患者的心理状态进行全面、系统和深入的客观描述。这一步骤的核心是收集资料，以了解患者目前的健康状态，并评估其过去和现在的应对方式，为确定心理护理目标、制定心理护理计划寻找依据。具体工作包括三方面内容：①建立和谐的护患关系。②收集资料。③整理、分析资料。

（二）心理护理诊断

心理护理诊断是心理护理程序的第二个步骤，是在心理评估的基础上对所收集的心理健康资料进行分析，从而确定服务对象的心理健康问题及引起心理健康问题的原因。目前，我国临床常用下列 9 个心理护理诊断。

1. 无效性否认 无效性否认是指个体有意或无意地采取了一些无效的否认行为，试图减轻因健康状态改变所产生的焦虑或恐惧。

2. 调节障碍 调节障碍是指个体无意改变和调整其生活方式或行为来适应其健康状况的改变。

3. 语言沟通障碍 语言沟通障碍是指个体在与人交往过程中，使用或理解语言的能力降低或丧失。即个体表现出不能与他人进行正常的语言交流。

4. 自我形象紊乱 自我形象紊乱是个体对自身身体结构、外观、功能的改变，在感受、认知、信念及价值观方面出现健康危机。

5. 照顾者角色障碍 照顾者角色障碍是指照顾者在为被照顾者提供照顾的过程中，由于所经受的或可能经受的躯体、情感、社会和（或）经济上的沉重负担状态，照顾者感受到难于胜任照顾他人的角色。

6. 预感性悲哀 预感性悲哀是指个人或家庭在可能发生的丧失（如人、财物、工作、地位、理想、人际关系及身体某个部分等）出现之前所产生的情感、情绪及行为反应。

7. 精神困扰 精神困扰是指个体的信仰、价值观处于一种紊乱的状态。

8. 焦虑 焦虑是指患者在面临不够明确的、模糊的或即将出现的威胁或危险时，所感受到的一种不愉快的情绪体验。

9. 恐惧 恐惧是患者面临某种具体而明确的威胁或危险时所产生的一种心理体验。

心理护理诊断是护理诊断内容中的一部分。诊断陈述的是个体或群体的健康状态以及导致这种健康状态的原因。完整的心理护理诊断的陈述包括三部分，即健康问题、病因、症状或体征，故又称 PES 公式，例如：

恐惧（P） 与身体健康受到威胁有关（E）：哭泣、逃避（S）。

调试障碍（P） 与截肢有关（E）：持续否认、愤怒（S）。

但目前的趋势是将护理诊断简化为两部分，即 P + E 或 S + E。例如：

精神困扰（P） 与丧失自理能力有关（E）。

失眠（S） 与将失去工作能力有关（E）。

无论是三部分陈述还是两部分陈述，原因的陈述（E）不可缺，只有明确原因才能为制定护理计划指明方向，而且原因的陈述常用“与……有关”来连接，准确表述心理问题与原因之间的关系，有助于护理人员确定该心理护理诊断是否成立。

（三）心理护理计划

计划是指对未来工作做出具体安排，就如何解决存在的问题做出的决策。心理护理计划是心理护理程序的第三步骤，它是针对心理护理诊断提出的护理问题而制定的具体措施，是护理人员直接对患者实施心理护理的行动指南，护理人员可以按照心理护理计划规定的内容有条不紊地进行心理护理工作。

心理护理计划包括4方面的内容。

（1）排列心理护理诊断的顺序。

（2）确定预期目标。

（3）制定护理措施。

（4）护理计划成文。

各个医疗机构心理护理计划的书写格式不尽相同，一般都有护理诊断、预期目标、护理措施和评价四个栏目。为了简化心理护理计划的书写工作，一些单位制定了“标准心理护理计划”。标准心理护理计划是为相同的心理护理诊断提供预期目标的评价标准和基本的护理措施，是一种较为详细和全面的护理人员行为指南。标准心理护理计划通常由仔细研究过文献及有丰富经验的临床护理专家在总结经验的基础上加以制定，并设计成表格。护理人员还可以此作为参照，去制定自己所负责服务对象的个性化心理护理计划，包括选择符合患者个体情况的心理护理诊断、预期目标、相应的心理护理措施以及评估结果等，从而为患者提供全面的、高质量的心理护理。

（四）心理护理实施

心理护理实施是心理护理程序中的关键步骤，是为达成心理护理目标而将心理护理计划中的内容付诸于行动的过程。在心理护理计划实施之前，需要做好充分的准备。明确要做什么、由谁去做、怎么做、何时做，在哪里做。在实施过程中，主要的工作内容包括：

（1）继续收集资料。

（2）实施心理护理措施。

（3）做好心理护理记录。

（4）继续书写心理护理计划。

（五）心理护理评价

心理护理评价是心理护理程序的最后步骤，是指护理人员在实施心理护理计划的过程中和实施计划结束之后，对服务对象认知和行为的改变以及健康状态的恢复情况进行连续、系统的鉴定和判断。通过不断地将服务对象的情况同预先制定的护理目标进行比较，来确定心理护理的实际效果。评价贯穿于心理护理活动的始终，是心理护理程序中不可缺少的重要环节。心理护理评价的基本内容可分为：

（1）建立评价标准。

（2）收集资料。
（3）评价目标是否实现。
（4）分析问题的原因。
（5）重审护理计划。

第二节　护患关系与沟通

一、护患关系

（一）概念和特点

护患关系是指护理人员与患者通过特定的护理服务与接受护理服务而形成的人际关系，是护理实践活动中最主要的一种专业性人际关系。护患关系是一种特殊的人际关系，它和社会心理学所研究最多的友情、爱情这一类人际关系有较大的差异，其特殊性表现在以下四个方面。

1. 护患关系是群群关系　所谓群群关系是指群体与群体之间的关系。衡量护患关系的好坏，不仅看护理人员与所负责的患者之间的关系如何，而且要评估医护与患者群体之间的关系。医护群体即医疗活动中的医护系统，包括医生、护理人员和医院其它工作人员等，他们拥有技术并用所掌握的技术为患者服务，提供帮助，也称帮助系统；患者群体即患者系统，包括患者及其家属与亲朋，是需要得到医疗护理服务和帮助的人，也称被帮助系统。在临床护理过程中，护患关系不是某一护理人员与某一患者之间的关系，而是两个群体两个系统之间的关系。一方面，护理人员群体中任一个体为患者提供帮助，是在执行帮助系统的职责；而患者接受帮助，也同时体现了其家属与亲朋的要求。另一方面，医护群体中任一个体对患者的态度、责任心等，都会影响患者对医护质量的整体感受和评价；而患者及其亲朋对医护人员的态度与合作性，也会影响医护人员对患者群体的影响与热情。

2. 护患关系以工作为实质　护患关系与其他人际关系不同，护患关系的实质是护理人员满足患者的需要，患者的需要和护理人员满足需要构成了护患关系的基础。对护理人员而言，建立良好的护患关系，满足患者的需要是护理人员职业的要求，护理人员与患者的交往是一种职业行为，具有一定的强制性。通俗地说，不管护理人员是否愿意，或患者的年龄、身份、职业、素质如何，只要患者患病需要治疗和护理，护理人员就应当履行职责，为患者提供帮助，努力与患者建立良好的关系。

3. 护患关系以信任为基础　护患关系作为一种工作关系，护患之间的相互作用、相互影响和情感联系，虽受到护理人员与患者各自不同的个人阅历、感情、知识和认知差异的影响，但应遵循一个原则，即服从于护理工作的目的、性质和任务。一般认为，护患关系应该是一种信任关系，是护患之间相互尊重、设身处地和彼此信赖，是护理人员顺利完成护理工作的必要条件。

在护患关系中，护理人员应灵活使用通情，避免情感的过度卷入。其原因有三：

①护患之间过多的情感卷入，会导致患者与护理人员情感上的高度互动，一旦患者或护理人员出现情绪变化，会导致对方的情绪产生相应变化。对护理人员而言，会影响护理人员的理智，干扰护理人员的正常工作；对患者而言，不利于健康。②护患之间过度的情感卷入，必然导致其他关系的出现，如友情、爱情、功利性关系等，而这是护理过程中应避免的。③要达到较深的情感卷入，需要护理人员花费相当多的时间和精力来建立，也可能涉及满足患者健康需要以外的其他需要。这与护理人员工作繁重的现实是相冲突的，同时也会影响护理工作的效率。

4. 护患关系以治疗为目标 积极的人际关系，能够提供良好的身心环境；而人际关系不良，则会导致许多心身疾病的发生。人际关系的这种双重作用，在患者这一特殊群体中影响更为明显。许多调查研究表明，良好的护患关系，能有效地减轻或消除患者来自环境、诊疗过程及疾病本身的压力，有助于治疗和加速疾病的康复进程。反之，紧张的护患关系会加重患者的心理负担，甚至可能导致患者情绪恶化，严重影响治疗和康复。因此，护理人员必须明白，护患关系是一种特殊的治疗性关系。这个治疗性的特点决定了在护患关系中，护患关系双方的相互影响是不对等的，主要是护理人员影响患者，患者主要接受护理人员的影响。因此，护理人员是护患关系后果的主要责任承担者，一旦出现护患关系不良，护理人员要承担主要责任。护理人员要谨慎处理护患之间这个治疗性的关系，尽力避免出现不良的护患关系和消极的后果。

（二）护患关系的行为模式

护患关系的行为模式，可依据护理人员和患者双方各自所发挥主导作用的程度、护理人员的工作重心等特点的不同，划分为以下三种。

1. 主动－被动模式 这种模式是护理人员起主导作用的护患关系行为模式。这个模式的主要特征是：护理人员具有绝对主动地位和不容质疑的权威性，通常以“保护者”的形象出现在患者面前，为患者提供支持和帮助。患者则处于完全被动的地位，一切听任护理人员的处置和安排，基本不具备发挥自身主观能动性的能力。这种模式的主要应用对象是昏迷、休克、严重创伤、婴幼儿、精神病等患者。由于此类患者不具备正常的思维能力或确切的表述能力，除了完全服从护理人员之外别无选择。运用这种模式，护理人员应把工作的重心放在“为患者做些什么”，其模式原型是“父母－婴儿”。这种模式要求护理人员以较强的工作责任心、善解人意的同情心、视患者为亲人的爱心，主动为患者提供全面的照护和帮助，使良好的护患关系成为此类患者战胜病痛、实现康复的主要精神支柱。

2. 指导－合作模式 这种模式是护理人员实现对患者的指导作用的护患关系行为模式。这个模式的主要特征是：护理人员仍具有相对的主动地位和一定强度的权威性，通常以“指导者”的形象出现在患者面前，为患者提供必要的指导和咨询。患者则处于相对被动的地位，有选择地接受护理人员的指导和咨询，依据自身主观能动性的高低，对护理人员的指导给予程度不同的合作。这种模式的主要应用对象是急危重症、重病初愈恢复期、手术及创伤恢复过程等患者。此类患者虽然神志清晰，但疾病状态限制了他们能力的发挥，康复需求强烈而又力不从心，因此对护理人员的依赖性较强，有时甚至出现过度依赖或“退行”行为。运用这种模式，护理人员应把主体作用的重心放在“教会患者做些什么”，其模式原型是“父母－儿童”。这种模式要求护理人员以积极的职业心态、较高的职业素质和良好的角色形象等赢得患者的充分信任，取得患者的密切配合，以实现指导和咨询的最大效能，让默契的护患关系成为此类患者增强信心、加速康复的重要精神力量。

3. 共同参与模式　这种模式是指护理人员与患者在建立平等关系的基础上，共同发挥着各自的主动性，护理人员积极参与患者的康复过程的护患关系行为模式。这个模式的主要特征是：护理人员的主动性突出地体现在引导患者的主观能动性方面，通常以“同盟者”的形象出现在患者面前，为患者提供合理的建议和方案。患者也能处于积极主动的地位，对自己的疾病过程有较强的参与意识和行动，能主动寻求与护理人员的沟通，并随时采纳护理人员给予的各种合理化建议等。这种模式的主要应用对象是各类慢性躯体疾病、心身疾病等患者。此类患者基本保持着自己能力的常态，他们虽然参与意识较强，但由于受到自身人格特征、疾病认知等主客观因素的影响，会产生一些对疾病过程不适宜的角色行为，需要在护理人员的正确引导下，逐步形成适宜的行为方式，才能较好地发挥自身的主观能动性。运用这种模式，护理人员应把主体作用的重心放在“让患者选择做些什么”，其模式原型是“成人－成人”。这种模式不仅要求护理人员有丰富的知识，能为个性化的患者设计多层面的、合理的护理计划和方案，还要求护理人员具有较强的护患关系的主导性及增进人际吸引的职业魅力，能与不同层次的患者实现最充分的人际沟通。让融洽的护患关系成为此类患者坚定康复信念、开发自我潜能的强大核心动力。

表 13－1　护患关系的三种行为模式比较

	主动－被动型	指导－合作型	共同参与型
护理人员的作用	主导	指导	参与
护理人员的形象	保护者	指导者	同盟者
患者的作用	被动接受	积极学习	协商解决
临床应用范围	昏迷、休克、严重创伤、婴幼儿、精神病等患者	急危重症、重病初愈恢复期、手术及创伤恢复过程等患者	慢性躯体疾病、心身疾病等患者
护理人员工作重心	为患者做什么	教会患者做什么	让患者选择做什么
模式原型	父母－婴儿	父母－儿童	成人－成人

在实际的护理工作中，护患关系的模式不是一成不变的。随着患者病情的变化，可以由一种模式转向另一种模式。如：一个因昏迷而入院治疗的患者，应按照主动－被动模式加以护理，随着患者的病情好转和意识的恢复，就可逐渐转入指导－合作模式了。最后，患者进入康复期，共同参与模式就是此时最适宜的模式了。值得指出的是，虽然从主动－被动模式到共同参与模式的过程中，护理人员对患者的“控制”地位逐渐减弱，但责任和作用并未减弱；恰恰相反，为了调动患者的积极性，护理人员

不仅要进行日常护理工作，而且要引导患者配合或共同参与这一活动以促使其早日康复，因此工作的内容实际上是增加了。表 13－1 简要描述了三种模式之间的差异。

（三）护患关系的发展过程

在整体护理模式下，和谐的护患关系的建立与发展过程可分为三个阶段。

1. 初始期 此阶段指患者入院初期，是赢得良好第一印象的阶段。此期，护患交往的内容围绕着建立良好的“第一印象”而展开。良好的第一印象能大大缩短建立信任关系的时间，起到事半功倍的作用。护理人员通过与患者之间彼此认识、向患者介绍护理单元和收集患者的初步健康资料等交往过程，展现得体的仪表、友好的言行、和蔼的态度，在患者心中形成良好的“第一印象”。

2. 工作期 此阶段指开始执行护理计划直至患者出院之前，是获取相互信任的阶段。在工作期，护患交往是通过执行护理程序而展开的，护理人员在工作中所表现出来的态度、责任心、基本技能等是获得患者信任的关键。信任是动态的，如果在工作期不重视，先前通过良好“第一印象”所获得的信任也可能失去。因此，护理人员应努力建立并维持与患者的信任关系，这是顺利完成护理计划所必需的。

3. 结束期 此阶段指由于患者出院或转科室、护理人员休假或调离等原因，护患关系需要结束时，留下满意评价的阶段。此期，护理人员应与患者及家属共同回顾患者所取得的进步，征集患者对医院和护理质量的反馈意见，并交代患者出院后的注意事项。在此期要注意处理好患者形成的依赖性等问题，顺利结束关系，使患者及家属留下满意的评价。

（四）护患关系的影响因素及处理技巧

在医疗护理活动中，护理人员与患者接触的机会多，关系密切。因此，在护患交往过程中，也常常会出现护患关系冲突，从而影响护患关系的健康发展。因此，要建立良好的护患关系，就要分析造成护患冲突、影响护患关系的原因，并采取有针对性的措施来处理。

1. 角色模糊及其处理技巧 角色模糊是指护理人员或患者对于自己充当的角色不明确或缺乏真正的理解时所出现的状态。在护患关系的建立和发展中，角色模糊是首位的影响因素。

每一个人在社会生活中都扮演着多种不同的角色，每一种角色都具有它特定的、为人们所公认的角色功能，体现着其相关的行为期望与规范。在“角色扮演”中，要清楚地认识到此角色的功能特征是什么，并据此去行动、去实践，这样才能使自己的行为与人们的期望相一致。

导致角色模糊的原因有两个方面。

（1）护理人员方面：在现代护理模式下，护理人员的角色是一个多元化的角色，需要担负多重角色功能。在提供护理服务时，护理人员是患者的照顾者和安慰者；在对患者的健康问题进行诊断和处理时，是计划者和决策者；在实施护理干预时，是健康的促进者；在病区内，是管理者和协调者，是患者权益的代言人和维护者；在进行健康教育和健康咨询时，又是教育者和咨询者。如果护理人员固守着传统的护理观，认为护理人员只需完成医嘱和治疗，是一个单纯的施护者，对护理人员的多种角色功能缺乏清楚地认识，不主动了解患者的需要，不重视患者的护理要求，不积极地为患者提供帮助，那么护理人员的行为表现就不符合现代护理人员的角色体征，出现护理人员的角色模糊的现象。

（2）患者方面：患者的角色是当一个人被宣布患病之后，所获得的一个新的角色，其原有的社会角色，就部分或全部地被患者角色所代替。对于扮演患者这个角色，人们往往缺乏经验，虽也想当一个合格的“患者”，可不知什么该说、什么该做，这就出现了患者的行为表现与患者的角色特征不相符，即患者角色模糊的现象。

这两种角色模糊的情况都会出现护患双方相互角色期望不一致的状态，导致护患之间矛盾冲突的发生，从而影响护患沟通。对于这两种现象，一方面护理人员应该全面认识整体护理模式下护理人员的多角色功能，承担起自己的角色责任，履行自己的职责，这样才能使自己的言行符合患者的角色期待，才能消除角色模糊的影响，避免由此带来的护患冲突的发生。另一方面护理人员对患者的角色期待应从实际出发，明确患者角色的特征，如：原有社会角色退位、自制能力减弱、求助愿望增强、康复动机强烈、人际合作愿望加强等，以客观、宽容、理解的态度来期待患者的行为，尽量避免由此带来的护患冲突。

2. 责任不明及其处理技巧 责任不明是指由于护患双方对于自己的角色功能认识不清，不了解自己所担当的角色应负的责任和该尽的义务时所出现的状态。护患之间的责任不明表现在两个方面：一是谁对患者的健康问题负责；二是谁负责改善患者的健康状况。究其原因，一方面，在很多情况下，患者并不知道自己该对自己的健康状况承担责任；另一方面，受传统的生物医学模式和功能制护理体制的影响，医护人员也不认为因患者个人的不健康行为或因心理、社会因素导致的健康问题需要自己负责任。这样，就因责权不明形成冲突，影响到护患关系的建立和发展。

其实上，患者的健康状况，应由患者和医护人员双方共同负责。在处理患者健康问题时，一方面，医护人员要认识到在现代生物－心理－社会医学模式和整体护理模式下，对于因患者个人的不健康行为或因心理、社会因素导致的健康问题，医护人员需要承担一定的责任。对于患者的不健康行为可通过医护人员有效的健康指导得以纠正，患者的许多心理问题也可通过有效的护患沟通得以解决。另一方面，要让患者认识到，他们不完全是消极被动的求助者，在护理过程的大多环节中，患者是可以积极参与的，只是需要护理人员随时随地给予指导。

3. 权益差异及其处理技巧 获得安全而优质的医疗护理服务，是患者的基本权益。患者有权寻求医护帮助，并有权获得安全而优质的健康服务。但是患者由于受疾病的影响，又缺乏医学专业知识，往往不具备维护自身权益的知识和能力，因此在大多数情况下，患者的权益只能依靠医护人员来维护，从而使患者在护患关系中处于被动的依赖地位，而护理人员则处于比较权威的主导地位。这样的情况就助长了护理人员的优越感和支配感，当护患双方出现权益争议时，往往会倾向于医护人员和医院一方，而忽视患者的权益。

如今，随着人们法制意识的提高，精神和文化追求也越来越高，患者及其亲属的权益保护意识也在不断增强，这种权益差异会导致患者内心不满，增加患者的心理负担，影响患者的康复，甚至引起护患纠纷。因此，在处理权益差异时，必须对患者的权益有一个客观的、发展的认识，以认真和审慎的态度来对待患者的权益，使护患关系保持良性发展。

4. 理解分歧及其处理技巧 在护患交流过程中，常常会出现护患双方对信息理解不一致的现象。一方面是由于患者的年龄、职业、生活环境和社会文化背景不同，以及缺乏相关的医学知识所致；另一方面则是护理人员对信息编码的不当。编码不当主要表现在三个方面：一是护理人员较多使用专业词汇或患者不熟悉的术语；二是护理人员表达的内容含义模糊，如“明日检查前，您必须禁食”，患者就可能把“禁食”理解成“进食”；三是使用患者不懂的语言，如方言等。

因此，在与患者正式沟通之前，应明确沟通的内容，了解患者的背景，选择恰当、通俗的语言，使患者能明白所说的内容，避免使用专业术语，必要时，给予解释。同时还要创造一种平等交流的气氛，鼓励患者在不理解的情况下随时发问，保证双方对信息理解的一致性。

二、护患沟通

（一）人际沟通的概念与构成要素

沟通是指发送者遵循一系列共同规则，凭借一定渠道（又称媒介或通道），将信息发送给既定对象（接收者），并寻求反馈以达到理解的过程。沟通的结果不但使双方能相互影响，并且双方还能建立起一定关系。人际沟通是指人们运用语言或非语言符号系统进行信息（包含思想、观念、动作等）交流沟通的过程。

人际沟通的基本过程包括信息背景、信息的发出者、信息、信息传递途径、信息接收者及反馈6个要素。

1. 信息背景 指沟通发生的环境。包括沟通地点、时间和每个沟通参与者的个人特征，如情绪、成长经历、知识水平、文化背景等。

2. 信息发出者 也称作信息的来源，指发出信息的人。

3. 信息 指信息发出者希望传达的思想、感情、意见和观点等，包括语言和非语言的行为所传达的全部内容。

4. 信息接收者 也称信息传递的对象，指接收信息的人。

5. 途径 指信息由一个人传递到另一个人所通过的渠道，是信息传递的手段。如听觉、视觉和触觉等。信息发出者发出的语言信息是通过听觉途径传递的给信息接收者的；面部表情信息是通过视觉途径传递的；在交流时，护理人员把手放在患者的肩上、背上或握住患者的手，就是通过触觉途径把关切和安慰的信息传递给对方。

一般说来，在沟通交流中，信息发出者在传递信息时使用的途径越多，接收者越能更好更快更准确地理解这些信息。护理人员在与患者的沟通交流中，应尽最大努力，使用多种沟通途径，以便使患者有效地接收信息，促进交流。

6. 反馈 指信息由接收者返回到信息发出者的过程，即信息接收者对信息发出者的反应。护理人员在与患者交流时，要针对患者的情况及时作出反应，并把患者的反馈加以归纳、整理，再及时地反馈回去，真正体现出沟通的循环往复的动态性过程的特征。否则，就会影响交谈，使护患关系陷入僵局。因此，在护患沟通中，及时有效的反馈极为重要。

（二）人际沟通的层次

随着相互信任和情感卷入程度的增加，人际沟通的层次也逐渐提高，目前主要有五个层次。

1. 一般性沟通 一般性沟通是沟通的最低层次，是一种寒暄、应酬式的沟通，像“今天天气真好”、“最近忙什么呢”、“吃过饭了吗”之类的招呼语即是。一般性沟通是当沟通双方的关系比较陌生、关系不密切时所采用的沟通方式，在短时间内使用，会有助于打开局面和建立友好关系。如果人们不想使相互间的交往向纵深发展，沟通可以只停留在此层次；但要进行一次有目的的交谈，则沟通内容不宜只局限于问候，而应进入深一层次的交流。

2. 陈述性沟通 是一种陈述客观事实的沟通，没有参与个人意见，或牵涉人与人之间的关系。例如：“您的手术时间安排在周一上午”、“昨天晚上我的肚子开始疼”等，都属于是陈述性沟通。在这一层次沟通时，护理人员要使用开放式的交谈技巧，要鼓励患者叙述，尽量不要用语言或非语言行为影响患者。在此层次沟通中，要注意语言表达清晰，非语言信息通俗自然，力求信息发出和接收的准确性。

3. 交流性沟通 是一种交换个人想法和判断的沟通。一般双方都已建立了信任关系，可以互相交换自己的看法，交流各自对问题或治疗的意见，希望自己的观点能获得对方的认可、引起对方的共鸣。例如：“今天早晨您的眼睛里有血丝，是昨晚没有睡好吗？”“是啊，护士长，我昨晚伤口疼得有些厉害。”沟通双方要充分让对方表达自己的看法，护理人员应注意不能流露否定或嘲笑的意思，以免影响患者的信任，使他不再继续提出自己的看法和意见。

4. 分享性沟通 是一种比较深层次的，与沟通对象分享感觉的沟通。这个层次的沟通，相互信任，不设防，有安全感。沟通的内容比较深入，能够暴露内心深处的想法，甚至是个人的一些隐私。沟通的双方能够相互理解并且共同分享感觉，这种分享有利于人们减轻心理压力，维护心身健康。要做到这一层次的沟通，要求护理人员要给患者留下一个良好的第一印象，创造一个适合的情感环境，坦率、热情、亲切，给患者留下信任感和安全感，鼓励他们内心的想法都讲出来。

5. 默契性沟通 是一种具有高度和谐感觉的沟通，是沟通的最高层次。有时不用说话就知道对方的体验和感受，达到“心有灵犀一点通”的境界。但沟通达到这一层次很少见，维持的时间也不会太长，只有在分享性沟通层次，偶尔自发地达到高峰。

在护患关系中，可出现沟通的各种层次，由于面对不同的情况、不同的环境、不同的患者，不一定非要强求进入更高层次的沟通。为了顺利开展工作，护理人员无论是进行哪种层次的沟通，都应该运用自如，避免出现言行不当的现象。

（三）人际沟通的类型

根据沟通过程中所运用的符号系统的不同，沟通方式可分为语言沟通和非语言沟通。

1. 语言沟通 语言沟通是借助于语言符号的沟通形式，可分为口头沟通和书面沟通。在日常生活中，口头沟通是最常见的沟通形式，如交谈、讨论、开会、讲课等。书面沟通是借助于书面文字材料实现的，如通知、广告、文件、书籍杂志等。

在人际交往中，口头沟通可以直接、迅速地交流完整的信息，并可及时获得对方的反馈并据此对沟通过程进行调整。因此，在所有的沟通形式中，口头沟通是最有效、最富影响力的一种沟通形式。而口头沟通中的"交谈"则是护理工作中最主要的口头沟通方式。护理人员在执行护理程序的各个环节中都需要与患者交谈。另外，为了解决患者的健康问题，还需要与医生、检验师、营养师、患者家属及亲友等进行交谈以完成护理任务，达到护理目标。

从谈话的内容上，可把护理人际沟通中的交谈分为社交性交谈和专业性交谈。

（1）社交性交谈：社交性交谈是为了解决一些个人社交的或家庭的问题而进行的言语交流，一般不带有护理专业目的性。这种交谈一般不涉及健康、疾病等问题；偶尔涉及，也多是表达一些关心、问候及祝愿。这种交谈也没有明确的目的性，其效果一般也不用多加考虑，但对交谈对象的选择性比较强，很多人都会选择与自己合得来、让自己精神上很放松的对象来交谈，以获得愉快感和满足感。

（2）专业性交谈：护理人员为促进和保持健康、预防疾病、协助康复及减轻痛苦所开展的交谈，具有明确的护理专业目的性。

从交谈的目的来看，可将护理专业性交谈分为互通信息性交谈、指导性交谈和治疗性交谈三种。

①互通信息性交谈。以获取或提供医疗护理信息为主要目的的交谈称为互通信息性交谈。其内容包括搜集信息和提供信息两方面。如护理人员在对患者进行入院指导、住院护理、出院指导时的交谈，包括自我介绍，住院须知，目前的健康状况和既往健康状况、对于护理方面的要求和日常生活方式及自理能力、对护理人员的角色期望和对医院的看法等，都属于互通信息性交谈。这种交谈很注重信息的内容，较少强调关系和情感。所以，只要双方关系协调和融洽，交谈就可顺利进行。

②指导性交谈。护理人员向患者指出问题发生的原因、实质，并且针对患者存在的问题，提出相应的解决方案，让患者按照提出的方法去做，以此为目的的交谈称为指导性交谈。例如，对患者进行用药指导、教会患者自我调整焦虑的方法、交待患者出院后的注意事项等交谈，都属于指导性交谈。在此类交谈前，护理人员需做一些准备，如分析患者的病情，找出问题的关键。指导性交谈对护理人员的要求较高，需护理人员掌握扎实的专业理论知识及技能，充分发挥其专业水平，有足够的能力去指导患者。指导性交谈的优点是减少了磋商与协调过程，节省了交谈时间；缺点是强调了护理人员的权威，忽略了患者的主动参与，患者处于被支配的地位。

③治疗性交谈。以鼓励患者积极参与到治疗与护理的过程中，帮助其了解并意识

到自身存在的心身健康问题，并能主动克服心身障碍，从而达到减轻痛苦、促进康复的治疗性目的的交谈称为治疗性交谈。这种交谈是以患者能够认识和解决自身健康问题为前提，以注重并强调发展护患之间的支持性关系为基础。在相互支持的氛围下，患者的主观能动性受到调动和鼓舞，能自如地表达自己的思想和情感，重新认识自己以往的经历，找出新的解决健康问题的方法，以积极的态度、良好的心理、合理的方式应对困难。治疗性交谈的优点是患者的自主权受到了重视，参与了决策，尊重的需求得到了满足，因而能够积极地按照决策去做，主动采取新的方式来维护自己的健康；缺点是比较耗费时间，工作繁忙的情况下难以实施。

2. 非语言沟通 非语言沟通是指不以自然语言为载体进行信息传递，而是以人的面部表情、仪表服饰、行为举止、身体接触、人际距离、沟通环境等非语言信息作为沟通媒介进行的信息传递。许多不能用语言来形容和表达的思想感情，可以通过非语言形式得以表达。非语言行为在沟通中可以起到支持、修饰、替代或否定语言行为的作用。对于护理人员来讲，了解不同的非语言行为的含义，有助于把握在沟通过程中自己的非语言行为对患者的影响，有助于了解患者的非语言行为所传达的信息，从而深入了解患者的思想情感，更好地为患者提供服务。

非语言沟通具有广泛性和持续性的特点。在人的感觉能力可及的范围内，只要双方能感知到对方存在，非语言沟通就无时不在、无处不在。如在临床工作中，有的护理人员为了避免与患者发生冲突，干脆不与患者交谈，自以为这样做可以避免沟通，防止冲突。事实上，这一行为举止传递给患者的信息是冷漠和不关心，反而会导致患者的不满。因为，在这一过程中，护患之间尽管没有语言的交流，但是存在非语言的沟通，护理人员的表情、举止等同样在向患者传递着丰富的信息。

非语言沟通的形式很多，在护理人际沟通中最常见的形式包括以下几种。

（1）仪表：端庄稳重的仪容，和蔼可亲的态度，整洁大方的服饰，训练有素的举止，不仅构成护理人员的外表美，而且体现了护理人员特有的精神风貌，象征着护理人员的自信，凝聚着护理人员的骄傲和希望。通过仪表，护理人员能够给患者以庄重、亲切、可信的感觉，留下很好的印象，产生良好的沟通效果。

（2）表情：面部表情是人类情绪、情感的外在表现，护理人员应在与患者交往中，善于运用和调控自己的面部表情。表情的要素中，比较重要的是目光和笑容。

在各种面部表情中，眼睛传递的信息更真实。一个人可以做出与内心状态不一致的各种面部表情，但无法随意控制自己的目光，目光最能反映一个人内心真实体验的非语言行为。护理人员应善于从目光接触的瞬间来判断患者的心态，还要注意视线的方向和注视时间的长短。一般来说，目光大体在对方的嘴、头顶和脸颊的两侧这个范围活动为好，给对方一种很恰当、很有礼貌的感觉，并且表情要轻松自然。护理人员的目光应是坦然、亲切、和蔼、有神，眼睛里流露出柔和、亲切、关爱的目光，既不咄咄逼人，又绝无怠慢敷衍之意。护理人员与患者的目光接触，可以产生许多积极的效应。如护理人员镇定的目光，可以给恐惧的患者带去安全感；护理人员热情的目光，可以使孤独的患者得到温暖；护理人员鼓励的目光，可以给沮丧的患者重建自信；护理人员专注的目光，可以给自卑的患者带去尊重。

培根有句名言："含蓄的微笑，往往比口若悬河更为可贵"。微笑是一种世界通用语，是善意的标志，在大多数情况下，它表示的是友好、愉悦、乐意、欢迎、赞赏、请求、领略的意思；但在有的时候，也可用来表示歉意、拒绝和否定。护理人员的微笑往往容易获得患者的好感与信任，使患者感到亲切、温暖，缩短彼此之间的心理距离，缓解患者的紧张感，消除误会、疑虑和不安，使患者感受到尊重和理解，对促进其心身健康起着举足轻重的作用，同时，也能够赢得患者的尊重，并改善护理的效果。

（3）化妆：护理人员在工作时应着淡妆，这既维护了护理人员的自身形象，也体现了对患者的尊重。护理人员的淡妆是从患者的需要出发，与医院环境整体色调和谐统一，体现素雅、浅淡的主旋律，展示护理人员的良好素质及美感，引发患者对美好生活的向往之情，塑造护理人员职业的美好形象。

（4）举止：行为举止指身体各部分的姿势与动作，能反映一个人的文化教养、社会角色、人格特征以及此时此刻的心理状态。护理人员的行为举止包括站姿、坐姿、走姿、端治疗盘、推车行进、拾物、指示等。为了使一言一行都能给患者留下良好的印象，护理人员的行为举止应时刻遵守文明、科学、准确的原则，热情饱满、充满活力、得体大方、严谨慎独、尊重习俗，避免失礼。

（5）触摸：触摸在人际沟通中是表现情感的一种重要方式。在临床上，护理人员在适当的时机或范围内对患者的触摸行为，如拍拍肩、拉拉手等，能使患者感受到一种支持、鼓励和关注。如握住患者的手臂，搀扶他步行时的触摸给患者提供了这样的信息："我在关心你，我将帮助你"。在重症护理期间，触摸可使与亲属失去联系的患者感到医护人员就在他们身边，在关心照料他们。抚摸患病的婴幼儿，可以消除他们的"皮肤饥渴"（指1~2岁的婴幼儿若经常得不到适当抚摸和搂抱，就会出现心身健康方面的问题，主要症状有：食欲不振、发育不良、智力衰退、行为失调等），使他们产生安全感，以促进其心身的健康发展。

但是，护理人员在运用触摸这种沟通方式时应保持敏感和谨慎。首先，触摸要符合患者当时情绪的需要。当患者悲伤、无助时，护理人员的触摸无疑能带来支持与安慰；可当患者愤怒、焦躁时，护理人员若过于靠近则会加重其烦躁。因此，只有采取与环境场合相一致的触摸，才能起到良好的效果。其次，触摸要根据患者的年龄特点区别对待。一般而言，对于老年人和儿童，护理人员采取抚摸、拥抱的方式，可以使患者获得亲密感和舒适感；对于和护理人员年龄相仿的患者，同性之间的触摸比较容易取得好感，而对于异性患者的触摸则应持谨慎态度，以免引起误会和反感。第三，触摸可根据护患双方关系程度而选择合适的方式。护患之间初次见面，可礼节性地握一下手，表示礼貌；经过一段时间的合作，双方比较熟悉后，可在谈话时轻轻拍一下对方的手背或肩膀，年龄和性别允许时还可以拥抱。

（6）距离：人际距离是指人与人之间的空间距离。在人际交往中，双方的空间距离往往反映了彼此的亲密程度。美国人类学家爱德华·霍尔将日常生活中人与人之间的空间距离分为四类：①亲密距离。距离范围为0~0.46m，在通常情况下，人们只允许情侣、孩子和家人进入这一范围。②个人距离。距离范围为0.46～1.2m，此距离是朋友之间进行沟通的适当距离。③社交距离。距离范围为1.2～3.6m，通常的正式社交活动、外交会议，人们都保持这种程度的距离。④公共距离。距离范围为3.6m以上，在公共场所人与人之间的距离属于这种情况。

从心理学的角度讲，一个人对空间需求的欲望是有限的。当一个人的个人空间大于它所需要的空间时，他就会感到孤独和寂寞；当一个人的空间小于它所需要的空间时，或当他的空间范围受到侵犯时，他就会感到烦躁不安。人际交往中，双方之间距离发生的动态变化，就是很值得注意的一种语言。护理人员要有意识地控制调节和患者之间的距离，根据患者的年龄、性别、人格特征、文化教养、病情需要以及与患者的沟通层次来调节贴切的护患距离。如对儿童和孤独老年患者，缩短人际距离有利于情感沟通；但对有些敏感患者、沟通层次较低的患者，人际距离应适当疏远，给对方以足够的个人空间，否则会使对方有不安全感、紧迫感，甚至产生厌恶、愤怒、反抗。

（7）环境：环境的选择也能传递某种信息。选择熟悉的、非正式的环境，表示沟通可以轻松、自然地进行。例如：与亲朋好友交谈可在家中进行；选择隔离或封闭的环境，表示交流可以带有私密性；选择在会议室或谈判桌前交谈，则表示沟通是正式和严肃的。

医院的环境布置能反映出自身的管理水平、服务质量等有关的信息。有些医院将重症监护室（ICU）的病床安排成环形或扇形，医护人员工作处于监护室的中心，用玻璃门窗相隔，内外一目了然。这等于向重症患者传递这样的信息：他们都在医务人员的精心观察和有效的监护之下，一旦出现紧急情况，可以立刻得到有效的救助，敬请放心！在一些医疗机构中，白墙壁已被绿色或淡蓝色所代替；儿科病房的墙上贴了孩子们喜爱的卡通画；护理人员们换上了绿色或淡粉色的护理人员服；走廊和病房摆放了绿色植物和鲜花。这些举措一改过去白墙、白床、白衣、白帽给患者带来的紧张和恐惧的心理，向患者传递了温暖、亲切的信息，特别有利于缓解重症患者和儿童患者的恐惧心理。

（8）超语词：超语词又称辅助语言和类语言，辅助语言包括声音的音调、音量、节奏、停顿、沉默等，而类语言是指那些有声而无固定意义的声音，如呻吟、叹息、叫喊等。

在人们的沟通过程中，辅助语言和类语言起着十分重要的作用。由于说话者的音调不同，同一句话的语义就可能迥然不同。在人们的沟通中，他们怎么说要比他们说什么更为重要。有一位专门研究非语言沟通的学者曾提出了这样一个公式：

相互理解＝语调（38%）＋表情（55%）＋语言（7%）

上述数据证明，辅助语言和类语言在人际沟通中非常重要。在临床上，护理人员说话的语调和语气，常常是患者借以判断护理人员态度的重要线索。因此，工作中护理人员说话时应柔声细语，善于运用声音的效果加强自己所表述内容的意义和情感，这有助于获得患者良好的印象。

第三节 患者心理与护理

一、患者的心理需要

患者的心理需要基本上符合马斯洛的需要层次理论，除了具有与常人一样的各种需要以外，还有其特殊角色条件下不同于常人的特定需要。患者需要虽然具有复杂、多变且不可预料的特征，但是仍有共性规律可循。患者无论男女老幼、病情轻重，其基本需要有许多相似之处，差别只是在于程度不同。患者需要的主要内容包括以下几点。

（一）生理需要

空气、水、食物、休息、睡眠，都属于人最基本的生理需要。这些需要的满足在常人眼中，易如反掌，自然而然地就能够获取。可对于患者来说，却存在着种种困难，需要通过努力，借助医护人员、仪器、药物的辅助才能获得。如肺气肿、肺心病的患者需要吸氧才能获取充足的氧气；休克、脱水的患者通过补液才能保证必需的血容量；昏迷、食道和胃部手术的患者凭借鼻饲才能得到平衡的营养；而剧烈疼痛的患者只能依靠止疼药物才能安然的休息和睡眠片刻……因此，生理需要不仅是常人最基本的物质需求，更是患者迫切需要满足的第一需要，在治疗疾病的过程中应当首先予以满足。

（二）安全需要

生理需要满足之后，安全感便是患者最普遍、最重要的心理需要。患者希望得到可靠、确切、安全而又无痛苦的治疗，把安全和早日康复视为求医的最终目的。安全需要的规律是：安全所受威胁越大，个体的自我保护能力越差，安全需要就越强烈。疾病使患者感到生命受到威胁，自我保护能力下降，生命安全托付给医护人员，并且在疾病的诊疗过程中还存在很多的危险因素，因此，使得患者特别关注自身安全。患者常会产生“手术是否有生命危险”、“麻醉会不会损害大脑、降低智商”、“打针会不会扎到坐骨神经”、“输液时空气会不会进入血管”等疑虑，希望得到安全的治疗，不出意外事故、并发症或后遗症等。若得不到医护人员令人信服的解释和承诺，患者就会处于焦躁不安的警觉状态。

因此，护理人员应主动为患者介绍相关的信息，如疾病的诊断、病程、预后、治疗及花费等；对患者实施的任何重要的诊疗措施都应事先耐心细致地解释；工作中的言行举止谨慎认真，严格遵守工作程序和规章制度，用高度负责的态度增强患者的安全感。

（三）归属与爱的需要

患者入院后，改变了原来的生活习惯，离开了朝夕相处的亲人，脱离了倾力投入的工作，告别了彼此默契的伙伴等。由于各种社会角色基本丧失，患者比任何时候都更需要得到他人的情感支持，产生更强烈的归属动机。每一位患者都希望自己尽快得到医护人员的关心、体贴、帮助和照料；希望建立良好的病友关系，受到新的人际群体的接纳、认可，需要有人与他们“同病相怜”、“患难与共”，需要从同伴那里寻求精神寄托，需要在温馨和谐的人际氛围中排遣孤独、驱除自卑，建立起战胜病痛的信心。有调查显示：患者渴望亲属陪伴的最主要原因是为了获得精神上的满足。如若患者能与医护人员、病友建立和谐关系，他们对亲属陪伴的需求强度就会明显降低。

因此，护理人员应组织好医护人员与患者的正常交往，协调好病友之间的关系，满足患者的归属需要，减少患者的陌生感和孤独感。

（四）尊重的需要

患者作为“弱者”，自理能力降低，生活起居需要别人照顾，容易导致自我评价降低，自尊受损。尤其是慢性病和社会功能受损的患者，自觉对社会和家庭无价值，甚至是亲人的拖累和负担，表现尤甚。有些患者的尊重需要还可进一步增强，对别人如何看待自己极为敏感，自尊心易受伤害。如患者一般都反感医护人员用床号称呼自己。多数患者希望得到医护人员一视同仁的对待，但有些社会地位比较高的患者，希望保持自己在社会关系中的优越地位，常会有意或无意地透露和显示自己的身份，让别人知道他们的重要性，期望医护人员对他们特别关照。

尊重的需要若不能满足，会使患者产生自卑、无助感，或者变为不满和愤怒。因此，医护人员应当处处注意尊重患者，避免做出伤害患者自尊心的事情。

（五）舒适需要

人患病后会产生许多不舒适的感受，如疼痛、头晕、恶心、腹胀、气短，或心理上紧张不安、焦虑难眠等。患者求医的目的是希望尽快明确诊断，及时获得治疗，希望得到医护人员的照顾和关怀，解除病痛，获得身体和心理上的舒适。在诊治和护理过程中，如果医护人员态度不端正或处置不得当，不但不能缓解患者的不适或痛苦，还可能会造成患者新的心理或生理的不舒适。如一位腹部手术的患者，术后遵医嘱去枕平卧位休息，感到腹部伤口疼痛，但自认为有了伤口疼痛是自然的，便默默忍受。护理人员换班后，新接班的护理人员帮助该患者将双腿屈膝，并在膝下垫了一个垫子作支撑，患者的疼痛当即有所缓解。患者对该护理人员满怀感激，由衷地感慨道：“护理人员对我们患者的关怀多一分，我们的病痛就能减少一分啊。”由此我们可以看出，患者在不舒适甚至病痛的时候，舒适的需要就成为主导，是迫切需要满足的。

护理人员应当对患者多一分关怀体贴，细心观察，及时发现患者的不舒适及原因，采取有效应对措施，提供心身舒适的条件，消除或减轻不舒适感，满足患者的舒适需要。

（六）安抚需要

疾病状态常可使患者情感变得脆弱，出现易激惹、任性、爱哭、行为幼稚等，这就是患者等同于“弱者”的一种渴望他人同情、安慰的特殊心理需要。由于病痛所致不适和对疾病预后的担忧，患者的情绪很不稳定，心理承受能力显著下降，很在乎别人对自己的态度。他们希望医护人员和亲友对自己能够和颜悦色、体贴入微、善解人意，及时为自己分忧解难；反之，医护人员若有任何言行方面的忽略和不经意，都可能引起患者的较大挫折与冲突。

因此，护理人员应富有爱心和同情心，及时发现患者的需求，给予他们最大程度的安慰和关心，来满足患者的安抚需要。

（七）信息需要

患者入院后，迫切需要了解与自身疾病相关的大量信息。如患者想知道自己患的是什么病、疾病会发生什么变化、应该采用什么治疗手段、疾病的后果如何、住院生活制度、治疗程序、疾病的进展与预后以及如何配合治疗。特别是需要接受手术的患者，更是关注手术有没有危险、医生的技术如何等信息。有的患者还想知道自己的责任医生与护理人员的个人信息，以期待拉近与医护人员的距离，增进彼此之间的感情。当疾病得到控制，病痛得到缓解的时候，患者信息需要的内容会发生变化，对外界事物的好奇和对社会生活层面信息的追求也成为信息需要的内容，如家人的生活工作情况如何、自己在单位负责的工作进展怎样、治病的花费能否报销等。总之，患者需要得到来自医院、社会及家庭的信息支持。若患者的这些需要得不到满足，便会产生失落感、孤独感，出现抑郁、焦虑的情绪反应。

护理人员应理解患者的需要，了解不同患者在疾病的不同发展阶段有着不同的信息需要，抓住重点，予以及时恰当的满足。

（八）刺激需要

相对于精彩纷呈的社会环境，医院的生活环境总显得寂静而单调。患者在医院里活动的空间受限、范围狭窄、内容枯燥，日常生活围绕着饮食、睡眠、治疗的“三部曲”循环住复，放眼四周笼罩着白色墙壁、白色被褥、白色工作服的冰冷寒意，加上病房条件改善后，单人间和小病房增多，病友之间接触减少，患者易产生孤独、无助感，又加上病痛折磨，他们大多有在“白色监狱”内“度日如年”之感。于是，对新异刺激的较强需求，部分患者从重病中脱险之后就开始突现出来。如有的患者因耐不住寂寞而从彼此打闹、制造恶作剧中寻求刺激和乐趣，还有的患者因与他人开玩笑过头而引发一些人际冲突。

护理人员应了解康复阶段的患者追求新异、探索、活动等兴趣的需要，根据其具体情况和医院的客观条件，安排适当的活动和有新鲜感的刺激，以调动患者的积极因素，把他们的需求积极引导到有利于心身健康的方向上来。如为他们提供报刊、杂志、棋牌、电视，创造上网条件供患者娱乐学习，还可因人而异地组织他们参与一些趣味性或公益性的活动等。这样既能满足患者此时的主导需要，也为他们重返社会角色建立相应的心理准备。

二、患者常见的心理问题

由于种种原因的存在，患者的心理需要不可能得到全部充分的满足。此时患者就会出现一系列心理问题，主要表现在以下几方面。

（一）恐惧

恐惧，是一种人们在面对危险情境或对自己预期将要受到的伤害而产生的较高强度的负性情绪反应。面对恐惧，个体通常采取回避行为，或避免进入恐惧情境，或从恐惧情境中逃脱。当人们产生恐惧感时，机体内交感神经兴奋，充分动员全身进入逃避伤害刺激的应激状态。在人们的日常生活中，某些恐惧感有益于人们加强自我保护意识，可提醒人们不要做毫无意义的冒险活动，如能制止司机“闯红灯”，防止意外事故发生等。

但恐惧对患者来说，则是利少弊多。患者易产生恐惧感，主要是由于他们意识到有危险存在、却又缺乏独自应对危险的能力；这种力不从心的内心冲突，又可加剧患者的恐惧感。恐惧感可能使患者处于惶惶不可终日的境地，不仅严重影响其疾病康复，甚至可能危害患者的生命。如对急性心肌梗塞患者而言，极度恐惧就是一种致命性打击，有时可能成为导致患者病情恶化的直接诱因。

（二）焦虑

焦虑是人们对即将来临的、可能会给自己造成危险的重大事件，或需要自己做出极大努力去应对某种情况，所产生的一种紧张与不愉快的情绪反应，也是个体过分担心发生威胁自身安全和其他不良后果的一种心境。任何人在一生当中都难免焦虑，患者患病，更易引起焦虑情绪。

引起患者焦虑的因素很多。例如，疾病初期对病因及疾病转归，尤其是预后不明确，可导致与疾病无关的焦虑，或是对病因、疾病转归和预后过分担忧。这时，如果护理人员不及时向患者讲解清楚，就会出现夸大病情严重性的倾向。某些患者对带有身体威胁性的检查和治疗，对诸如癌症等预后不良的疾病均可引起强烈的焦虑反应。例如，准备接受手术治疗的患者，入院之后就盼望尽快手术，一旦接到手术通知，他反而焦虑恐慌起来。通过对住院患者的调查发现，多数患者进入医院后有焦虑反应，他们听到病友的介绍，看到重患者的情况，看到为抢救危重患者而来回奔忙的护理人员，不禁产生一种异乎寻常的恐怖感，好像自己也面临巨大的威胁，因而产生焦虑。

完全消除患者的焦虑是不容易的，况且轻度的焦虑状态往往对治疗疾病还有益处。但是，护理人员对极端焦虑和长期处在焦虑之中的患者要格外重视，想方设法帮助他们减轻心理负担，以免妨碍对疾病的治疗或诱发其他疾病。

（三）抑郁

抑郁是一种闷闷不乐、忧愁压抑的消极心情，主要由现实丧失或预期丧失引起。因为疾病对任何人来说都是一件不愉快的事，多少都伴随着丧失，所以多数患者都会产生轻重不同的抑郁情绪。不过，患者抑郁情绪的表现方式是多种多样的。有的故作姿态、极力掩饰；有的心情低落，少言寡语，对外界任何事物都不感兴趣；有的饮泣不语或哭叫连天；还有的自暴自弃，放弃治疗，甚至出现自杀的念头。

严重的抑郁往往导致无助感和绝望情绪。这是一种无路可走、无可奈何、悲愤自怜的情绪状态，多发生在患有预后不良或面临生命危险的患者身上。有研究表明，当一个人对周围环境失去了控制，并深知无力改变它的时候，就会产生无助感和绝望情绪。这种情绪状态多数是不稳定的，因而只要病情略见好转，或外界环境稍加改善就能烟消云散。不过，这种情绪状态在少数人身上也可以持续存在，直接影响对疾病的治疗，有的还可诱发继发性疾病。

（四）怀疑

患者的怀疑大都是一种自我消极暗示，由于缺乏根据，常影响对客观事物的正确判断。有的人患病后常变得异常敏感，听到别人低声细语，就以为是在说自己的病情严重或无法救治；有的人对别人的好言相劝半信半疑，甚至曲解原意，疑虑重重，担心误诊，怕吃错了药、打错了针；有的人凭自己一知半解的医学和药理知识，推断药物，推断预后；有的人害怕药物的副作用，担心偶尔的医疗事故会落在自己身上；有的人身体某部位稍有异常感觉，便乱作猜测，甚至出现病理性的妄想。

护理人员必须具备灵敏的观察力，在与患者的交往中，或从其病友的反映中，及时发现患者的种种疑虑，尽力予以解决。给药打针时，在患者面前要表现出严谨的态度，以取得患者的信任。医护人员之间在患者面前交谈，尽可能做到大方、自然，以减少患者的猜疑。对那些医学知识一知半解的患者更要作耐心的讲解，并要劝告那些对医学似懂非懂的亲友不要在患者面前随意解释。

（五）孤独感

患者住院后，离开了家庭和工作单位，因医院探视规章制度的限制，周围接触的人大多是医护人员和病友。由于医生只在每天查房时和患者说几句话，交流的时间不多；临床护理人员编制少，患者多，护理人员为患者提供直接护理的时间较少，只是忙于打针送药等这些专业性的操作，故交谈机会也较少；加上患者与病友不熟悉，故很容易产生孤独感。因此，在患者刚入院的初期阶段常有度日如年之感。他们希望尽快熟悉环境，希望尽快结识病友，还希望亲友的陪伴。长期住院的患者由于感到生活无聊、乏味，希望病友之间多交谈，希望有适当的文化娱乐活动以丰富生活。

社会信息剥夺和对亲人依恋的需要得不到满足，是患者产生孤独感的主要原因。因此，在设备和管理水平允许的条件下，应当允许亲友经常探视或昼夜陪护。

（六）被动依赖

患者进入病人角色之后，容易产生一种被动依赖的心理状态。这是因为，人一旦生了病，自然会受到家人和周围朋友同事的关心照顾，即使在家中或单位地位不高的成员，现在也突然上升为被人关注的中心。同时，通过自我暗示，患者自己也变得不像以往那样生气勃勃，而变得被动、顺从、依赖，变得情感脆弱甚至带点幼稚的色彩。只要亲人在场，本来可以自己干的事也让别人做；本来能吃下去的东西几经劝说也吃不下去；一向意志独立性很强的人变得没有主见；一向自负好胜的人变得没有信心；即使做惯了领导工作和处于支配地位的人，现在对医务人员的嘱咐也百依百顺。这时，他们的爱和归属感得到加强，希望得到更多亲友的探望，希望得到更多的关心和温暖，否则就会感到孤独、自怜。

患者患病后所产生的被动依赖心理对疾病康复是不利的，因此，护理人员不应一味迁就、姑息患者的依赖心理，而应尽量鼓励他们积极主动地去自理，发挥其在病程转归中的积极主动性。

（七）否认

否认即是患者不承认自己患有疾病，对自己患有疾病持怀疑或否认态度。尤其是对预后不良的疾病，如严重烧伤患者、急性小儿麻痹患者以及癌症患者易于出现否认反应。这实际上是患者应付危害情境时的一种自我防卫方式。大量研究证明，一定程度的否认，对缓解心理应激是可取的，可起到自我保护的作用。当难以承受的严重病情袭来时，自我否认可以避免过分的焦虑与恐惧。在一项对冠心病患者的研究中，发现有明显的否认反应者，死亡率较无此反应者要低。但过度的否认，在许多情况下又可能贻误病情。临床中，很多患者因否认自己患病，不配合治疗，或拒绝治疗，导致病情加重或疾病恶化，甚至死亡。研究结果显示，在乳腺癌的女患者中，那些延误诊治的患者，大部分都有否认倾向。

护理人员应当加强医学知识的科普宣传，向病人讲解相关知识，并根据患者的具体状况引导病人面对现实并接受治疗。

（八）同病相怜

人都有同情心、怜悯心以及亲和的需要。心理学家以女大学生做样本进行实验，发现人越在危难之时，具有共同命运的人亲和力越强，患者更是如此。患者一旦住在一起，很快就能相互认识和相互理解。他们很容易团结，而且这种团结不讲究职位高低、年龄大小，只要是患者，就能一律平等，推心置腹、无话不谈。他们关心病友的病情变化，乐于向医护人员介绍病友的痛苦症状，并乐于帮助病友克服困难。病友之间这种相互怜悯与亲和，可以免除大家的孤独感，增强安全感，还有助于活跃病房气氛，调节患者心境，对治疗疾病无疑是有益的。

但是，这种同病相怜有时也有消极作用。一个病友的病情恶化了，全病室立即变得寂静可怕，人人心头笼罩着一片乌云。一旦有的病友因抢救无效而去世，其他人就更加恐怖和伤感。另外，病友之间的消极暗示也往往产生不良影响，例如有的患者互相介绍治病的偏方和所谓经验，干扰医生的正确治疗。

护理人员要正确看待这种现象，充分利用同病相怜所具有的积极治疗作用。同时，护理人员要密切关注病人的心理活动，给病人以鼓励和支持，并及时向病人提供医疗信息，消除同病相怜可能带来的不良影响。

（九）侥幸

绝大部分患者都存在着不同程度的侥幸心理。疾病初期迟迟不愿进入病人角色，总希望医生的诊断是错误的。尤其是对病痛不敏感的患者，侥幸心理尤为严重。已明确诊断的患者，也存在侥幸心理，常表现在两方面：一是对自己疾病的诊断半信半疑，不配合临床医疗护理工作；二是由于缺乏医学知识和科学态度，杞人忧天，认为“别听大夫吓唬人，上天不一定和我过不去”。这种不良的心理状态对患者的康复也会产生不利影响，在临床工作中，还可能会贻误病情、导致不良后果的发生。

因此，护理人员应当针对患者的具体心理状况，仔细解释，耐心说服，尽量让患者树立对疾病的科学态度，克服侥幸心理。

三、门诊、出入院患者的心理护理

（一）门诊患者的心理护理

门诊是患者就诊的第一场所，是患者接触医疗的第一线。患者在挂号、候诊、诊查、化验、实施治疗直至最后取药离开医院这整个医疗过程中，由于过程复杂，环境生疏，加之疾病的痛苦，常使患者产生复杂的心理活动。任何一种不良刺激均可引起患者的情绪变化，甚至加重病情。因此，应掌握不同患者的心理状态，做好心理护理工作。

1. 接待患者要热情 门诊护理人员应从患者的心理活动和行为反应出发，给患者创造一个良好的候诊、就诊环境，解除患者顾虑，增强患者诊治的信心。有条件的门诊可设立接待咨询处，帮助指导患者就诊，解决患者的某些疑问，减轻患者的焦虑紧张情绪和盲目心理。

2. 分诊导诊要细心 现代医学分科越来越细，患者对如何就诊往往弄不清楚。负责分诊及导诊的护理人员，应了解和掌握患者就诊的复杂心理活动，耐心细致地指导如何挂号，到哪里就诊，怎样检查等事宜。这样，不但给患者带来许多方便，也有利于医生集中精力诊治疾病。

3. 就诊安排要灵活 患者的情况千差万别，要求也多种多样。门诊护理人员要正确认识、理解患者各种求医心情，给予正确引导。对一些重症、疑难症或多次未确诊的患者，要尽量分诊到合适的医生处诊治。对一些急症患者要善于分析，灵活安排，区别对待，以利他们及时就诊治疗。

4. 诊治问题解释要清楚 门诊患者就诊或检查后，可能存在一些问题，甚至满腹疑虑。对于患者提出的问题，如检查结果如何？诊断是什么病？药物的作用和怎样服药？家庭中应注意的事项？什么时候来复诊等，门诊护理人员有义务、有责任热情、耐心、科学地向患者解释。护理人员科学的解答，可解除患者的心理负担，对疾病的治疗和预后会产生积极的作用。

（二）新入院患者的心理护理

因病情的需要，需对患者进行住院治疗，但住院是一种较强的心理刺激，会给患者带来一些心理问题，出现一系列的心理反应。护理人员应充分了解新入院患者的心理反应特点，有针对性地做好心理护理。

1. 协助患者适应医院环境 护理人员应主动、热情地向接待患者，给患者做好入院指导，如介绍责任医生及护理人员、病区环境、病友等，使患者感到温暖亲切。为其创建一个优美清新、安静、舒适、安全的病室环境，满足患者的基本生理需要，使之能尽快的适应医院环境。

2. 协助患者适应患者角色 护理人员应对患者表达出接纳、关心、爱护和尊重等情感。主动与患者进行有效沟通，善于倾听，鼓励患者倾诉内心的想法，并让患者参与讨论护理计划，共同制定促进健康的护理措施。对患者不愿提及的生理缺陷或其他隐私，应严守秘密。对自理能力缺陷者，应根据情况适当地给予帮助，在不违反治疗护理原则的情况下，鼓励患者尽量自理，使其保持自尊，并能感受到护理人员的爱护、体贴，从而提高自己的自信心。

3. 协助患者保持良好的自我形象 患者由于经受病痛的折磨，处于不舒适状态，其穿着、饮食、活动会受到一定限制。特别是生活不能自理时，更会使患者感到失去自我而自卑。护理人员应尊重患者，用温和的态度，主动、真诚地与患者交谈，帮助患者改善自我形象。根据患者的自理能力，提供适当的护理，如协助患者保持整洁的外表，洗发、梳发、擦浴、更衣、换单，适当照顾患者原来的生活习惯和爱好，使患者的心身需要得到满足，从而获得自尊和自信。

4. 协助患者消除苦闷心理 患者住院后对自己的工作、学习、婚姻、家庭、经济等问题担扰，对疾病顾虑重重。再加上在病房看到忙忙碌碌的医护人员以及其他病友的病情变化，心情会变得更加苦闷、不安、忧虑、烦躁。护理人员要善于发现，主动了解患者苦闷的原因，解除客观因素造成的不安。在病情允许的范围内，耐心解答患者提出的问题，并向患者介绍防病知识、治疗方法及预后，使患者对自己的疾病有所了解，从而消除内心苦闷。

5. 协助患者建立良好的人际关系 护理人员要帮助新入院患者与病友接触，鼓励家属、亲朋来访，动员其单位领导、科室同事对其关心和帮助，让患者感受到周围人群的关心、重视和支持，以求得心理平衡，度过心理危机。

（三）出院患者的心理护理

患者在出院时，也会存在不同的心理反应。常表现为：兴奋与欣慰，焦虑与忧伤，悲观与绝望，依赖与退缩。因此，护理人员要细心观察即将出院患者的心理反应，给予及时的指导。

1. 提醒患者切忌盲目乐观 患者康复出院与家人或亲朋好友相聚，并将重新开始已往的工作和生活，这时患者常常表现的异常兴奋和激动。但从医学角度讲，患者出院，并不一定意味着心身完全康复，可能是病灶痊愈，或是病情好转，或是疾病症状缓解，等等。因此，护理人员必须向患者详细地讲解卫生保健知识，疾病康复的具体指导和预防保健，以加强对患者出院后的继续治疗和康复锻炼，预防疾病复发并防止意外发生。

2. 鼓励患者克服消极悲观 病未痊愈出院，或者虽治愈但体力未完全恢复的患者，如慢性患者和老年患者，常因担心出院后治疗条件不好，无人照顾，或照顾不周而旧病复发，而出现忧愁、焦虑的情绪，并提出各种理由推迟出院。对于这类患者，要给予耐心细致的解释，说明同意出院表明疾病好转或基本稳定，只要耐心坚持治疗，定期来院复诊，是可以痊愈的。同时，医护人员应向他们交待出院后的注意事项，如饮食、休息、性生活及病情变化的观察方法，如何采取应急措施，定期复查等问题。指导患者制定休养计划，增强自信心使之愉快出院。

四、不同年龄患者的心理护理

（一）未成年患者的心理护理

人从出生到十七八岁之间，均称为未成年。其间，因年龄差别较大，心理发育程度不同，心理活动差异较大。因此，在临床心理护理工作中，应根据未成年患者不同年龄阶段的心理活动特点，采取有针对性的心理护理措施。

1. 婴幼儿患者的心理护理 护理人员应做到兼护理人员与母亲的角色于一身，尽力满足患儿的生理和心理需求。渴望相互间的接触和抚摸是人类和其他动物所具有的一种天然需要，即“皮肤饥渴”。婴幼儿生病时，皮肤饥渴感比平时更强烈，护理人员应设法满足患儿的这种需求，如经常把他们抱一抱，拍一拍，或抚摸头部、后背，与他们讲话、微笑等。这些都能使患儿大脑的兴奋和抑制变得十分和谐、自然，使他们产生如同在母亲身边一样的安全感、依恋感，有利于使患儿很快地适应环境，消除不良情绪。同时，对疾病的迅速康复也有积极的意义。

2. 学龄前期患者的心理护理 恐惧是患儿入院后首先产生的心理反应，表现为哭闹、拒食、睡眠不安等。恐惧主要是由于疾病带来的躯体痛苦、打针和检查带来的疼痛与不安、对医院环境陌生、不适应等原因造成的。此年龄段患儿已开始懂事，护理人员应主动接近，向他们讲明生病需住院的道理，帮助他们熟悉环境，为他们介绍小伙伴，设法尽快解除患儿的紧张、不安情绪。游戏是幼儿的基本活动，也最适合他们的心身发育。在病情允许的情况下，可组织患儿做游戏、讲故事，使患儿感到在医院和在家及幼儿园一样快活，以此来分散他们的思念心理。切忌使用强迫和恐吓的方法使患儿顺从，对患儿配合治疗的积极表现，应及时给与赞扬和鼓励，使患儿增强勇气，克服恐惧，保持愉快。

3. 学龄期儿童患者的心理护理 学龄期在儿童心理发展上是一个重要转折时期。住院后，患儿由于离开父母、老师、同学，来到一个陌生的环境，加上疾病的影响，患儿易产生恐惧不安、悲伤、胆怯、孤独等心理反应。针对他们的心理需要，护理人员应给予合理的解释，并动员家长配合，让孩子理解治疗疾病的重要性，为他们能顺利入院和安心治疗做好心理准备；另外，应组织一些有趣味的娱乐活动，如看书学习、讲故事、下棋、唱歌、跳舞、做游戏等，以调节他们的精神生活，消除住院生活的枯燥、乏味感和孤独寂寞感；还应注意培养患儿的良好情感，在医院集体生活环境中，要提倡病友之间互相帮助，团结友爱。在治疗过程中，鼓励患儿要坚强、勇敢。对他们的优点、好人好事要及时肯定和表扬，强化他们自尊、自爱的心理。

4. 青春期前期患者的心理护理 青春期前期是儿童幼稚与成熟、独立与依赖、主动与被动等矛盾交错的时期，他们既有成人的成熟，又有孩童的幼稚与盲目，感情难以自控。青春期前期患儿由于疾病的痛苦和体弱、诊疗的不良刺激，易产生焦虑、忧郁、闷闷不乐、睡眠不良；也有的患儿怕耽误了学习跟不上班，怕休学、留级等而忧心忡忡；重病的患儿还有悲观失望的痛苦和对死亡的探究心理。对于这类患儿，护理人员除了对他们精心治疗和细心照料外，还应注意调整患儿的情绪状态，尤其对慢性和重病患儿应予以心理支持，鼓励其树立信心，保持乐观态度。要尊重患儿的人格，保持其自尊心，满足他们对疾病了解的需要，亲切和蔼、恰如其分地给患儿解释病情，指导他们以良好的情绪配合治疗和护理。同时还要满足患儿学习的需要，为他们在病房继续学习创造条件，使他们治病、学习两不耽误，从而解除患儿的后顾之忧，减轻焦虑。

（二）青年患者的心理护理

对青年患者实施心理护理，应根据其心理特点，主要在如下几个方面做好工作。

1. 消除忧虑感　护理人员应当针对青年患者的性格、文化水平、经历的不同，向他们介绍有关疾病的知识，使他们能正确地对待自己的疾病，保持情绪稳定，主动配合治疗和护理，消除不必要的忧虑。

2. 消除孤独感　青年人较注重友谊，向群性强。根据这一特点，护理人员应尽量把他们安排在同一个病室。同龄人在一起，能有共同的语言和兴趣、爱好，相互交流思想、增进友谊、活跃疗养生活，有利于患者从孤独感中解脱出来。

3. 消除寂寞感　护理人员可为患者安排适当的娱乐活动，如下棋、听音乐、看报纸、看电视、讲故事等，以此来转移患者对疾病的注意力，调节他们对生活的情趣，消除寂寞感。

4. 维护自尊心　青年人重视自我评价，自尊心强，护理人员在与他们交往中，要尊重他们的人格，做到和蔼、文雅、有分寸。当他们心境不佳时，要主动和他们谈心，了解他们的心理活动，用积极、鼓励的语言进行疏导、宽慰。对于他们主动配合医疗护理计划的表现，应多加表扬鼓励，对不良行为要委婉地提出或指正。

5. 满足活动需要　青年人精力充沛，活泼好动。在允许的范围内，可让患者做一些力所能及的活动，如照料自己的日常生活，帮助病友做些事情，参与病区的一些公益活动等。这样能减轻患者的焦虑，又能满足患者的心理需求。

（三）中年患者的心理护理

根据中年患者的心理反应特点，护理人员应从如下几个方面做好心理护理。

1. 主动关心患者　护理人员应主动给予患者关心，当好患者的“参谋”和“顾问”。如协助患者与其工作单位、家庭取得联系，及时反映患者的需求，消除他们的后顾之忧；嘱咐家属、子女定期来医院探望，汇报工作、学习和生活等情况，减少患者的牵挂；对忧虑的患者，可向他们介绍有关疾病的诊断、转归、检查结果等，以消除患者的疑虑，增强治疗信心。

2. 尊重患者人格　中年人是家庭、社会的主要角色，希望被尊重的心理特点尤为突出。护理人员在与其交往中，应尊重他们的人格。言谈有礼貌，多征求和倾听他们的意见和要求，尽量使患者满意。当患者做错事情，如不服从治疗、违反规章制度等，护理人员应以友善的态度加以开导或善意地进行批评，注意恰当用词、方式委婉，尽量维护其自尊心。

3. 纠正患者不良行为　中年人往往有较稳定的行为模式和不利于治疗的生活习惯，如吸烟、喝酒、熬夜、特殊的饮食嗜好等，护理人员应采用适当的心理治疗方法帮助他们矫正或训练。

4. 格外体贴更年期患者 帮助患者用科学的态度正确认识更年期的生理变化，消除不必要的顾虑和思想负担，解除紧张、焦虑等消极情绪。有些患者敏感、多疑，易发生误解，护理人员应当体谅患者，不要与之争辩，待患者心情好转后，可通过耐心、诚恳的交谈来消除误解。应当尽量满足患者的合理要求，教会患者调控自己的情绪，以期达到精神愉快、心情舒畅，平稳度过更年期。

5. 创造良好疗养环境 病室清洁、整齐、空气清新、环境安静、布局优美都会给患者以良好的刺激，使他们易于接受和适应医院的环境，安心疗养。

（四）老年患者的心理护理

对于老年患者，尽管已饱经沧桑，理解衰老是生命历程中不可抗拒的规律，但他们一般都希望自己尽量健康长寿。他们自己不服老，也不希望别人说自己衰老。老年人一般都患有慢性疾病或老化性疾病，所以当某种疾病较重而就医时，他们对病情估计多较悲观，心理上也突出表现为无价值感和孤独感。有的老年人患病后出现幼稚心理，言语行动变得幼稚起来，甚至和小孩一样，常因不顺心的小事而哭泣，或为某处照顾不周而生气。

对老年患者实施心理护理，除了一般患者的心理护理要求之外，还要考虑到老年患者生理、心理和社会适应方面的特点，做到有的放矢。

1. 尊重老年患者的人格 老年患者住院后的突出要求是被重视、受尊敬，护理人员须理解老年患者的心理活动特点，尊重老年患者的地位和人格。对老年患者应使用亲切、尊敬的称谓，与他们谈话时要有耐心，要专心倾听他们的主诉，尤其是多次重复回忆往事时，不可打断患者的谈话，更不可表现出厌烦的情绪。老年患者一般都有不同程度的健忘、耳聋和眼花，有时会答非所问或记错事、认错人，护理人员要给予谅解，不可讥笑嘲讽。回答老年患者提出的询问时，态度要和蔼，说话速度要慢，声音要大一些。

2. 创造舒适的疗养环境 护理人员应为老年患者设置一个安全而舒适的疗养环境，使他们较快地适应医院生活，消除因住院引起的烦恼。在饮食上力求美味可口，富有营养，易于消化，使老年患者在进餐中获得快慰。要考虑到老年患者多行动不便，特别是对生活不能自理、丧偶或无子女的空巢老人，护理人员应倍加关心和照顾。病区应为老年患者设置一些自助设备，如扶手、手杖之类，使他们获得安全感及独立感。老年患者的日常用物，最好放在便于取放的地方，使他们感到方便，增加他们对生活的信心。

3. 维持良好的精神状态 护理人员应善于排解老人的忧虑，尤其对丧偶或无子女者，要多与他们交谈，关心他们的冷暖及生活上的需要，并给予帮助解决。为活跃精神生活，护理人员应鼓励老年患者丰富自己的日常生活，指导他们在病情允许的情况下适当安排文娱生活、体育活动，如下棋、散步、听音乐、看电视等，借助丰富的休闲生活转移对疾病的注意力，克服消极情绪。老年患者一般都盼望亲人来访，护理人员要有意识地建议其家人多来医院看望，带来晚辈们工作、学习等方面的喜讯，使老人得到宽慰。

五、不同病症患者的心理护理

（一）急性病患者的心理护理

急性病患者发病急骤，病势凶猛，应以抢救患者的生命为先。在病情趋于稳定后，针对患者出现的各种心理问题，应根据病情、年龄、人格特点、文化背景、经济条件等不同情况，采取切实可行的心理护理措施。

1. 缓解紧张气氛 急性病患者大多数一入院即进抢救室，医护人员按照急救措施进行紧急救护。患者容易对各种仪器、医护人员紧张严肃的面孔，或大出血、窒息、剧痛等症状和病痛产生恐惧心理。护理人员应设法消除或缓解这种紧张气氛，例如，抢救时动作迅速而不慌乱；态度、神情、语气镇定自若；让家属陪伴或握住患者的手，使患者心情放松，有安全感。

2. 及时给予安慰 护理人员应尽可能多地接触患者，主动与患者交谈，耐心询问病情，了解患者的心理问题及心理需求，表现得关怀周到，使患者感到亲人般的温暖，从而获得莫大的心理安慰。

3. 做好解释工作 护理人员应向患者及时反馈疾病诊断、治疗等方面的信息，满足患者的心理需要。根据患者的个性、心理承受能力的差异，客观地向患者解释病情、发展及预后。同时做好家属的思想工作，在患者面前避免表现出焦虑和恐惧的情绪，以减轻患者的心理负担。另外，护理人员应根据患者病情变化的情况，在治疗、护理或各种检查前予以合理的解释，使其配合，并处于接受治疗的最佳心理状态。

（二）慢性病患者的心理护理

慢性病的主要特点是病程长，迁延反复，因而患者的心理问题也较为突出。做好对慢性病患者的心理护理，对促进患者的康复具有十分重要的意义。

1. 强化患者康复动机 护理人员在护理慢性病患者的过程中，可采用心理康复的措施，消除患者对患者角色的习惯化，加强康复动机。护理人员可通过为患者创造舒适、安静、安全的休养环境，稳定患者的良好心态。在此基础上，鼓励患者适当活动，向患者说明活动对日后恢复工作和生活的重要性，以及对促进康复的必要性。活动时可由护理人员和家属陪伴，也可安排相关患者一起参加，以摆脱心理依赖。

2. 协助患者消除顾虑 由于慢性病患者病程和住院时间长，常会产生多种顾虑。护理人员应向患者说明疾病演变过程的复杂性，及时将治疗好转的信息反馈给患者。如告诉患者必要的检验结果，使患者确信医护人员没有向他隐瞒病情，以减少患者的疑虑。护理人员在与患者交谈中，应用积极的暗示性语言，避免恶性刺激影响患者情绪。告知患者家属在探视时谈论话题不要总集中在病情上，多给患者带来一些他所关心的院外的信息，满足其获取信息的需求。

3. 鼓励患者树立信心 由于长期的疾病折磨，部分慢性病患者对疾病的治疗丧失信心，甚至拒绝治疗。对待这些患者，医护人员要耐心解释、诱导，阐明慢性病的特点，说明连续治疗的重要性，使他们认识到思想上重视治疗、情绪上保持乐观对促进康复的积极作用，努力使他们改变不良心境，激发他们的治愈信念。与此同时，还应积极动员患者的亲属及同事配合给予心理支持，使其重新鼓起生活的勇气，树立战胜疾病的信心。

（三）手术患者的心理护理

护理人员应掌握手术患者的心理活动特点，及时帮助他们消除心理障碍，做好术前、术中及术后的心理护理，使患者以最佳的心理状态顺利度过手术的危险期。

1. 术前心理护理 首先，帮助患者形成对手术的正确认知。根据患者的文化背景，用适当的语言向患者讲解手术的必要性、过程、护理措施以及手术可能带来的一些心理反应，使患者产生心理控制感，从而降低紧张情绪。第二，耐心倾听患者的心理感受。通过交谈，鼓励患者提出问题，了解焦虑的原因所在，然后进行有针对性的解释和安慰。第三，帮助患者学会放松技术。放松训练可从行为上缓解患者的焦虑和紧张，常用的放松技术如深呼吸、肌肉紧张松弛训练、冥想练习等，让患者能有效地应对手术。第四，取得患者社会支持系统的支持。安排患者与已经手术成功的患者同住一室，指导家属对患者进行积极的心理安慰，同样也会减轻患者术前不良的心理状况。

2. 麻醉及术中心理护理 患者进入手术室后，护理人员首先应很好地安慰患者，做好麻醉的解释工作。对于采取局部麻醉的患者，常因惧怕疼痛，出现要求多用麻醉药的心理反应，护理人员应向其宣传解释麻醉药的作用和过量使用对机体的不良影响；对于采取腰麻及全身麻醉患者，常有担心麻醉后遗症的疑虑，护理人员要耐心解释麻醉的意义、经过，麻醉中患者可能出现的种种感受，以取得患者的配合，增强患者的信心和安全感。

在手术过程中，应严格执行保护、安全性医疗制度。医护人员之间的言语举止要得当，以免给患者造成不良刺激。尤其对于局麻的手术，患者意识清楚，医护人员讲话要轻声，减少各种噪音。还须注意观察患者的情绪变化，随时给以关怀和安慰。术中，护理人员应轻、准、稳、快、熟练地配合手术，使手术时间尽量缩短，减少患者的痛苦。

3. 术后心理护理 首先，做好术后解释工作。术后，护理人员要以亲切和蔼的语言祝贺患者手术已顺利完成，并告知还要忍受几天刀口的疼痛。对于手术后活动受限的患者，还要告知其功能恢复所需的时间，让患者对自己病情的恢复心中有数。第二，帮助患者增强疼痛耐受力。患者术后的疼痛不仅和躯体的损害有关，还和心理因素有很大的关系，如人格特点、早期经验、疼痛认知、受暗示性等。因此，除了可利用药物为患者止痛外，护理人员还应评估该患者的心理因素，因人而异的采用暗示、改变认知、转移注意力等方法来减轻患者的疼痛感。第三，鼓励患者积极面对客观现实。对于手术后预后不良的患者，护理人员要多给与生活上的悉心照顾、情绪上的安慰与鼓励。对于手术后机体生理功能损坏的患者，如截肢患者、器官摘除患者，护理人员应进行适当的心理教育，鼓励患者接受现实，接纳生活中的不完美，帮助患者寻找未来人生道路上的重要目标，使患者看到生活的意义，树立面对人生的勇气。

（四）传染病患者的心理护理

传染病患者不仅蒙受着疾病折磨之苦，更要承受因传染病性质所致的归属与爱、社会交往等精神需求的巨大缺失，因此，心理变化往往很大。护理人员应当了解传染病患者的心理活动特点和情绪变化规律，给予积极的理解和心理支持。

1. 帮助患者科学、客观认识传染病 护理人员要耐心向患者及其家属讲解传染病的性质、传播方式、预防措施。指导患者以科学的态度认识传染病的危害性及隔离的意义，自觉遵守隔离制度，逐渐适应暂时被隔离的生活，积极配合治疗。并建议与患者有接触的家属进行必要的检查，对探视者加强防护措施，以消除患者的忧虑，使其放心。

2. 为患者创造良好的探视条件 由于传染病患者不能和亲友直接会面，更无法实现让亲友陪伴自己的愿望，因此护理人员应尽量创造良好的探视条件，既保证探视者的安全性，又能使患者与其接触尽量真切，如采用电视探视的方法，满足患者归属与爱和交往的心理需要。并建议与患者有接触的家属进行必要的检查，对探视者的安全加强防护，以消除患者既想见亲友，又怕把他们传染上的内心冲突，使其放心。

3. 帮助患者克服负性情绪 传染病患者往往会伴有孤独、自卑、急躁和敏感的心理，护理人员对患者要微笑接待，讲话和气，给予细致的关怀照顾，尽可能满足患者的需求。通过解释、安慰和鼓励，帮助患者排除心理障碍，避免各种不良的心理刺激，万不可流露出怕传染的意思，更不能借口隔离而有意疏远患者。对于有自卑感的患者，可通过交谈引导患者说出心里话，把压抑的情绪表露出来，随之进行正确的疏导。使患者认识到治疗期间采取必要的防护措施是隔离的需要，是防止传染病流行的重要措施，而绝非冷淡与歧视。对有孤独感的患者，护理人员应主动亲近，多与之交谈，帮助解决生活中的困难，使患者心理上得到安慰，有所寄托。治疗以外的时间，可组织患者读书、看报、听音乐或散步等健康有益的活动，以转移注意力，增加生活情趣，消除度日如年之感。

（五）癌症患者的心理护理

临床心理学家认为，心理护理可以减轻癌症患者的心理反应，并能直接产生治疗作用，改善机体的免疫功能，从而提高疗效和生活质量。

1. 严格执行保护性医疗制度 对待癌症患者，护理人员必须执行保护性医疗制度，言行谨慎，严格保密。对于是否将癌症的诊断和病情告诉患者，应视不同情况而定，一般以不过早告诉患者为好，即便要告知，也要慎重选择恰当的时机和表达方式。同时也要做好家属的工作，告诉家属不要在患者面前谈论病情，勿将悲观失望情绪流露给患者，以免加重患者的心理负担。对患者提出的疑问，应给予适当的解释和安慰。

2. 弱化患者的情绪反应 对确诊后表现恐惧、抑郁、失助自怜以及绝望的患者，要密切观察病情，掌握患者的心理变化。护理人员应帮助患者分析原因，多进行开导安慰，鼓励患者发泄情绪，表达情感，吐出心中不快，树立起战胜疾病的信心。有些患者对疾病抱乐观态度，护理人员应充分利用其主动性，指导其留心观察、定期复诊，以防疾病复发。

3. 加强患者的心理支持 护理人员应以劝导、启发、鼓励、同情、安慰等方式，多与患者沟通，以沉着、温和、带有权威性的语气告诉患者，只要心理支柱不垮，与医护人员密切配合，就能治愈或控制疾病。同时，可请已治愈或情绪乐观、疾病控制较好的患者现身说法，还可向患者介绍“抗癌俱乐部”，并鼓励其积极参加，帮助患者选择新的治疗方案等，从多方面给患者以支持和鼓舞。

4. 为患者创造良好的休养环境 护理人员应多与患者交谈，创造机会让病友间交流，并鼓励家属多给与患者情感支持。保持病室环境清洁、安静、舒适、美观，可适当摆放常青绿叶植物和时令鲜花，以激发患者对生活的热爱，从而增强其生活的勇气，树立战胜疾病的信心。同时尽力满足患者的各项需求，一时难以满足的应耐心做好解释，使患者感到温暖和关怀。

（六）临终患者的心理护理

大部分患者的临终过程呈渐进性，护理人员应根据临终患者的心理特征，积极创造条件，在做好生理护理的同时，加强心理护理，使患者在心理上得到最大的支持与安慰。

1. 否认期的心理护理 在病程的否认期中，护理人员应与患者坦诚沟通。首先，既不要揭穿患者的防卫机制，强求其面对现实，使患者在心理上得到一定的缓冲。也不要对患者撒谎，使其盲目乐观，失去治疗的最佳时机。其次，根据患者对自己病情的认识程度，护理人员要耐心倾听患者的诉说，给予理解和支持，使之消除被遗弃感，时刻感受到护理人员的关怀，看到生存的希望，并因势利导，循循善诱，使患者逐步面对现实。

2. 愤怒期的心理护理 患者处于愤怒期时，护理人员应宽容、大度，千万不要把患者的攻击记在心上，更不能予以反击。要充分理解患者的愤怒是发自内心的恐惧与绝望，从内心深处同情患者。此时，护理人员对患者要更加关心、爱护，疏导发怒的患者，必要时配以辅助药物，帮助其平息愤怒情绪。此期内，要多陪伴患者，保护患者的自尊，尽量满足患者的心理需求。

3. 妥协期的心理护理 处于妥协期的患者，正在用合作、友好的态度试图推迟死亡期限，尽量避免死亡的命运，这对患者是有利的。所以，护理人员应抓住时机，主动关心、安慰患者，与其进行生命观念、生命意义等问题的讨论，了解患者对于生死的理解和态度，同时也可有针对性地安慰患者，并尽可能满足患者的各种需求，努力减轻患者的疼痛，创造条件让患者安适地度过生命的最后时光。必要时配合药物，以控制症状、减轻痛苦。

4. 抑郁期的心理护理 护理人员对抑郁期患者应给予同情与照顾，允许患者自由地表达其悲哀情绪。处于抑郁期的患者，应当让其家属多探望和陪伴，使患者有更多的时间和自己的亲人在一起，并尽量帮助患者完成他们未竟的事宜。这时应当告诉家属不必试图使患者高兴起来，试图使患者高兴是家属的愿望而不是患者的愿望。患者已经认识到生命即将结束，感到悲哀是正常的，患者也有权利表达自己的悲哀，要让患者有机会表达自己的情绪。当患者谈到死亡等内容时，家属和护理人员应当耐心倾听，给予及时而准确的回应，使患者感到被接纳。

5. 接受期的心理护理　如果患者得到亲人、朋友和医护人员的情感支持，顺利度过了抑郁期，就有可能进入接受期。并不是每个临终患者都能够进入接受期，做到这一点需要患者和周围的支持者的共同努力，来之不易。在这一阶段，患者对死亡采取了接受的态度，能够平静地思考即将到来的死亡，已做好了心理准备，以平和的心态迎接死亡到来。此时，护理人员应尊重患者的选择，尊重患者的信仰，让家属继续陪伴患者，不要勉强与患者交谈，不过多打扰患者，给予最大支持，保证患者临终前的生活质量，让患者带着对人间生活的满足渐近生命的终点。

第四节　护理人员良好心理品质与培养

一、护理人员的良好心理品质

护理人员的良好心理品质，是从事护理工作所必须具备的心理特点，是做好护理工作的主要条件之一。

一般而言，护理人员应具有以下心理品质。

（一）高尚的情感

高尚的情感是护理人员获得积极心理动力的源泉，是出色完成护理工作的内在推动力。护理人员应具备的高尚情感如下。

1. 对职业的自豪感　护理工作是为生命服务的工作，是为健康护航的职业，与每个人的一生都息息相关。护理人员所进行的每一项操作，都可能挽救患者的生命、减轻伤者的痛苦、预防疾病的发生。因此，护理是一门平凡而又伟大的职业，护理人员对此应感到无比自豪。

2. 对工作的责任感　护理工作关系到人的生命安危，牵涉到千家万户的悲欢离合，不容许出现重大失误和差错。因此，护理人员必须全心全意为护理对象服务，具有对工作一丝不苟的高度责任感。

3. 对患者的同情感　护理人员对患者应怀有深切的爱心和同情心，能设身处地为患者着想，了解患者心理矛盾症结所在，理解患者的痛苦、忧虑和处境，做到不是亲人，胜似亲人。

4. 对同事的友谊感　护理人员与医护人员之间良好的人际关系，对于建立护理人员积极的职业心态和顺利开展护理工作至关重要。护理人员对同事应有正确的友谊感，做到互相尊重、互相信任、互相帮助、互相学习，形成融洽友好的工作氛围。

5. 对集体的荣誉感　护理工作是一项需要团队协作的工作，要求集体各成员密切配合和相互协作，才能充分发挥战斗力。并且，每名护理人员都代表了护理人员群体的职业形象，一个人的言谈举止给患者心中留下的是对整个护理队伍的印象。因此，护士应有集体荣誉感，坚持集体原则，用集体的纪律和规章制度约束自己，使自己成为其中的一名有效成员，并为护理队伍的形象添光加彩。

6. 对科学的理智感 在当前知识更新不断加快、科技发展日新月异的情况下，护理人员应有学习新的护理理论和技术的强烈求知欲，探求护理工作中新问题的好奇心，对似是而非的某些结论敢于质疑的怀疑感和对已为实践所证实的真理的确信感，不断深化理论内涵、提高技术水平，为促进护理学向纵深发展作出贡献。

7. 对自我的美感 护理人员的自我形象，应是外表美和心灵美的和谐统一。外表美表现为仪表美、语言美和行为美；心灵美是外表美的灵魂，表现为对工作高度负责，对患者深切同情，并做到自尊、自重、自信、自强。正如南丁格尔所说："护理人员其实就是没有翅膀的天使，是真善美的化身"。

（二）良好的情绪

护理人员的情绪不但影响护理工作的效率和质量，而且对患者及其家属都有直接的感染作用。

1. 积极的情绪 护理人员积极的情绪，和善可敬的表情举止，不仅能使护理人员自己工作起来朝气蓬勃、得心应手，而且能调节病房或治疗环境的气氛，唤起患者治疗的信心，增强安全感。

2. 稳定的情绪 护理人员也应当具有稳定的情绪，善于自我调节，防止鲁莽行事，做到含而不露、悲喜有节、急事不慌、纠缠不怒。更不能把个人工作及生活中的不愉快发泄到患者身上，这不仅仅是一种职业道德的要求，也是护理人员保持心理健康的一个重要途径。

（三）坚强的意志

护理人员在进行护理工作时，主观和客观的困难很多，如果没有克服困难的坚强意志，就难以很好地完成任务。

1. 意志的自觉性 护理人员必须以救死扶伤为己任，具有献身护理事业的明确志向。

2. 意志的果断性 护理人员在采取必要护理措施时，要态度坚定、行动果断，特别在抢救患者时，更应敏捷、准确、当机立断。既不能草率从事、出现差错；又不能优柔寡断、延误时机。

3. 意志的自制性 护理人员要善于克制自己的消极情绪和冲动，并且不让患者的情绪影响自己，保持心理状态的稳定。

4. 意志的坚韧性 护理人员必须以顽强毅力去克服护理工作中的困难，一丝不苟地完成各种护理操作和治疗措施。

（四）完备的能力

护理工作责任重大，并且要求较高，需要护理人员具备全方位、高水准的能力才能完成。

1. 观察力 观察是一种有目的、有计划、比较持久的知觉。护理人员要有敏锐的观察力，善于从患者的言语、表情、行为特点去发现他们的内心活动。这样，才能及时发现患者的各种症状及其变化，为医师提供诊治资料，也能及时掌握患者的心理特点和心理变化，有针对性地进行心理护理。观察必须具有科学性和系统性。护理人员除观察患者的体温、脉搏、呼吸、血压等生理指标以外，还应观察患者微细的外部行为、躯体动作或语调，如面部表情、眼神、举止、体态、手势等，以便了解患者的内心活动和躯体的情况。由此可见，护理人员的观察能力，是广泛的知识、熟练的技巧与高尚道德情感的结合。

2. 记忆力　护理人员应具有良好的记忆品质，表现在以下几方面。

（1）记忆的敏捷性：护理人员要在复杂的护理工作中尽快地识记更多信息，使自己有一个充足的知识储备。

（2）记忆的持久性：护理人员要使识记过的事物，如检验结果的正常值、药品的剂型、剂量、患者的床号、姓名等，牢固保持在脑海里，以提高工作效率与质量。

（3）记忆的准性：护理人员要做到对医护资料识记和回忆的准确无误，才能避免差错事故的发生和矛盾冲突。

（4）记忆的准备性：护理人员要能把当前急需的材料及时从记忆中提取出来，以适应患者病情和护理措施不断变化的需要。

3. 注意力　护理工作头绪繁多，患者的病情又变化多端，护理人员应具备注意的良好品质。

（1）注意的广阔性：护理是复杂的工作，在同一时间，护理人员往往要把握多个方面，做到“眼观六路，耳听八方”。

（2）注意的稳定性：护理人员在进行护理操作时，必须排除内外干扰，沉着稳重，高度专注，以保证工作质量和杜绝差错事故。

（3）注意的灵活性：护理人员要根据工作目的和任务的变更，灵活地将注意从一项活动转移到另一项活动上，做到每项工作之间清清楚楚，准确无误，互不干扰。

（4）注意分配得当：护理人员在进行护理时，要对患者边处理、边观察、边思考、边谈话，做整体护理，但又要根据具体情况，将注意侧重于某—方面。

4. 思维力　在临床工作中，护理诊断的确定、护理方案的选择、护理质量的评估都是思维的结果。这就要求护理人员培养良好的思维品质。

（1）思维的深广性：护理人员在考虑护理中各种问题时，既要全面分析、顾全大局，防止片面性；又要深思熟虑、抓住本质，不为表面现象所迷惑。

（2）思维的灵活性：患者的病情不断变化，护理措施也要随之改变，尤其是在病情急剧变化或发生意外时，护理人员更需要有随机应变的能力。

（3）思维的敏捷性：护理人员要能及时发现护理中的问题，并迅速加以处理。特别是在抢救危重患者的时候，一分钟的怠慢就有可能使患者失去生命。

（4）思维的独立性：现代护理的独立功能占70%左右，而依赖功能只有30%左右。护理人员必须善于独立思考，提出个人见解，富有开拓和创新精神。对护理措施、操作等，要在实践中加以改进，提出更好的方法。特别是在运用护理程序的过程中，独立决策的重要性更加显而易见。

（5）思维的批判性：护理人员要在思维的过程中不受别人暗示的影响，严格而客观地评价、检查自己和他人的思维成果。对于他人的经验和观点，应扬长避短，要有主见，不要人云亦云。对医嘱一般应当坚决执行，但也要运用求异思维方式去独立分析，明辨真伪，坚持科学。

（6）思维的逻辑性：护理人员在护理工作中，思维要连贯流畅，条理清晰，层次分明，忙而不乱，井井有条。

（五）良好的性格

性格是个性的核心内容，护理人员应具备良好的性格品质。护理人员的性格，首先表现在对工作、对患者、对自己三方面的现实态度。

1. 对工作的态度 对工作应当是满腔热情、认真负责、机智果断、沉着冷静、作风严谨、干净利落。

2. 对患者的态度 对患者应当诚恳正直、热情有礼、乐于助人。

3. 对自己的态度 对自己应当开朗稳重、自信自尊、自爱自强、严于律己、宽以待人。一般来说，开朗、乐观、平易近人的护理人员较受患者的欢迎。但开朗性格中还应保持沉着、冷静，活泼中要带庄重，严肃中又表现出浓浓的感情，才能在患者的心目中树立起威信。

（六）匹配的气质

气质主要是由先天决定的，但在一定程度上又具有可塑性。气质无好坏之分，但任何气质类型都具有适合护理工作的方面，也存在不利于护理工作的弊端。因此，护理人员应根据自己的类型，扬优抑劣，以使自己的气质特点和护理的角色人格特征相匹配。要借鉴各种气质类型的优点，如胆汁质的意志顽强、开拓创新，多血质的善于交际、动作灵活，黏液质的深思熟虑、细致稳健，抑郁质的自制力强、体验深刻，自身塑造适合于护理人员角色的气质风韵。

二、护理人员良好心理品质的培养

护理人员良好的心理品质不是天生的，是通过社会、学校各方面的后天性教育，在实践中不断磨炼、学习，逐渐发展和培养起来的。

（一）树立献身护理事业的崇高理想

培养护理人员良好的心理品质，首先要使其树立热爱护理事业，并为护理事业献身的崇高理想。

做到以下几点，有助于护理人员树立热爱并献身护理事业的崇高理想。

1. 理解护理工作的价值和意义 只有理解了护理工作的价值和意义，才能谈得上去培养为实现自己的理想而主动、自觉地加强优良心理品质的培养。

2. 真正爱护并尊重自己的工作对象 护理人员要在工作中，逐步形成高尚的职业道德情感，体现为护理事业献身，体现解除患者痛苦作为己任，体现想患者之所想、急患者之所急、痛患者之所痛，才能深切认识培养良好心理品质的现实性和必要性。

3. 对护理工作抱有浓厚的兴趣 俗话说，“兴趣是最好的老师”，护理人员对护理工作的兴趣，会转化为一种动力，从而有助于良好心理品质的培养和形成。

（二）学习运用心理学的理论知识

培养护理人员良好的心理品质，单凭理想和热情还不够，还必须要有理论指导和科学方法，不能盲目地、自发地进行。护理人员在认真学习心理学理论知识时，应明确以下问题。

首先，要明确一个优秀护理人员应具备哪些心理品质，这些心理品质的特点如何，对搞好护理工作有何必要性与重要性。

其次，注意与优秀心理品质相比，自己有哪些不足之处需要改进。

第三，考虑如何运用心理学的规律和原理，采取适合自己的途径和方法，有目的、有计划、有针对性地自我培养，收到事半功倍的效果。

（三）在护理工作中加强实践锻炼

只有通过工作实践，思想认识和理论知识才能变成现实。同时，实践又时刻检验着个人的心理品质。为了在实践中取得更好的效果，应注意如下几点：

1. 要抓住成长的黄金时期　护理人员在校学习阶段和最初进入工作阶段，可塑性较大，又正值身体、思想、心理趋向发育成熟的时刻，是培养良好心理品质的黄金时期，应好好把握。

2. 要有意识地培养　护理人员要把实践视为培养锻炼心理品质的好机会，根据自己的具体情况，拟订培养自己心理品质的计划，在护理工作中有意识的认真执行，不要采取放任自流的态度。

3. 要选择好的榜样　年轻的护理人员要选择具有良好心理品质的、有经验的护理人员作为自己学习的榜样，不断对照自己和榜样的差距，在潜移默化中提高自己。

4. 要善于自我调节　护理人员应充分利用自身的适应能力，善于审时度势地自我调整、自我控制、自我宣泄、自我升华，以减轻护理工作中诸多应激源的不良影响。

5. 要不断进行自我评价　要加强自我评价，一是把自己的现在与过去比较，确定进步程度与存在问题；二是和其他护理人员比较，学人之长，避人之短；三是听取其他护理人员、医师、患者及其家属的意见，巩固成绩，克服缺点。

6. 强化规则意识　现代护理工作内涵丰富，要求严格，护理人员应把规章制度内化为自己的习惯行为，主动遵守、自觉履行，变“要我做”为“我要做”。

7. 注意加强身体锻炼　生理和心理是互相影响的，健康结实的身体，护理人员会精力充沛、情绪饱满，是保持良好心理品质的重要条件之一。

总之，树立献身护理事业的崇高理想，是培养良好心理品质的基本前提；学习运用心理学理论知识，是培养良好心理品质、做好护理工作的重要条件；在护理工作中加强实践锻炼，是培养良好心理品质的主要途径。护理人员只要方法得当，通过自身的不懈努力，就一定能把自己培养成具有良好心理品质的优秀护理人员。

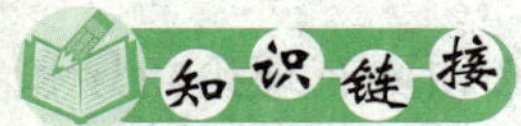

心理护理诊断案例

案例1："无效性否认"病例

患者范某，男，38岁，在单位组织的体检中，B超结果显示肝脏上有占位，同时甲胎蛋白值高于正常，医生怀疑其有肝癌可能，建议做核磁共振进一步确诊。范某闻此，立即拒绝，说："这不可能！我从未得过肝炎，身体状况也一直很好，还经常参加单位的篮球赛呢，你们的检查一定是弄错了。"经心理护理评估，此例患者有拒绝接受检查、有意忽视疾病的危险性等表现，适合作出"无效性否认"的心理护理诊断。

案例2："调节障碍"病例

患者高某，男，50岁，某公司销售科科长，做心脏动脉搭桥手术半年。由于工作应酬关系，几乎每天饮1斤白酒，并且饮食睡眠不规律。医生多次规劝，患者总是说没有人能替代自己的工作，忙完手头的业务就申请转换岗位。可一直以来，一是单位领导不放人，二是患者本身也不觉得饮酒对自己的身体有高度危险，还经常说："人的命，天注定，怎么高兴怎么活，过一天赚一天"。此例患者此时符合与支持系统不足、认知歪曲和缺乏自信有关的"调节障碍"心理诊断。

案例3："语言沟通障碍"病例

患者高某，男，65岁，因呼吸衰竭进行了气管插管，使用呼吸机辅助呼吸。由于他无法说话表达自己的意愿，护理人员在与其交流时，请他用眨眼睛的方法表示同意，从而获知他的感受。经心理护理评估，此例患者的状况，适合作出"语言沟通障碍"的心理护理诊断。

案例4："自我形象紊乱"病例

患者陈某，女，62岁，脑出血，出现右侧肢体瘫痪的后遗症。卧床2周后，医生建议其在家属的辅助下进行功能锻炼。患者每天到了计划活动的时间，总是借口头疼、困倦等理由逃避活动。平时也不愿谈到自己的病情，对自己不能下地大小便的情况感到非常厌恶，无用感很强烈。经收集资料进行心理护理评估，此患者可作出"自我形象紊乱"的心理护理诊断。

案例5："照顾者角色障碍"病例

患者王某，男，58岁，乙肝病史10年，此次因腹胀、纳差3个月，皮肤黏膜黄染1个月入院。经医生诊察，患者被诊断为肝硬化失代偿期，有大量腹水，低蛋白血症严重。患者自入院至今已有3个月，由其老伴和儿子轮替日夜陪护。老伴患有高血压，由于长期缺乏休息并且精神高度紧张，已发病多次；儿子在外企工作，白天上班，晚上来替换母亲，几个月下来瘦了20斤，并且精神状态极差，导致工作屡次失误，已被老板警告。我们对上述患者及其家属的资料进行分析，不难得出"照顾者角色障碍"的心理护理诊断。

案例6："预感性悲哀"病例

患者王某，女，32 岁，诊断为乳腺癌，需实施乳腺切除手术而入院。患者感到心情沉重，悲观绝望，丧失生活兴趣，不思饮食，有时甚至发脾气，摔东西，经常失眠。护理人员了解到患者担心手术后失去女性特征，影响身体形态，受到社会歧视。经收集资料进行心理护理评估，此例患者适合作出“预感性悲哀”的心理护理诊断。

案例 7：“精神困扰”病例

患者张某，男，25 岁，某省足球队主力球员，因车祸致右侧膝盖粉碎性骨折。经住院治疗后，患者康复情况良好，但不能从事剧烈的活动。住院期间患者一直郁闷不乐，责备自己太大意才导致出现这次意外，造成无法弥补的后果。当护理人员与其交谈时，常表露出冷淡情绪，甚至出现过激行为。经常哭泣，以泪洗面，诉说希望破灭，生不如死，找不到生存下去的理由。根据心理护理评估结果，对此例患者可作出“精神困扰”的心理护理诊断。

案例 8：“焦虑”病例

患者王某，女，40 岁，确诊“子宫肌瘤”入院，计划 3 天后手术治疗。该患者自述非常紧张，害怕手术出现意外，怀疑自己能否忍受疼痛，担心手术后“和正常人不一样了”。食欲不振，夜间失眠，一想到手术的事就出冷汗，脉搏、呼吸增快。经心理护理评估，根据该患者的主观体验和症状、体征表现，对此例患者可作出“焦虑”的心理护理诊断。

案例 9：“恐惧”病例

患者吴某，男，65 岁，因心梗发作，被 120 急救车送至急诊科抢救。患者面色苍白，双目紧闭，表情痛苦。抢救过程中，护理人员和患者做简单的交谈，患者主诉心前区持续性剧痛，“心慌，上不来气，快要死了”。经心理护理评估，根据该患者的主观体验和症状、体征表现，对此例患者可作出“恐惧”的心理护理诊断。

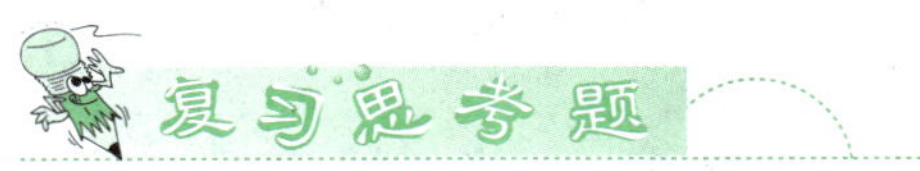

一、单项选择题

1. 心理护理的任务主要有
   A. 提供良好的心理环境　　B. 满足患者的合理需求
   C. 消除不良的情绪反应　　D. 提高患者的适应能力
   E. 以上全是
2. 下列说法中，不属于心理护理的特点是
   A. 心身统一性　B. 心理能动性　C. 广泛连续性　D. 思维逻辑性　E. 前瞻性
3. 关于心理护理的原则，下列说法正确的是
   A. 整体性、保护性　　B. 服务性、主动性　　C. 启迪性、针对性
   D. 平等性、自我护理原则　　E. 以上全是

4. 个体有意或无意地采取了一些无效的否认行为，试图减轻因健康状态改变所产生的焦虑或恐惧，这种现象属于

A. 无效性否认　B. 调节障碍　C. 语言沟通障碍

D. 自我形象紊乱　E. 照顾者角色障碍

5. 个体无意改变和调整其生活方式或行为来适应其健康状况的改变，这种现象属于

A. 无效性否认　B. 调节障碍　C. 语言沟通障碍

D. 自我形象紊乱　E. 照顾者角色障碍

6. 个体对自身身体结构、外观、功能的改变，在感受、认知、信念及价值观方面出现健康危机，这种现象属于

A. 无效性否认　B. 调节障碍　C. 语言沟通障碍

D. 自我形象紊乱　E. 照顾者角色障碍

7. 关于护患关系，下列说法不正确的是

A. 是群体与个体之间的关系　B. 以工作为实质

C. 以信任为基础　D. 以治疗为目标

E. 是一种特殊的人际关系

8. 对于昏迷、休克、严重创伤、婴幼儿、精神病等患者，恰当的护患关系行为模式应该是

A. 主动－被动模式　B. 指导－合作模式　C. 共同参与模式

D. 自由松散模式　E. 以上全不对

9. 朋友之间进行沟通的适当距离应是

A. 亲密距离　B. 个人距离　C. 社交距离　D. 公共距离　E. 安全距离

10. 昏迷、食道和胃部手术的患者凭借鼻饲才能得到平衡的营养，这属于

A. 生理需要　B. 安全需要　C. 归属与爱的需要

D. 尊重的需要　E. 舒适需要

11. 患者常会产生“手术是否有生命危险”、“麻醉会不会损害大脑、降低智商”等疑虑，希望得到安全的治疗，不出意外事故、并发症或后遗症等，这属于

A. 生理需要　B. 安全需要　C. 归属与爱的需要

D. 尊重的需要　E. 舒适需要

12. 患者想知道自己患的是什么病、疾病会发生什么变化、应该采用什么治疗手段、疾病的后果如何等，这属于

A. 生理需要　B. 安全需要　C. 归属与爱的需要

D. 尊重的需要　E. 信息需要

13. 就对待工作的态度而言，护理人员应具备良好的性格品质是

A. 满腔热情　B. 认真负责　C. 沉着冷静　D. 干净利落　E. 以上全是

14. 就对待自己的态度而言，护理人员应具备良好的性格品质是

A. 开朗稳重　B. 自信自尊　C. 自爱自强

D. 严于律己、宽以待人　　E. 以上全是

二、名词解释

1. 心理护理
2. 护患关系
3. 人际沟通

三、填空题

1. 护患关系的行为模式，可依据护理人员和患者双方各自所发挥主导作用的程度、护理人员的工作重心等特点的不同，划分为以下三种：______、______、______。
2. 护患关系是一种特殊的人际关系，它和社会心理学所研究最多的友情、爱情这一类人际关系有较大的差异，其特殊性表现在以下4个方面：______、______、______、______。
3. 面部表情是人类情绪、情感的外在表现，护理人员在与患者交往中要善于运用和调控自己的面部表情。其中，比较重要的是______和______。

四、简答题

1. 简述心理护理的程序。
2. 简述人际沟通的层次。
3. 简述患者常见的心理问题。
4. 简述护理人员应具有的良好的心理品质。
6. 简述人际沟通的构成要素。

五、论述题

我国护理临床中常用的心理护理诊断包括哪些内容？

（杜志红　董淑敏）

附录1 心理学实验

实验一 记忆广度实验

一、实验目的

测量个体短时记忆的广度。

二、仪器和材料

3～11个数字的数字串。

三、实验方法

（一）指导语

我们做一个实验，测试一下你的短时记忆能力。我念一个数字串，念完后你立刻大声复述出来，我从三个数字的数字串开始，然后逐渐增加数字，直到你无法复述为止。好，下面我们开始。

（二）步骤

1. 主试于实验前先准备好3～11个数的数字串各一组，如：

$$\begin{cases}852\\694\\271\end{cases}\quad\cdots\cdots\quad\begin{cases}74961396825\\69479174259\\18251986843\end{cases}$$

2. 主试从3个数字的数字串开始念，要求1秒钟念1个数字，念完一串后让被试立即复述，接着进行下一串，一组完成后，再继续下一组，实验至某一组都未能完成为止。

结果计算：每通过一组为1分（从1个数算起），一组中的一串为1/3分。例如某一被试通过6个数的全部（三串全通过），7个数通过1串，8个数通过2串，9个数未通过，而10个数又通过1串，那么，记忆广度＝6＋1/3（7个数）＋2/3（8个数）＝7，而因9个数都未通过，则不记10个数的成绩。

四、实验报告

1. 根据实验结果说明各自记忆广度的大致范围及分布情况。
2. 用记忆广度来测定短时记忆是否合适。
3. 将各自的记忆广度与同小组成员进行比较。

实验二　注意分配实验

一、实验目的

测定个体在同一时刻注意力分配于不同对象的能力。

二、仪器和材料

纸、笔、秒表。

三、实验方法

1. 三位同学为一组，轮流做主试、助手和被试。主试要负责观察被试的整个实验过程，助手负责记录时间和成绩。当一个同学完成测试后，交换角色。

2. 指导语：今天我们做一个注意分配的实验，看看你能不能在同一时间将你的注意力很好地分配到两件事上。所以，你可以先放松，然后集中精力，做好准备。下面是步骤。

（1）请从100起倒数（100，99，98……1）不能出错，每30秒记录读数L1（错了纠正后再继续）。(2分钟)

（2）拿出准备好的纸，用笔从51起顺序往下写（51，52，53……），要求快而不出错，每30秒作一记号，记录写过的符号数R1。(2分钟)

（3）同时进行1，2两项作业（倒数，顺写）每30秒为一单元（2分钟）。分别记录读写的符号数L2，R2。

3. 用注意分配公式求得Q，分析是否有注意分配及其分配能力的大小。

4. 结果：将实验所得结果填入下表。

项目 时间（分）	L1	R1	L2	R2	Q
1					
2					
3					
4					

计算：注意分配 $Q=\sqrt{\frac{L1}{L2}\cdot\frac{R1}{R2}}$

$Q<0.5$ 表示没有注意分配；$0.5<Q<1.0$ 表示有注意分配；$Q=1.0$ 表示注意分配最大。

四、实验报告

1. 比较对单一信号刺激反应与同时对两种信号刺激反应的效率。

2. 根据实验结果，说明注意分配必须具备的条件。

3. 比较在不同的定时条件下，注意分配的情况。

实验三　长度估计实验

一、实验目的

学习使用长度面积估计器测定长度差别阈限。

二、仪器和材料

长度面积估计器，纸，笔。

三、实验方法

1. 三位同学为一组，轮流做主试、助手和被试。主试负责记录被试的实验结果，助手负责调节变异刺激。

2. 用长度面积估计器呈现白背景上黑色线条，分左右两半，分别用一个活动套子盖住，背面有毫米为单位的刻度。主试移动一个套子使该边的直线露出 8cm 作为标准刺激，用同法使另一边的直线露出一个明显地短于或长于标准刺激的长度作为变异刺激。

3. 指导语：请你移动套子，直到认为两条线段长度相等为止。

4. 主试记下被试调好的长度。

5. 安排实验顺序时要注意。

（1）在全部实验中，应有一半的次数所呈现的变异刺激长于标准刺激（套子向“内”移动，简称“内”）；另一半次数呈现的变异刺激短于标准刺激（套子向“外”移动，简称“外”）。

（2）在全部实验中，应有一半的次数在中线的左边呈现变异刺激（简称“左”）；另一半次数在中线的右边呈现变异刺激（简称“右”）。

上述呈现变异刺激的办法可组合为“左外”、“左内”、“右外”、“右内”四种方式。

（3）实验按下列顺序进行

(1)	(2)	(3)	(4)	(5)	(6)	(7)	(8)
右 内	右 外	左 外	左 内	左 内	左 外	右 外	右 内

按上述顺序做 5 轮，休息 2 分钟，共做两个循环，计 80 次。

实验过程中，主试不要告诉被试调整出来的结果，也不要有任何有关的暗示。

（4）同学交换角色，再按上述程序进行实验。

四、实验报告

1. 计算每个被试长度估计的平均误（即长度差别阈限），公式为：

$$AE = (X - St) / n$$

X 为每次测定所得数据，St 为标准刺激的长度，n 是测定的总次数。

2. 比较全班同学的平均误。

3. 讨论：为何要按照表中的顺序呈现刺激？

实验四　缪勒错觉实验

一、实验目的

运用缪勒错觉仪测量人的视错觉现象，探索视错觉现象的基本规则。

二、仪器和材料

缪勒错觉仪，纸，笔。

三、实验方法

1. 三位同学为一组，轮流做主试、助手和被试。主试负责记录被试的反应，助手负责调节变异刺激。

2. 将错觉仪置于被试前方 30cm 处，被试端坐，目光平视仪器。

3. 指导语：请你比较带有箭尾的线段与有箭头的线段的长度，凭感觉判断，然后进行调节使其相等。

4. 让被试向左或向右调比较刺激，调到主观感觉上认为同标准刺激长度相等为止。错觉仪按 30°、60°、120°三种角度，采取 ABBA 法平衡。

第一个被试实验顺序安排如下。

标准刺激夹角	30°	60°	120°	120°	60°	30°
标准刺激位置	左右	右左	左右	右左	左右	右左
变异刺激	长短短长	长短短长	长短短长	长短短长	长短短长	长短短长

每个被试做 24 次。

第二、三个的被试的标准刺激夹角大小顺序不同，其余程序与上相同。

四、实验报告

1. 用平均差误法计算实验结果，算出比较刺激被调整的位置的平均数，这就是主观相等点。

2. 算出常误，常误 = 主观相等点 - 标准刺激。

3. 统计全班同学的实验结果，讨论视错觉量是否存在个体差异。

实验五 动作稳定性实验

一、实验目的

测量简单动作的稳定性，并检验情绪对动作稳定性的影响。

二、仪器和材料

动作稳定测试仪，纸，笔，秒表。

三、实验方法

1. 两位同学为一组，轮流做主试和被试。

2. 指导语：这是一个瞄准运动测验。你面前有一个斜面板，上面有九个大小不一的孔，你的任务是用手握的测试棒尖，插进孔里、碰到底部，顺序是从大至小，直至进入最小一个孔并碰到底部。希望你发挥最大的判断能力。在用测试棒插孔的过程中，尽量不要碰到孔边，同时尽快的通过九个孔。

3. 被试理解指导语后，被试先用左手后用右手，按以上程序进行实验。左、右手各做五次后，将凹槽板转 180 度，让被试换一种方向（即原来是自左向右运动，换成由右向左运动），按以上程序进行实验。

4. 实验结束主试按记时器“T/N”键，记录显示的时间（T）及出错次数（N）（未通过的孔数）。主、被试交换角色进行实验。

5. 将全班分为 4 组，每组选派 3 名同学参加瞄准比赛。选一名同学担任裁判，在比赛过程中分别报告各组进行的情况，造成竞赛的紧张气氛。分别统计参赛同学的时间及出错次数。

四、实验报告

1. 分别统计被试左、右手完成任务的时间及通过孔的个数。你能发现什么规律？

		左手 1	左手 2	左手 3	左手 4	左手 5	右手 6	右手 7	右手 8	右手 9	右手 10
从左至右	个数时间										
从右至左	个数时间										

2. 分别统计被试自左向右、自右向左时完成任务的平均时间及通过凹槽边标尺刻度平均数。你能从中发现什么规律？

3. 在实验与竞赛两种状态下，同学们的表现有差异吗？为什么？

（黄学军、阎雪雁）

附录2 临床常用量表

一、A型行为类型问卷

指导语：请根据您过去的情况回答下列问题。凡是符合您的情况的，请选择“是”；凡是不符合您的情况的，请选择“否”。每个问题必须回答，答案无所谓对与不对、好与不好。请尽快回答，不要在每道题目上太多思索。回答时不要考虑“应该怎样”，只回答您平时是怎样的。

	是	否
1. 我常常力图说服别人同意我的观点	□	□
2. 即使没有什么要紧事，我走路也很快	□	□
3. 我经常感到应该做的事情很多，有压力	□	□
4. 即使决定了的事别人也很容易使我改变主意	□	□
5. 我常常因为一些事大发脾气或和人争吵	□	□
6. 遇到买东西排长队时，我宁愿不买	□	□
7. 有些工作我根本安排不下，只是临时挤时间去做	□	□
8. 我上班或赴约会时，从来不迟到	□	□
9. 当我正在做事，谁要打扰我，不管有意无意，我都非常恼火	□	□
10. 我总看不惯那些慢条斯理、不紧不慢的人	□	□
11. 有时我简直忙得透不过气来，因为该做的事情太多了	□	□
12. 即使跟别人合作，我也总想单独完成一些更重要的部分	□	□
13. 有时我真想骂人	□	□
14. 我做事喜欢慢慢来，而且总是思前想后	□	□
15. 排队买东西，要是有人加塞，我就忍不住指责他或出来干涉	□	□
16. 我觉得自己是一个无忧无虑、逍遥自在的人	□	□
17. 有时连我自己都觉得，我所操心的事远远超过我应该操心的范围	□	□
18. 无论做什么事，即使比别人差，我也无所谓	□	□
19. 我总不能像有些人那样，做事不紧不慢	□	□
20. 我从来没想过要按照自己的想法办事	□	□
21. 每天的事情都使我的神经高度紧张	□	□
22. 在公园里赏花、观鱼等，我总是先看完，等着同来的人	□	□
23. 对别人的缺点和毛病，我常常不能宽容	□	□
24. 在我所认识的人里，个个我都喜欢	□	□
25j. 听到别人发表不正确见解，我总想立即纠正他	□	□
26. 无论做什么事，我都比别人快一些	□	□
27. 当别人对我无礼时，我会立即以牙还牙	□	□
28. 我觉得我有能力把一切事情办好	□	□
29. 聊天时，我也总是急于说自己的想法，甚至打断别人的话	□	□

续表

	是	否
30. 人们认为我是一个相当安静、沉着的人	□	□
31. 我觉得世界上值得我信任的人实在不多	□	□
32. 对未来我有许多想法，并总想一下子都能实现	□	□
33. 有时我也会说人家的闲话	□	□
34. 尽管时间很宽裕，我吃饭也快	□	□
35. 听人讲话或报告时我常替讲话人着急，我想还不如我来讲哩	□	□
36. 即使有人冤枉了我，我也能忍受	□	□
37. 我有时会把今天该做的事拖到明天去做	□	□
38. 人们认为我是一个干脆、利落、高效率的人	□	□
39. 有人对我或我的工作吹毛求疵时，很容易挫伤我的积极性	□	□
40. 我常常感到时间晚了，可一看表还早呢	□	□
41. 我觉得我是一个非常敏感的人	□	□
42. 我做事总是匆匆忙忙的，力图用最少的时间办尽量多的事情	□	□
43. 如果犯有错误，我每次全都愿意承认	□	□
44. 坐公共汽车时，我总觉得司机开车太慢	□	□
45. 无论做什么事，即使看着别人做不好我也不想拿来替他做	□	□
46. 我常常为工作没做完，一天又过去而忧虑	□	□
47. 很多事如果由我来负责，情况要比现在好得多	□	□
48. 有时我会想到一些坏得说不出口的事	□	□
49. 即使受工作能力和水平很差的人所领导，我也无所谓	□	□
50. 必须等待什么的时候．我总是心急如焚，像热锅上的蚂蚁	□	□
51. 当事情不顺利时我就想放弃，因为我觉得自己能力不够	□	□
52. 假如我可以不买票白看电影，而且不会被发现，我可能会这样做	□	□
53. 别人托我办的事，只要答应了，我从不拖延	□	□
54. 人们认为我做事很有耐性，干什么都不会着急	□	□
55. 约会或乘车、船，我从不迟到，如果对方耽误了，我就恼火	□	□
56. 我每天看电影，不然心里就不舒服	□	□
57. 许多事本来可以大家分担，可我喜欢一人去干	□	□
58. 我觉得别人对我的话理解太慢，甚至理解不了我的意思似的	□	□
59. 人家说我是个厉害的暴性子的人	□	□
60. 我常常比较容易看到别人的缺点而不容易看到别人的优点	□	□

二、症状自评量表（SCL－90）

指导语：以下表格中列出了有些人可能有的病痛或问题，请仔细阅读每一条，然后根据最近一星期以内下列问题影响你或使你感到苦恼的程度，在方格内选择最合适的一格，划一个勾，请不要漏掉问题。

1：从无　2：轻度　3：中度　4：偏重　5：严重

	1	2	3	4	5
1. 头痛	□	□	□	□	□
2. 神经过敏，心中不踏实	□	□	□	□	□
3. 头脑中有不必要的想法或字句盘旋	□	□	□	□	□
4. 头昏或昏倒	□	□	□	□	□
5. 对异性的兴趣减退	□	□	□	□	□
6. 对旁人责备求全	□	□	□	□	□
7. 感到别人能控制您的思想	□	□	□	□	□
8. 责怪别人制造麻烦	□	□	□	□	□
9. 忘性大	□	□	□	□	□
10. 担心自己的衣饰整齐及仪态的端正	□	□	□	□	□
11. 容易烦恼和激动	□	□	□	□	□
12. 胸痛	□	□	□	□	□
13. 害怕空旷的场所或街道	□	□	□	□	□
14. 感到自己的精力下降，活动减慢	□	□	□	□	□
15. 想结束自己的生命	□	□	□	□	□
16. 听到旁人听不到的声音	□	□	□	□	□
17. 发抖	□	□	□	□	□
18. 感到大多数人都不可信任	□	□	□	□	□
19. 胃口不好	□	□	□	□	□
20. 容易哭泣	□	□	□	□	□
21. 同异性相处时感到害羞不自在	□	□	□	□	□
22. 感到受骗、中了圈套或有人想抓住你	□	□	□	□	□
23. 无缘无故地突然感到害怕	□	□	□	□	□
24. 自己不能控制地大发脾气	□	□	□	□	□
25. 怕单独出门	□	□	□	□	□
26. 经常责怪自己	□	□	□	□	□
27. 腰痛	□	□	□	□	□
28. 感到难以完成任务	□	□	□	□	□
29. 感到孤独	□	□	□	□	□
30. 感到苦闷	□	□	□	□	□
31. 过分担忧	□	□	□	□	□
32. 对事物不感兴趣	□	□	□	□	□
33. 感到害怕	□	□	□	□	□
34. 您的感情容易受到伤害	□	□	□	□	□
35. 旁人能知道您的私下想法	□	□	□	□	□
36. 感到别人不理解您、不同情您	□	□	□	□	□
37. 感到人们对您不友好、不喜欢您	□	□	□	□	□
38. 做事必须做得很慢以保证做得正确	□	□	□	□	□
39. 心跳得很厉害	□	□	□	□	□
40. 恶心或胃部不舒服	□	□	□	□	□
41. 感到比不上他人	□	□	□	□	□

续表

	1	2	3	4	5
42. 肌肉酸痛	□	□	□	□	□
43. 感到有人在监视您、谈论您	□	□	□	□	□
44. 难以入睡	□	□	□	□	□
45. 做事必须反复检查	□	□	□	□	□
46. 难以作出决定	□	□	□	□	□
47. 怕乘电车、公共汽车、地铁或火车	□	□	□	□	□
48. 呼吸有困难	□	□	□	□	□
49. 一阵阵发冷或发热	□	□	□	□	□
50. 因为感到害怕而避开某些东西、场合或活动	□	□	□	□	□
51. 脑子变空了	□	□	□	□	□
52. 身体发麻或刺痛	□	□	□	□	□
53. 喉咙有梗塞感	□	□	□	□	□
54. 感到前途没有希望	□	□	□	□	□
55. 不能集中注意	□	□	□	□	□
56. 感到身体的某一部分软弱无力	□	□	□	□	□
57. 感到紧张或容易紧张	□	□	□	□	□
58. 感到手或脚发重	□	□	□	□	□
59. 想到死亡的事	□	□	□	□	□
60. 吃得太多	□	□	□	□	□
61. 当别人看着您或谈论您时感到不自在	□	□	□	□	□
62. 有一些不属于您自己的想法	□	□	□	□	□
63. 有想打人或伤害他人的冲动	□	□	□	□	□
64. 醒得太早	□	□	□	□	□
65. 必须反复洗手、点数	□	□	□	□	□
66. 睡得不稳不深	□	□	□	□	□
67. 有想摔坏或破坏东西的冲动	□	□	□	□	□
68. 有一些别人没有的想法	□	□	□	□	□
69. 感到对别人神经过敏	□	□	□	□	□
70. 在商店或电影院等人多的地方感到不自在	□	□	□	□	□
71. 感到任何事情都很困难	□	□	□	□	□
72. 一阵阵恐惧或惊恐	□	□	□	□	□
73. 感到在公共场合吃东西很不舒服	□	□	□	□	□
74. 经常与人争论	□	□	□	□	□
75. 单独一人时神经很紧张	□	□	□	□	□
76. 别人对您的成绩没有作出恰当的评价	□	□	□	□	□
77. 即使和别人在一起也感到孤单	□	□	□	□	□
78. 感到坐立不安、心神不定	□	□	□	□	□
79. 感到自己没有什么价值	□	□	□	□	□
80. 感到熟悉的东西变得陌生或不像是真的	□	□	□	□	□
81. 大叫或摔东西	□	□	□	□	□

续表

	1	2	3	4	5
82. 害怕会在公共场合昏倒	□	□	□	□	□
83. 感到别人想占您的便宜	□	□	□	□	□
84. 为一些有关“性”的想法而很苦恼	□	□	□	□	□
85. 您认为应该因为自己的过错而受到惩罚	□	□	□	□	□
86. 感到要赶快把事情做完	□	□	□	□	□
87. 感到自己的身体有严重问题	□	□	□	□	□
88. 从未感到和其他人很亲近	□	□	□	□	□
89. 感到自己有罪	□	□	□	□	□
90. 感到自己的脑子有毛病	□	□	□	□	□

三、艾森克人格测验（EPQ）

指导语：本问卷共有88个问题，请根据自己的实际情况作“是”或“否”的回答，在相应的方框中画勾。这些问题要求你按自己的实际情况回答，不要去猜测怎样才是正确的回答。因为这里不存在正确或错误的回答，也没有捉弄人的问题，将问题的意思看懂了就快点回答，不要花很多时间去想。每个问题都要问答，问卷无时间限制，但不要拖延太长，也不要未看懂问题便回答。

	是	否
1. 你是否有许多不同的业余爱好？	□	□
2. 你是否在做任何事情以前都要停下来仔细思考？	□	□
3. 你的心境是否常有起伏？	□	□
4. 你曾有过明知是别人的功劳而你去接受奖励的事吗？	□	□
5. 你是否健谈？	□	□
6. 欠债会使你不安吗？	□	□
7. 你曾无缘无故觉得“真是难受”吗？	□	□
8. 你曾贪图过份外之物吗？	□	□
9. 你是否在晚上小心翼翼地关好门窗？	□	□
10. 你是否比较活跃？	□	□
11. 你在见到一小孩或一动物受折磨时是否会感到非常难过？	□	□
12. 你是否常常为自己不该做而做了的事，不该说而说了的话而紧张吗？	□	□
13. 你喜欢跳降落伞吗？	□	□
14. 通常你能在热闹联欢会中尽情地玩吗？	□	□
15. 你容易激动吗？	□	□
16. 你曾经将自己的过错推给别人吗？	□	□
17. 你喜欢会见陌生人吗？	□	□
18. 你是否相信保险制度是一种好办法？	□	□
19. 你是一个容易伤感情的人吗？	□	□
20. 你所有的习惯都是好的吗？	□	□

续表

	是	否
21. 在社交场合你是否总不愿露头角？	□	□
22. 你会服用奇异或危险作用的药物吗？	□	□
23. 你常有“厌倦”之感吗？	□	□
24. 你曾拿过别人的东西吗（哪怕一针一线）？	□	□
25. 你是否常爱外出？	□	□
26. 你是否从伤害你所宠爱的人而感到乐趣？	□	□
27. 你常为有罪恶之感所苦恼吗？	□	□
28. 你在谈论中是否有时不懂装懂？	□	□
29. 你是否宁愿去看书而不愿去多见人？	□	□
30. 你有要伤害你的仇人吗？	□	□
31. 你觉得自己是一个神经过敏的人吗？	□	□
32. 对人有所失礼时你是否经常要表示歉意？	□	□
33. 你有许多朋友吗？	□	□
34. 你是否喜爱讲些有时确能伤害人的笑话？	□	□
35. 你是一个多忧多虑的人吗？	□	□
36. 你在童年是否按照吩咐要做什么便做什么，毫无怨言？	□	□
37. 你认为你是一个乐天派吗？	□	□
38. 你很讲究礼貌和整洁吗？	□	□
39. 你是否总在担心会发生可怕的事情？	□	□
40. 你曾损坏或遗失过别人的东西吗？	□	□
41. 交新朋友时一般是你采取主动吗？	□	□
42. 当别人向你诉苦时，你是否容易理解他们的苦衷？	□	□
43. 你认为自己很紧张，如同“拉紧的弦”一样吗？	□	□
44. 在没有废纸篓时，你是否将废纸扔在地板上？	□	□
45. 当你与别人在一起时，你是否言语很少？	□	□
46. 你是否认为结婚制度是过时了，应该废止？	□	□
47. 你是否有时感到自己可怜？	□	□
48. 你是否有时有点自夸？	□	□
49. 你是否很容易将一个沉寂的集会搞得活跃起来？	□	□
50. 你是否讨厌那种小心翼翼地开车的人？	□	□
51. 你为你的健康担忧吗？	□	□
52. 你曾讲过什么人的坏话吗？	□	□
53. 你是否喜欢对朋友讲笑话和有趣的故事？	□	□
54. 你小时候曾对父母粗暴无礼吗？	□	□
55. 你是否喜欢与人混在一起？	□	□
56. 你如知道自己工作有错误，这会使你感到难过吗？	□	□
57. 你患失眠吗？	□	□
58. 你吃饭前必定洗手吗？	□	□
59. 你常无缘无故感到无精打采和倦怠吗？	□	□
60. 和别人玩游戏时，你有过欺骗行为吗？	□	□

续表

	是	否
61. 你是否喜欢从事一些动作迅速的工作？	□	□
62. 你的母亲是一位善良的妇人吗？	□	□
63. 你是否常常觉得人生非常无味？	□	□
64. 你曾利用过某人为自己取得好处吗？	□	□
65. 你是否常常参加许多活动，超过你的时间所允许？	□	□
66. 是否有几个人总在躲避你？	□	□
67. 你是否为你的容貌而非常烦恼？	□	□
68. 你是否觉得人们为了未来有保障而办理储蓄和保险所花的时间太多？	□	□
69. 你曾有过不如死了为好的愿望吗？	□	□
70. 如果有把握永远不会被别人发现，你会逃税吗？	□	□
71. 你能使一个集会顺利进行吗？	□	□
72. 你能克制自己不对人无礼吗？	□	□
73. 遇到一次难堪的经历后，你是否在一段很长的时间内还感到难受？	□	□
74. 你患有“神经过敏”吗？	□	□
75. 你曾经故意说些什么来伤害别人的感情吗？	□	□
76. 你与别人的友谊是否容易破裂，虽然不是你的过错？	□	□
77. 你常感到孤单吗？	□	□
78. 当人家寻你的差错，找你工作中的缺点时，你是否容易在精神上受挫伤？	□	□
79. 你赴约会或上班曾迟到过吗？	□	□
80. 你喜欢忙忙碌碌地过日子吗？	□	□
81. 你愿意别人怕你吗？	□	□
82. 你是否觉得有时浑身是劲，而有时又是懒洋洋的吗？	□	□
83. 你有时把今天应做的事拖到明天去做吗？	□	□
84. 别人认为你是生气勃勃吗？	□	□
85. 别人是否对你说了许多谎话？	□	□
86. 你是否容易对某些事物冒火？	□	□
87. 当你犯了错误时，你是否常常愿意承认它？	□	□
88. 你会为一动物落入圈套被捉拿而感到很难过吗？	□	□

四、气质类型问卷

指导语：下面共有60题，只要你能根据自己的实际行为表现如实回答，就能帮助你确定自己的气质类型。在回答下列问题时，你认为很不符合自己情况的，记 -2 分；认为较不符合自己情况的，记 -1 分；介乎符合与不符合之间的，记0分；较符合自己情况的，记1分；认为很符合自己情况的，记2分。

但要注意：

1. 回答时请不要猜测题目内容要求，也就是说不要去推敲答案的正确性，以下题目答案本身无所谓正确与错误之分。回答要迅速，整个问卷限在5~10分钟之内完成。

2. 每一题都必须回答，不能有空题。

气质类型评定标准：

（1）如果某一气质类型得分明显高于其他三种，均高出 4 分以上，则可定为该气质类型。如果该气质类型得分超过 20 分，则为典型型；如果该气质类型得分在 10～20 分，则为一般型。

（2）两种气质类型得分接近，其差异低于 3 分，而且又明显高于其他两种类型，高出 4 分以上，则可定为这两种气质类型的混合型。

（3）三种气质类型得分相接近而且均高于第四种，则为三种气质类型的混合型。如多血－胆汁－黏液质混合型或黏液－多血－抑郁质混合型。

表 1　气质问卷调查表

	−2	−1	0	1	2
1. 做事力求稳妥，不做无把握的事	□	□	□	□	□
2. 遇到可气的事就怒不可遏，想把心里话全说出来才痛快	□	□	□	□	□
3. 宁肯一个人干事，不愿很多人在一起	□	□	□	□	□
4. 到一个新环境很快就能适应	□	□	□	□	□
5. 厌恶那些强烈的刺激，如尖叫、噪音、危险镜头等	□	□	□	□	□
6. 和人争吵时，总是先发制人，喜欢挑衅	□	□	□	□	□
7. 喜欢安静的环境	□	□	□	□	□
8. 善于和人交往	□	□	□	□	□
9. 羡慕那种善于克制自己感情的人	□	□	□	□	□
10. 生活有规律，很少违反作息制度	□	□	□	□	□
11. 在多数情况下情绪是乐观的	□	□	□	□	□
12. 碰到陌生人觉得很拘束	□	□	□	□	□
13. 遇到令人气愤的事，能很好地自我克制	□	□	□	□	□
14. 做事总是有旺盛的精力	□	□	□	□	□
15. 遇到问题常常举棋不定，优柔寡断	□	□	□	□	□
16. 在人群中从不觉得过分拘束	□	□	□	□	□
17. 情绪高昂时，觉得干什么都有趣；情绪低落时，又觉得什么都没有意思	□	□	□	□	□
18. 当注意力集中于一事物时，别的事很难使我分心	□	□	□	□	□
19. 理解问题总比别人快	□	□	□	□	□
20. 碰到危险情景，常有一种极度恐怖感	□	□	□	□	□
21. 对学习、工作、事业怀有很高的热情	□	□	□	□	□
22. 能够长时间做枯燥、单调的工作	□	□	□	□	□
23. 符合兴趣的事情，干起来劲头十足，否则就不想干	□	□	□	□	□
24. 一点小事就能引起情绪波动	□	□	□	□	□
25. 讨厌做那种需要耐心、细致的工作	□	□	□	□	□
26. 与人交往不卑不亢	□	□	□	□	□
27. 喜欢参加热烈的活动	□	□	□	□	□
28. 爱看感情细腻，描写人物内心活动的文学作品	□	□	□	□	□
29. 工作学习时间长了，常感到厌倦	□	□	□	□	□

续表

	-2	-1	0	1	2
30. 不喜欢长时间谈论一个问题，愿意实际动手干	□	□	□	□	□
31. 宁愿侃侃而谈、不愿窃窃私语	□	□	□	□	□
32. 别人说我总是闷闷不乐	□	□	□	□	□
33. 理解问题常比别人慢些	□	□	□	□	□
34. 疲倦时只要短暂的休息就能精神抖擞，重新投入工作	□	□	□	□	□
35. 心理有话宁愿自己想，不愿说出来	□	□	□	□	□
36. 认准一个目标就希望尽快实现，不达目的，誓不罢休	□	□	□	□	□
37. 学习、工作同样长时间，常比别人更疲倦	□	□	□	□	□
38. 做事有些莽撞，常常不考虑后果	□	□	□	□	□
39. 老师或师傅讲授新知识、新技术时，总希望他讲慢些，多重复几遍	□	□	□	□	□
40. 能够很快地忘记那些不愉快的事情	□	□	□	□	□
41. 做作业或完成一件工作总比别人花的时间多	□	□	□	□	□
42. 喜欢运动量大的剧烈体育活动，或参加各种文艺活动	□	□	□	□	□
43. 不能很快地把注意力从一件事转移到另一件事上去	□	□	□	□	□
44. 接受一个任务后，就希望把它迅速解决	□	□	□	□	□
45. 认为墨守成规比冒风险强些	□	□	□	□	□
46. 能够同时注意几件事物	□	□	□	□	□
47. 当我烦闷的时候，别人很难使我高兴进来	□	□	□	□	□
4. 爱看情节起伏跌宕、激动人心的小说	□	□	□	□	□
49. 对工作抱认真严谨、始终一贯的态度	□	□	□	□	□
50. 和周围人们的关系总是相处不好	□	□	□	□	□
51. 喜欢复习学过的知识，重复做已经掌握的工作	□	□	□	□	□
52. 希望做变化大、花样多的工作	□	□	□	□	□
53. 小时候会背的诗歌，我似乎比别人记得清楚	□	□	□	□	□
54. 别人说我“出语伤人”，可我并不觉得是这样	□	□	□	□	□
55. 在体育活动中，常因反应慢而落后	□	□	□	□	□
56. 反应敏捷，头脑机智	□	□	□	□	□
57. 喜欢有条理而不甚麻烦的工作	□	□	□	□	□
58. 兴奋的事常使我失眠	□	□	□	□	□
59. 老师讲新概念，常常听不懂，但弄懂以后就会很难忘记	□	□	□	□	□
60. 假如工作枯燥无味，马上就会情绪低落	□	□	□	□	□

表2 气质类型计分表

胆汁质	2	6	9	14	17	21	27	31	36	38	42	48	50	54	58	总分
多血质	4	8	11	16	19	23	25	29	34	40	44	46	52	56	60	总分
黏液质	1	7	10	13	18	22	26	30	33	39	43	45	49	55	57	总分

续表

抑郁质	3	5	12	15	20	24	28	32	35	37	41	47	51	53	59	总分
结果	你的气质类型是：															

五、焦虑自评量表（SAS）

指导语：下面有20个项目，请仔细阅读每一个项目，把意思弄明白，然后根据您最近一星期的实际感觉，在适当的方格里划一个勾，每一条文字后有4个方格。A：没有或很少时间；B：少部分时间；C：相当多时间；D：绝大部分或全部时间。

	A	B	C	D
1. 我觉得比平常容易紧张和着急	□	□	□	□
2. 我无缘无故地感到害怕	□	□	□	□
3. 我容易心里烦乱或觉得惊恐	□	□	□	□
4. 我觉得我可能将要发疯	□	□	□	□
5. 我觉得一切都很好，也不会发生什么不幸	□	□	□	□
6. 我手脚发抖打颤	□	□	□	□
7. 我因为头痛，颈痛和背痛而苦恼	□	□	□	□
8. 我感觉容易衰弱和疲乏	□	□	□	□
9. 我觉得心平气和，并且容易安静坐着	□	□	□	□
10. 我觉得心跳很快	□	□	□	□
11. 我因为一阵阵头晕而苦恼	□	□	□	□
12. 我有晕倒发作或觉得要晕倒似的	□	□	□	□
13. 我呼气吸气都感到很容易	□	□	□	□
14. 我手脚麻木和刺痛	□	□	□	□
15. 我因为胃痛和消化不良而苦恼	□	□	□	□
16. 我常常要小便	□	□	□	□
17. 我的手常常是干燥温暖的	□	□	□	□
18. 我脸红发热	□	□	□	□
19. 我容易入睡并且一夜睡得很好	□	□	□	□
20. 我做恶梦	□	□	□	□

计分方法：

20个项目中有5项（第5、9、13、17、19）用正性词陈述，为反序计分，A：4，B：3，C：2，D：1；其余15项用负性词陈述，按正序计分，A：1，B：2，C：3，D：4。

结果分析与解释：将所有项目得分相加，即得到粗分，粗分×1.25，取整数，为标准分。按照中国常模结果，SAS标准分的分界值为50分，其中50～59分为轻度焦虑，60～69分为中度焦虑，69分以上为重度焦虑。

六、抑郁自评量表（SDS）

指导语：下面有20个项目，请仔细阅读每一个项目，然后根据您最近一星期的实际感觉，在适当的方格里划一个勾。

A：没有或很少时间；B：少部分时间；C：相当多时间；D：绝大部分或全部时间。

	A	B	C	D
1. 我感到情绪沮丧，郁闷	□	□	□	□
2 我感到早晨心情最好	□	□	□	□
3. 我要哭或想哭	□	□	□	□
4. 我夜间睡眠不好	□	□	□	□
5. 我吃饭像平时一样多	□	□	□	□
6. 我的性功能正常	□	□	□	□
7. 我感到体重减轻	□	□	□	□
8. 我为便秘烦恼	□	□	□	□
9. 我的心跳比平时快	□	□	□	□
10. 我无故感到疲劳	□	□	□	□
11. 我的头脑像往常一样清楚	□	□	□	□
12. 我做事情像平时一样不感到困难	□	□	□	□
13. 我坐卧不安，难以保持平静	□	□	□	□
14. 我对未来感到有希望	□	□	□	□
15. 我比平时更容易激怒	□	□	□	□
16. 我觉得决定什么事很容易	□	□	□	□
17. 我感到自己是有用的和不可缺少的人	□	□	□	□
18. 我的生活很有意义	□	□	□	□
19. 假若我死了别人会过得更好	□	□	□	□
20. 我仍旧喜爱自己平时喜爱的东西	□	□	□	□

计分方法：20个项目中有10项（第2、5、6、11、12、14、16、17、18和20）用正性词陈述，为反序计分，A：4，B：3，C：2，D：1；其余10项用负性词陈述，按正序计分，A：1，B：2，C：3，D：4。

结果分析与解释：将所有项目得分相加，即得到粗分，粗分×1.25，取整数，为标准分。正常人标准分不高于52，其中53～62分为轻度抑郁，63～72分为中度抑郁，72分以上为重度抑郁。

（黄学军、阎雪雁）

参考文献

1. 姜乾金．医学心理学．第3版．北京：人民卫生出版社，2002.
2. 李心天．医学心理学．北京：北京医科大学中国协和医科大学联合出版社，1998.
3. 侯再金．医学心理学．北京：人民卫生出版社，2010.
4. 马存根．医学心理学．北京：人民卫生出版社，2000.
5. 彭聃龄．普通心理学．北京：北京师范大学出版社，2001.
6. 陈力．医学心理学与精神病学．北京：人民卫生出版社，2001.
7. 谢炳清，张宏如，汪力平．大学生心理素质教程．上海：同济大学出版社，2002.
8. 胡佩诚．医学心理学．北京：北京医科大学出版社，2000.
9. 汪向东．心理卫生评定量表手册．北京：中国心理卫生杂志社，2000.
10. 乐国安．咨询心理学．天津：南开大学出版社，2002.
11. 中国就业培训技术指导中心．中国心理卫生协会．心理咨询师国家职业资格培训教程（基础知识）．北京：民族出版社，2011.
12. 车文博．心理咨询大百科全书．杭州：浙江科学技术出版社，2001.
13. 李国宏、耿佳勤．护理心理学．南京：东南大学出版社，2002.
14. 张开文．医学心理学．北京：人民军医出版社，2002.
15. 李克勤．医学与心理学．南京：江南科学技术出版社，2002.
16. 徐传庚．医学心理学．北京：中国中医药出版社，2006.
17. 陈军、徐传庚．心理学基础．西安：第四军医大学出版社，2007.
18. (美) 查尔斯·莫里斯，等著．张继明，等译．心理学导论．北京：北京大学出版社，2007.
19. 高觉敷．西方心理学的新发展．北京：人民教育出版社，1987.
20. 叶浩生．西方心理学的历史与体系．北京：人民教育出版社．1998.
21. 金瑜．心理测量．上海：华东师范大学出版社．2001.
22. 刘金花．儿童发展心理学．上海：华东师范大学出版社．1997.